Hartmut Radebold (Hg.)
Kindheiten im II. Weltkrieg und ihre Folgen

»REIHE PSYCHE UND GESELLSCHAFT«
HERAUSGEGEBEN VON JOHANN AUGUST SCHÜLEIN
UND HANS-JÜRGEN WIRTH

Hartmut Radebold (Hg.)

Kindheiten im II. Weltkrieg und ihre Folgen

Psychosozial-Verlag

Bibliografische Information Der Deutschen Bibliothek
Die Deutsche Bibliothek verzeichnet diese Publikation in der Deutschen
Nationalbibliografie; detaillierte bibliografische Daten sind im Internet
über <http://dnb.ddb.de> abrufbar.

© 2004 Psychosozial-Verlag
Goethestr. 29, D-35390 Gießen,
Tel.: 0641/77819, Fax: 0641/77742
e-mail: info@psychosozial-verlag.de
www.psychosozial-verlag.de
Überarbeitete und erweiterte Buchausgabe der
Zeitschrift *Psychosozial* Nr. 92 (2003, Heft II)
Alle Rechte, insbesondere das des auszugsweisen Abdrucks
und das der fotomechanischen Wiedergabe, vorbehalten.
Umschlagabbildung: Puck: »Berlin 1946–1949« © DHM, Berlin
Umschlaggestaltung: Christof Röhl
nach Entwürfen des Ateliers Warminski, Büdingen
Satz: Katharina Appel
Printed in Germany
ISBN 3-89806-202-3

Inhalt

»In der Erinnerung war das Fenster größer, so groß wie die Welt, die er durch das Fenster sah, in den vielen Tagen und Nächten, die in der Erinnerung zu einem Bild wurden, zu einer unbewegten, atemlosen Zeit, lautlose Nächte und stumme Tage, die vergingen, wie sie erschaffen wurden, unter einer kalten Sonne, die von Morgen bis Abend die Erde mit ihrem Licht überzog, versteinerte Überreste einer versunkenen Welt unter weißleuchtenden Sternenbildern, stumpfe Mauern, zerstörte Häuser, verschüttete Straßen, verglühte Kirchenschiffe, die Silhouette einer untergegangenen Stadt mit ihren schroffen Konturen im Mondlicht.«

(Dieter Forte: *In der Erinnerung*, 1998, S. 11)

»Etwas anderes als ein Leben im Chaos, einer zerstörten Welt konnte sich keiner mehr vorstellen, auch er nicht. Es gab keine andere Möglichkeit sowie man es von früher her kannte, wo einer wie er andauernd gefragt wurde »na, was willst du denn mal werden?« Solch eine Frage war jetzt absolut lächerlich und überholt und stellte sie auch keiner. Diese Welt, so wie sie jetzt war, ungewiss und gefährlich, war auch sein Leben; etwas anderes, Träume von fremden Ländern, fremden Städten, von Universitäten und Berufen gab es nicht. Wer träumte, verhungerte oder erfror.«

(Dieter Forte: *In der Erinnerung*, 1998, S. 41)

Das Kind in mir – die Lebensalter haben es nicht nur verändert. Ich habe es vergessen, nicht wahr haben wollen, und ich habe es wiederentdeckt, seine Emotionen, Erwartungen, Bewegungen.

Mit zwanzig war ich dem Kind am entferntesten. Ich erinnerte mich aus heiterer und belustigter Distanz. Mit dreißig wuchs die Melancholie, und ich rief mir das Kind, wenn auch zögernd, wach. Mit vierzig konnte ich es beschreiben, nicht immer ohne Verwunderung und Erschrecken. Aber da gab es schon die eigenen Kinder, und in Gedanken begann ich zu vergleichen, allerdings redete die Zeit hinein, die gemeinsame Zeit und die Vergangenheit des Kindes in mir wurde für meine Kinder zu einer weit zurückliegenden Geschichte, auf Fotos sichtbar, oft ungeglaubt: Das bist du wirklich gewesen?

Mit Fünfzig begannen meine Erinnerungen deutlicher zu werden. Die Verwundungen und Verluste von einst bekamen ihre Stimme, eine Kinderstimme, meine. In »Nachgetragene Liebe« habe ich das kindliche Ich aufgerufen, und es gewann im Erzählen an Kontur, und zwischen den Erfahrungen des Kindes und denen des Erwachsenen gab es unversehens elektrisierende Berührungen. Sie nahmen zu. Manchmal, selten, gelang es mir nicht mehr, die Stimmen auseinander zu halten.

Inzwischen, mit sechzig, lege ich auch keinen Wert mehr darauf. Die Ungeschütztheit des Zwölfjährigen, seine Wut, anzufangen gegen die verkommenen Ideen und Vorstellungen der Erwachsenen, seine Unrast und unbündige Neugier ergreifen mich, und ich lerne Empfindungen wieder.

Das Kind in mir: Ich und es sind unvergleichbar und eines. Es fürchtet sich vor Bomben, vor feindlichen Soldaten, davor, dass Vater oder Mutter es verlassen oder sterben werden, es lernt klauen, heucheln, misstrauen und hoffen. Es fürchtet sich vor dem Tod. Ich hingegen erinnere mich an den Krieg, indem ich mich an das Kind erinnere. Ich denke an Vater und Mutter noch immer mit den Gedanken des Kindes, und ich beginne mich, die Furcht des Kindes überwindend, auf mein Ende vorzubereiten.

Nein, das Kind spielt nicht mehr Ich bin alt. Der Alte spielt jetzt mit dem Kind, das er gewesen ist und, in der Erinnerung ihm nahekommend, mehr und mehr wird. Meine Gegenwart bekommt Tiefe. Was ich eben erlebe, misst sich an einer Geschichte, die ich mir, nicht zuletzt im Blick auf das Kind, bewusst mache.

(Peter Härtling: *Das Kind in mir*, 1997, S. 105)

»Der Krieg raubte mir meine Eltern und schenkte mir die Gabe, mit den Toten zu sprechen. Der Krieg wird nie aufhören. Ich weiß es. Sieben Jahrzehnte meines Lebens haben es mich gelehrt. Vor meinen Kindern und Enkeln behielt ich diese Erkenntnis für mich. Als sie noch klein waren, erschienen ihnen meine gelegentlichen Hinweise auf die Not, das Elend meiner Kriegsjahre unendlich weit hergeholt. Auf jeden Fall didaktisch übertrieben. Jetzt sind sie längst im Beruf, kommen viel herum, fragen, die Bilder von Flüchtlingskindern in Afghanistan, Bosnien und Albanien vor Augen, nach dem Kind, das ich gewesen bin. Mein Krieg macht mich verspätet zum Zeugen. Die Alpträume kehren wieder, Ständig wechseln die Regeln und die Wirklichkeiten.

Ich rede mich zurück und zugleich heraus, denn nichts wird mir unheimlicher und lästiger als das erinnernde Kind.

(Peter Härtling: *Leben lernen*, 2003, S. 10, 12)

Einleitung

Hartmut Radebold

Die heute älteren Erwachsenen erlebten den II. Weltkrieg und die direkte Nachkriegszeit als Angehörige der Jahrgänge 1928/29 bis 1945/48 in unterschiedlichen Phasen ihrer Kindheit oder Jugendzeit. Ihre damaligen möglicherweise leidvollen Erfahrungen, ihre weitere Entwicklung in Kindheit/Jugendzeit sowie im jüngeren mittleren Erwachsenenalter blieben bis heute weitgehend unbekannt bzw. wurde nicht erforscht. Die beiden Publikationen die die Diskussion über die Folgen des II. Weltkrieges öffentlich machten – *Im Krebsgang* von Günter Grass (2002) und *Der Brand* von Jörg Friedrich (ebenfalls 2002) – verdeutlichen zwei besondere Gründe für unsere diesbezügliche Unkenntnis: für Grass ist die Kindheit des 1945 geborenen Jungen offenbar so alltäglich, dass sie in seiner Novelle keiner längeren Darstellung bedarf; ihn interessieren vielmehr die dramatischen Umstände der Geburt auf der Flucht und die transgenerationelle Weitergabe von der Mutter über den Sohn bis zum Enkel. Friedrich erwähnt, dass der »Bombenkrieg etwa 75.000 Kinder unter vierzehn Jahre getötet hat – 45.000 Knaben, 30.000 Mädchen – und 116.000 verletzt. 15 % der gesamten Todesopfer sind Kinder« (S. 511). Sein Wissen über das Erleben dieser Kinder (wie mir auch mündlich von ihm bestätigt) ist gering; in seinem Buch umfasst es lediglich drei (S. 511–513) von 539 Seiten.

Das Fazit ist eindeutig: Das Leid vieler damaliger Kinder/Jugendlicher war alltäglich und unsere Kenntnisse darüber sind mangelhaft.

Die vorausgestellten Texte von Dieter Forte und Peter Härtling sowie das für den Umschlag gewählte Foto verdeutlichen die aktuell anstehende Aufgabe *endlich* d. h. *spätestens jetzt* die bis heute fortbestehenden Folgen des II. Weltkrieges zu erforschen. Der Schriftsteller Dieter Forte, geb. 1935, schildert die Stunde Null im ausgebombten Düsseldorf 1945 aus der Sicht eines 10 jährigen Jungen. Man möchte diese Schilderung gerne als eine in Romanform geschriebene Metapher ansehen und damit verdrängen, dass Forte eine damalige schreckliche Wirklichkeit beschreibt. Somit lautet die erste Frage: Was haben die Angehörigen dieser Jahrgänge 1928/29 bis 1945/48 möglicherweise erlebt und erlitten?

Das für den Umschlag gewählte Foto weist auf die Situation nach den Bombenangriffen, möglicherweise sogar nach Kriegsende hin. Die scheinbare Ruhe verharmlost die bewusst verbliebenden Erinnerungen – die Schrecken sollten vergessen werden. Die Kinder spielen wieder. Die Mutter übernimmt tatkräftig Versorgung und Erhaltung der Familie inmitten der Ruinen. Der Ehemann/Vater fehlt – auf jeden Fall zur Zeit, wahrscheinlich lange bis dauernd. Somit lässt sich die zweite Frage formulieren: Wie reagierten die damaligen Kinder oder Jugendlichen auf ihre Erlebnisse und wie entwickelten sie sich?

Der Schriftsteller Peter Härtling, geb. 1933, wurde durch seinen auto-biografischen Bericht *Nachgetragene Liebe* (1980) bekannt, in welchem er seine mühselige und schmerzliche Suche nach seinem 1945 als Kriegsgefan-gener gestorbenen Vater beschreibt. Seine beiden Texte fordern die dritte Frage ein: Wie sind die Angehörigen dieser Jahrgänge mit ihren leidvollen Erfahrungen im jüngeren und mittleren Erwachsenenalter umgegangen und inwieweit bedrohen diese jetzt ihr höheres Erwachsenenalter?

Seit 1985 führte ich mit insgesamt neunzehn PatientInnen dieser Jahr-gänge Psychoanalysen/langfristige Psychotherapien durch und forsche seit 1995 systematisch über Erfahrungen, Entwicklungen und Schicksal dieser Jahrgänge. Alle meine PatientInnen (11 Männer und 8 Frauen) wiesen eine langfristige bis dauernde väterliche Abwesenheit und ebenso fast alle (mit einer einzigen Ausnahme) eine langfristig beeinträchtigte Lebenssituation und Entwicklung auf – beides bedingt durch den II. Weltkrieg und die Nach-kriegszeit. Im Jahre 2000 publizierte ich darüber das Buch *Abwesende Väter – Folgen der Kriegskindheit in Psychoanalysen*. Das durch dieses Buch benannte Thema der *Kriegskindheiten* fand zunächst in der allgemeinen Öffentlichkeit und in den Massenmedien kein Interesse – dagegen wohl im Kreis der psychotherapeutisch tätigen Kolleginnen und Kollegen.

In Konsequenz dieser Diskussion wurde ich für die Frühjahrstagung der *Deutschen Psychoanalytischen Vereinigung (DPV)* in Leipzig vom 08. bis 11. Mai 2002 zu einem öffentlichen Vortrag zur »Deutsch-deutschen (Kriegs-) Kindheit« eingeladen sowie zur Durchführung eines Forums »Inwieweit muss Psychoanalyse historisch sein?«[1]

Aufgrund der damaligen intensiven Diskussionen im Kollegenkreis entschlossen sich die Mitglieder der Arbeitsgruppe »Psychoanalyse und Altern« das 14. Symposium am 06./07. Dezember 2002 an der Universität Kassel unter das Thema »Kriegsbeschädigte Kindheit (1932–35 bis 1945–48): Folgen und offene Fragen« zu stellen.[2]

Bereits im Juni 2003 – also nur sechs Monate später – konnten die Refe-rate der Kasseler Tagung (ergänzt durch einige weitere Beiträge) als Heft Nr. 92 der Zeitschrift *Psychosozial* unter dem Schwerpunktthema *Kindheit im II. Weltkrieg und ihre Folgen* erscheinen.

In Konsequenz stand das 15. Symposium in Kassel unter dem Thema »Zeitgemäßes über Krieg und Tod« (S. Freud 1915) – Grenzen der Therapie (die Beiträge dieses Symposiums erscheinen als Sammelpublikation in Heft 1/2005 der Zeitschrift *Freie Assoziation* im Psychosozial-Verlag, Gießen).

Inzwischen folgte in Münster die 10. Wissenschaftliche Arbeitstagung *Gerontopsychosomatik und Alterspsychotherapie* am 19./20. März 2004. Der zweite Tag befasste sich mit der »Bedeutung der politischen Biographie«.

Parallel zu diesen wissenschaftlichen Tagungen führte die *Evangelische Akademie Bad Boll* in den Jahren 2000, 2001 und 2003 Tagungen für die direkt betroffenen Kriegskinder durch.[3]

Trotz einer schon von Anfang an weitaus größeren Auflage war das Heft Nr. 92 bereits im März dieses Jahres vergriffen. Angesichts der unverändert bestehenden Nachfrage und um der zunehmenden Aktualität dieses Themas zu entsprechen, wurde kurzfristig ein um aktuelle Forschungsergebnisse der Münsteraner Tagung ergänzter Nachdruck des Heftes Nr. 92 in Form des vorliegenden Buches beschlossen.

Die drei benannten Fragestellungen können auch im Rahmen dieser – wenn schon aktualisierten und ergänzten – Publikation aufgrund weithin fehlender Forschungserkenntnisse nicht umfassend beantwortet werden. Vorliegende repräsentative Daten stammen bisher größtenteils aus Sekundäranalysen laufender Längsschnittstudien (Mannheimer Kohorten-Studie und Interdisziplinäre Studie des Erwachsenenalters (ILSE)), die primär andere Zielsetzungen hatten und haben. Weitere wichtige Fragestellungen wie z. B. die der psychischen Widerstandsfähigkeit (Resilienz) über den gesamten Lebensverlauf hinweg wurde für diese hier interessierenden Jahrgänge noch nicht untersucht; sie kann hier nur in Analogie an einem Beispiel aus einem Jahrgang 1925 verdeutlicht werden.

Betrachtet man den I. Weltkrieg als »Urkatastrophe«, so repräsentieren die Jahrgänge 1928/29–1945/48 (hier zusammengefasst unter dem Begriff *Kriegskinder*) bereits die betroffene 2. Generation[4]. Die Übersicht (Radebold) informiert über unseren derzeitigen Kenntnis- und Forschungsstand über die leidvollen Erfahrungen und insbesondere über die Folgen des II. Weltkrieges und der direkten Nachkriegszeit für diese Jahrgänge.

Der historische Beitrag (Reulecke) untersucht am Beispiel des *Freideutschen Kreises* als einer »Jahrhundertgeneration« die Frage: Wie dachten, handelten und erzogen die Männer und Frauen der 1. Generation – also die Väter und Mütter dieser Kriegskinder. Gleichzeitig wird die zunehmende Bedeutung des »Erfahrungswissens« für die historische Forschung erkennbar. Historische Ereignisse, sogar auch historische Katastrophen wirken sich auf

Zeitgenossen, je nach Lebensalter und -situation, Geschlecht, räumlicher Betroffenheit u. a. m. sehr unterschiedlich aus. Dieses individuelle und familiale Erfahrungswissen fand bisher auf Seiten der Wissenschaften wenig Beachtung. Dieser – wie auch mehrere weitere Beiträge – belegt außerdem das Ausmaß erlebter persönlicher Betroffenheit bei Befassung mit diesem Thema.

Die Ergebnisse der *Mannheimer Kohorten-Studie* (Franz, Lieberz, Schepank) belegen den schädigenden Einfluss frühzeitiger langfristiger Abwesenheit des Vaters auf die Entwicklung im gesamten weiteren Lebensverlauf.

Daten der derzeit laufenden *Interdisziplinären Studie des Erwachsenenalters (ILSE)* verdeutlichen das auch heute noch feststellbare und sich oft kumulierende Ausmaß damaliger schädigender Ereignisse (Frey, Schmitt) für fünf Großstädte in West- und Ostdeutschland.

Für den aktuellen Grad psychogener Belastung in der Alternsituation erweist sich der Einfluss von belastenden wie auch fördernden biografischen Erfahrungen aus dem gesamten Lebensablauf (Driesch, Schneider, Heuft, Kruse und Nehen) als entscheidend.

Zunehmend lassen sich für betroffene Teilgruppen dieser Jahrgänge langfristige psychische und psychosoziale Folgen beschreiben, so aufgrund der Katamnese-Studie der *Deutschen Psychoanalytischen Vereinigung* (Schlesinger-Kipp) und bei Vertriebenen (Jerouschek). Die Forschungen über eine Kriegskindheitsgeschichte bei bypass-operierten und spätere rehabilitierten Herzinfarktpatienten (Greb, Pilz, Lamparter) weisen auf einen wahrscheinlichen – fasst man eine traumatisierende Kriegskindheitsgeschichte als langeinwirkenden pathologischen Stress auf – Zusammenhang einer derartigen Kriegskindheitsgeschichte und der späteren Entwicklung bestimmter Krankheiten hin.

Zwei aktuelle Repräsentivbefragungen (durchgeführt im Herbst 2002 und im Herbst 2003) ergeben ein hohes Ausmaß an psychischer Müdigkeit, Depressivität, Alltagsverhalten und Lebensqualität bei von langfristiger väterlicher Abwesenheit sowie Ausbombung und Vertreibung betroffenen Angehörigen dieser Jahrgänge (Brähler, Decker und Radebold).

Aus psychodynamischer Perspektive fallen bei betroffenen Mitgliedern der zweiten Generation spezifische transgenerationelle Identifizierungen (Soerensen-Cassier) und insbesondere bei Flüchtlingskindern charakteristische Abwehrformen (v. d. Stein) auf. Zunehmend zeigen sich jetzt psychosoziale Auswirkungen bei der 3. Generation (Seidler).

Die umfassende Betroffenheit der 2. Generation, wie auch ihre Schuld und Scham aufgrund der deutschen Geschichte, erklärt wohl die schwierige Wahrnehmung dieser Kriegskinder als Psychoanalytiker in der psychoanalytischen Fachwelt (Hardt).

(Psychotherapeutische) Begegnung mit den älteren Jahrgängen, die noch – teilweise sogar eindeutig begeistert – als Flakhelfer oder junge Soldaten, ja sogar als Angehörige der Waffen-SS aktiv am II. Weltkrieg beteiligt waren, führt immer wieder zunächst zu Unsicherheit, Schweigen, ja sogar Ablehnung und wirft regelmäßig die Frage nach der Schuld auf (Windel).

Oft fühlt man sich in der Situation des eigenen Alters aufgefordert, damalige Kindheit und Jugendzeit noch einmal besser kennen zu lernen, um die Auswirkungen auf die eigene Entwicklung besser zu verstehen. Was begegnet einer Betroffenen und welche interfamiliäre Gespräche werden noch möglich? (Hendrich).

Offenbar fällt es bis heute der (insbesondere altersmäßig jüngeren) Öffentlichkeit schwer, wahrzunehmen und damit auch anzuerkennen, was damals diesen Kriegskindern zustieß und wie eingeschränkt ihre Entwicklungsmöglichkeiten insbesondere in der direkten Nachkriegszeit waren. Hermann Schulz verdeutlicht dieses Phänomen anhand der Rezensionen seines Buches *Sonnennebel*.

Die so unterschiedliche politische Situation am Ende des Zweiten Weltkrieges in den Ländern Europas (Stichworte: Sieger und Besiegte) führte eindeutig und bis heute anhaltend bei diesen Jahrgängen zu unterschiedlichen Erinnerungskulturen, wie ein Vergleich zwischen England und Deutschland zeigt (Trilling).

Angesichts der aktuellen Debatte über die Folgen des 2. Weltkrieges für die Deutschen wird auch immer wieder Kritik geäußert. Platta setzt sich kritisch mit dieser Kritik auseinander. Abschließend stellt sich jetzt die Frage: Welche diesbezüglichen Forschungen müssen von welchen Wissenschaften mit welchen Zielsetzungen zukünftig durchgeführt werden? (Radebold)

Anmerkungen

1   Schlesinger-Kipp, G., Warsitz, R. P. (Hg.) (2002): Entgrenzung – Spaltung – Integration. Arbeitstagung der Deutschen Psychoanalytischen Vereinigung in Leipzig vom 08.–11. Mai 2002.

2   Veranstaltet von der Arbeitsgruppen Psychoanalyse und Altern (G. Heuft, Münster; E. Hinze, Berlin; R. D. Hirsch, Bonn; J. Kipp, Kassel; M. Peters, Bad Berleburg; H. Radebold, Kassel; G. Schlesinger-Kipp, Kassel; M. Teising, Bad Hersfeld; P. Warsitz, Kassel) in Zusammenarbeit mit dem *Institut für Psychoanalyse* der Universität Kassel und dem *Alexander-Mitscherlich-Institut für Psychoanalyse und Psychotherapie Kassel e. V.*

3 Tagungen: *Kriegskinder gestern und heute*, 17.–19.04.2000, Schriftenreihe 12/00; *Kriegsbeschädigte Biografien – Öffentliche Vergangenheitsbeschweigung*, 19.–21.11.2001, Schriftenreihe 21/02 und *Damit Europa blühe – Licht auf die Schatten der Vergangenheit*, 23.–26.11.2003, Schriftenreihe 9/04

4 Die Eltern der Jahrgänge 1928/29 bis 1945/48 umfassen die Jahrgänge, die als *aktiv* Handelnde am Dritten Reich und dem II. Weltkrieg beteiligt waren. Sie wurden bereits im großen Umfang nachhaltig durch entsprechende Erfahrung des I. Weltkrieges geprägt, insbesondere auch durch Verlust des Vaters, Hunger und Verarmung. Zu der dritten Generation gehören die Kinder der Kriegskinder, also die Enkel der ersten Generation.

Kriegsbeschädigte Kindheiten (1928–29 bis 1945–48)

Kenntnis- und Forschungsstand

Hartmut Radebold

Wir haben eine Geschichte und wir sind Geschichte

Was bedeutet diese allgemeine Aussage bezogen auf eine jeweils individuelle Geschichte? Einige biographische Angaben sollen den *psycho-historischen* Aspekt verdeutlichen: Hans Olaf, geb. 1940, beginnt seine Biographie so:

>»Der Mann, der mein Leben am stärksten prägte, hat in meiner Erinnerung kaum Spuren hinterlassen. Dennoch war er mir immer gegenwärtig, und vielleicht gerade, weil er mir so gefehlt hat. Wie oft denke ich an ihn, stelle mir vor, wie er heute aussähe. Dann sehe ich mich neben ihm, der ich heute 20 Jahre älter bin, als er bei seinem Tod war. Und ich bin doch immer sein kleiner Hans geblieben und er mein großer Papi... Auf den letzten Fronturlaub erfolgt die endlose Qual des Wartens. irgendwo kommen keine Briefe mehr, monatelang hören wir nichts von ihm, keine Post trifft ein und keine Nachricht. Der Krieg ist schon lange zu Ende, als zwei grün gekleidete Männer an unsere Wohnungstür kommen. Mutter bittet sie herein ins Wohnzimmer, wo sie gedämpft zu ihr sprechen. Mit einem Aufschrei bricht sie plötzlich zusammen, wir weinen und weinen...«

Es gibt allerdings keine Gewissheit. Sie sagen zwar, er sei im Januar 1942 im Kessel von Budapest gefallen. Aber sie haben keinen Beweis. Mutter beschließt deshalb, ihnen nicht zu glauben. Nein, Vater ist sicher nicht tot, einer wie er kommt immer durch. Sie beißt sich so an diesem verzweifelten Gedanken fest, dass sie sogar die Rente als Kriegswitwe ablehnt. Erst viele Jahre später entdeckt Hans-Olaf unter den 9.000 Namen eines Massengrabes auf dem Budapester Zentralfriedhof den Namen seines Vaters. Er bezieht bestimmte eigene Verhaltensweisen auf diese Kriegskindsituation, insbesondere sein ständiges Auflehnen gegen die Mutter, gegen die Lehrer im Internat und sein Erkämpfen von Freiräumen im Berufsleben.

Über Hannelore, geb. 1933, sind folgende Ereignisse bekannt:

Schon am 21. Dezember 1940 trägt die Mutter den 27. Fliegeralarm in ihr Tagebuch ein, das bedeutet zunächst nur vorüberziehende englische Flugzeuge. Am 20. Oktober 1943 erlebt Leipzig den ersten schweren Angriff, im Dezember fällt dann ein Bombenteppich auf die Stadt... Hannelore weint bitterlich und ist tagelang nicht zu beruhigen (am Ende verzeichnet das Tagebuch der Mutter 276 mal Bombenalarm!). Mit zwölf Jahren flüchtet die Mutter 1945 mit Hannelore aus ihrem Evakuierungsort in Thüringen zu Fuß mit einem Handkarren. Dreimal werden sie auf der Flucht von Soldaten der Roten Armee überrollt. Wahrscheinlich erlitt sie eine russische Massenvergewaltigung. Im Chaos der Flucht stürzt sie eines Tages und zieht sich Absplitterungen an einem Brustwirbel zu. Diese Verletzungen werden ihr viele Jahrzehnte lang schwer zu schaffen machen. »Einmal haben sie mich wie einen Zementsack aus dem Fenster geworfen«, »zweimal war ich in brennendem Asphalt eingeschlossen« (später kommentiert sie dazu »diese schrecklichen Ängste werden wohl nie mehr aus mir herausgehen«). Nach weiterer langer Flucht erreichen sie den Geburtsort des Vaters. Das als neues Zuhause erhoffte Elternhaus wurde jedoch von Bomben zerstört. Jetzt ist Hannelore ein sehr stilles, unterernährtes und von manchen in der Verwandtschaft ihres Vaters bloß geduldetes und dazu in der Schule gehänseltes Kind. Die Mutter hat große Anpassungsprobleme, und der Vater findet bis 1951 nur immer als »Gelegenheitsarbeiter« Beschäftigung. Mit 19 Jahren verliert sie ihren Vater.

Udo, geb. 1934, berichtet erstmals:

»Ich habe seit meiner Kindheit unter schrecklichen Alpträumen gelitten... Ich durchlebte ständige Verfolgungsjagden und bin in meinen Träumen bestimmt 1000 mal erschossen worden... Als Zehnjähriger musste ich zusehen, wie volltrunkene Besatzungstruppen auf dem Hof meiner Verwandten in Lüneburg Frauen vergewaltigten und Männer erschossen. Und während meiner Zeit bei der Hitler-Jugend schlug mich ein Vorgesetzter einmal so hart nieder, dass er das Trommelfell meines linken Ohres zerstörte. Bis heute habe ich einen Hörfehler. Seither war ein unglaubliches Gewühle in meiner Seele... Ich war als Kind ein Bild des Jammers, ich war ängstlich, war schlecht im Sport und ständig krank. Erst seit zwei Jahren kann ich ohne Hilfsmittel einschlafen. Es scheint, als sei mein Innerstes erst jetzt endlich zur Ruhe gekommen.«

Wolfgang (geb. 1943) berichtet anlässlich einer Buchrezension, dass sich seine Familie mit ihm aus dem brennenden Breslau kurz vor der Eroberung durch die russischen Truppen retten konnte. Nach mehrmonatiger Flucht erreichten sie dann den Ort in der ehemaligen DDR, wo er aufwuchs.

Johannes (geb. 1931) bekommt 1946 plötzlich zwei jüngere Geschwister. Diese hatten auf der Flucht ihre Mutter und drei weitere Geschwister selbst begraben; der Vater bleibt verschollen. Er berichtet weiterhin in einem Interview:

»Am 01. September 1939 war ich mit meinen Eltern in Sachsen. Wir fuhren dann sofort zurück, weil mein Vater zur Armee musste. Das erste, was sich durch diesen Krieg veränderte, war also das Familienleben. Der Vater war von nun an bis zum Ende des Krieges nicht mehr zu Hause. Plötzlich waren wir eine Familie mit 5 Kindern, die ohne Vater aufwuchsen. Er erschien nur zu gelegentlichen Urlaubsbesuchen, die knapp genug waren... Die zweite Veränderung durch den Krieg gab es in der Schule. Ich hatte auf einmal ganz andere Lehrer: Pensionierte, die zurück geholt worden waren und ganz junge, die eigentlich noch gar nicht auf Kinder losgelassen werden durften. Dazu der ständige Schulwechsel, der später dann zusammenhing mit Bombenangriffen und Evakuierungen. Ich hatte keine normale Schullaufbahn, wie heutige Kinder sie haben. Und dann eben die furchtbaren Luftangriffe selbst. Zwei der schwersten Angriffe auf Wuppertal habe ich erlebt, drei eigentlich. Da könnte ich heute noch jede Stunde beschreiben. Das vergisst man nie. In der Nacht auf den 30. Mai 1943 war der erste Angriff auf Wuppertal, der schlimmste, den es bis dahin in Deutschland gegeben hatte. Wuppertal war nach diesem Angriff so zerstört wie keine andere Stadt – bis dahin. Mein Vater, der in Russland gewesen war, war gerade an diesem Tag auf Heimaturlaub in Wuppertal. Wir haben die Nacht zusammen im Luftschutzkeller gegessen, und im Laufe der Nacht kamen 12 ausgebombte Familien zu uns. Mein Vater, mein Bruder und ich sind dann raus und haben gelöscht in der Nachbarschaft... und wir haben schreckliche Dinge gesehen. Schreiende, sterbende Menschen. Tote, zum erstenmal im Leben, Stapel von Leichen. Es gab viele 1000 Tote allein in diesem Stadtteil Barmen in dieser Nacht. Ich weiß noch, wie jemand sagte: Willst du mal ganz viel Leichen sehen? Dann geh mit zum Konsum – vor dem Konsum hatten sie die verkohlten Leichen aufgestapelt. Da habe ich verstanden, dass Menschen schrumpfen, wenn sie verbrennen. Und im Asphalt, der in diesem Inferno geschmolzen war, konnte man noch die Fußabdrücke erkennen, die durch die Phosphorbomben gelaufen sind und versucht haben, sich in die Wupper zu retten.«

Horst (geb. 1943) wächst als siebentes von acht Kindern auf. Seine Familie muss auf dem mehrjährigen Weg von Polen über Leipzig nach Ludwigsburg durch drei Flüchtlingslager hindurch. Als er jetzt nach längerem Auslandsaufenthalt nach Deutschland zurückkehrt, beabsichtigt er, als erstes das Dorf in der Nähe von Leipzig aufzusuchen, in welchem seine Familie zunächst während der Flucht überleben konnte.

Über die Biographie von Gerhard, geb. 1944, ist Folgendes bekannt:

Gerhard wurde als zweites Kind geboren. Der Vater fällt wenige Tage später in Rumänien. Die Mutter muss mit ihren Kindern überleben: Hungerszeit, Behelfsbaracke, ständiges Umzeihen, Mitarbeit bei Ernte, Stallarbeit. 1947 Wiederheirat der Mutter (sein Stiefvater ist Hilfsarbeiter, er bekommt drei Halbgeschwister). Das Verhältnis zum Stiefvater ist schlecht (dieser muss wegen seiner Tuberkulose ab 1954 die meiste Zeit im Sanatorium verbringen). Gerhard, als »der älteste Mann im Haus« übernimmt häufig die Vaterrolle und verhandelt u. a. mit den sich immer wieder einstellenden Gerichtsvollziehern. Mit 14 ist seine Kindheit endgültig vorbei. »Ich habe jahrelang Fensterkitt gefressen.«

Vor kurzem berichtete er in einem Interview, dass er anlässlich der Aufführung des Filmes *Das Wunder von Bern* dreimal »geheult« habe. Er schwenkt dabei eine Karte mit der Aufschrift: *Jedes Kind braucht einen Vater. Jeder Mensch braucht einen Traum. Jedes Land braucht eine Legende.* Er kennt die Welt der traurigen Väter und der resoluten Mütter der Nachkriegszeit. Es ist eine Welt, in der er groß geworden ist und »in der die Menschen in diesem Deutschland angepackt und zusammengehalten haben«.

Rogers (geb. 1944) berichtet, dass sein Vater kurz nach seiner Geburt gefallen und er nur unter lauter Frauen aufgewachsen sei. Immer habe er den Mann im Haus ersetzen müssen.

Wer verbirgt sich hinter diesem Vornamen? Hans-Olaf Henkel veröffentlichte als ehemaliger Präsident des Bundes der Deutschen Industrie seine Biographie vor drei Jahren (Henkel 2000). Über Hannelore Kohl (die Frau des früheren Bundeskanzlers, die sich im Juli 2001 suizidierte) erschienen inzwischen zwei Biographien (Clough 2002; Kujazinski u. Kohl 2002, siehe außerdem Wirth 2002). Der Schlagersänger Udo Jürgens äußerte sich in einem Interview anlässlich seines 68. Geburtstages (Jürgens 2002). Wolfgang Thierse (Bundestagspräsident) informierte über diesen biographischen Sachverhalt in einem Interview. Johannes Rau (bis Sommer 2004 Bundespräsident) äußerte sich zu seiner Biographie in der Rede zum Tag der Heimat des Bundes der Vertriebenen am 06. September 2003 in Berlin und ausführlich im Gespräch mit Evelyn Roll (2004). Horst Köhler (der neue Bundespräsident) berichtete über sein Anliegen in mehreren Interviews anlässlich seiner Nominierung als Kandidat für das Amt des Bundespräsidenten. Die Informationen über Gerhard Schröder (Bundeskanzler der Bundesrepublik Deutschland) stammen aus einer über ihn verfassten Biographie (Anda u. Kleine 1998) und aus einer Reportage (SZ vom 17.10.2003). Der Engländer Roger Waters ist bekannt als Gründer und Kopf der Gruppe Pink Floyd (Interview in der SZ vom 17./18.05.2003).

Diese Biographien informieren über leidvolle bis traumatisierende individuelle Erfahrungen, die historisch bedingt sind. Sie erfolgten in unterschiedlichen Zeiten von Kindheit/Jugendzeit und in jeweils individueller Kombination. Weiterhin verdeutlichen sie bestimmte (generalisierbare?) Folgen:

– Ausprägung bestimmter bis heute bestehender und ich-syntoner (d. h. als selbstverständlich zur eigenen Person gehörend erlebt) Verhaltensweisen und Reaktionsmuster.
– Lebenslang intensiv vertretende moralische, religiöse und politische Überzeugungen.
– Ungünstige, sich lebenslang auswirkende Startposition für Jugendalter und Erwachsenenzeit – gleichzeitig Quelle für eine spätere psychosoziale Dekompensation angesichts zusätzlicher Belastungen.
– Lebenslang anhaltende funktionelle Symptome, Ängste sowie Angst- und Alpträume, häufig in Verbindung mit Schlafstörungen.

Wahrscheinliche Einwände

»Aber...« Folgende Einwände sind jetzt in der Regel zu hören:

– Diese Zeit liegt schon sehr lange zurück, die geschilderten biographischen Ereignisse geschahen im vorigen Jahrhundert, ja sogar schon im vorigen Jahrtausend.
– Lassen sich diese Einzelschicksale wirklich mit der Konsequenz verallgemeinern, dass ein Großteil der Geburtsjahrgänge 1928/29 bis 1947/48 davon betroffen waren? Und wenn ja, offensichtlich hat es ihnen doch nichts geschadet, alle sind doch was geworden!

- Ist es nicht (zu) weit herbeigeholt, damalige Ereignisse mit jetzigem Befinden und zerbrechenden Lebensschicksalen in Beziehung zu setzen?
- Warum sollte man diese »alten Geschichten« wieder aufwühlen und noch mehr Angst und Schrecken wie auch Verzweiflung wachrufen?
- Dazu kam die Scham über unsere Geschichte. Dürfen wir uns angesichts des Leides, das wir anderen zufügten, mit unserem eigenen Leid befassen?

Trotz dieser ernst zu nehmenden Einwände müssen wir uns heute aus wissenschaftlicher Sicht – disziplinär wie auch interdisziplinär – fragen, welche Befunde über die damaligen (häufig als traumatisierend anzusehenden) Ereignisse und ihre Folgen vorliegen.

Damalige Ereignisse

Im Zweiten Weltkrieg kam jeder achte männliche Deutsche (vom Kind bis zum Greis) ums Leben; vermutlich 4,71 Millionen Todesfälle, in den Ostgebieten jede fünfte männliche Person. Mehr als zwei Millionen Zivilisten starben auf der Flucht oder während der Vertreibung (mehr als die Hälfte waren Frauen und Kinder). Die Gefallenen/Vermissten hinterließen mehr als 1,7 Millionen Witwen, sowie fast 2,5 Millionen Halbwaisen. Ungefähr ein Viertel aller Kinder wuchs nach dem Zweiten Weltkrieg auf Dauer ohne Vater auf. Im Frühjahr 1947 befanden sich noch 2,3 Millionen Kriegsgefangene in den Lagern der Alliierten und 900.000 in sowjetischen Lagern. 1947 wurden weitere 350.000 entlassen, 1948 rund 500.000 und 1949 weitere 280.000 (Dörr 1998; Overmans 2000). Ca. 0,5 Millionen – vorwiegend Frauen, Kinder und Ältere – starben durch den Bombenkrieg (Friedrich 2002).

Die zwischen 1946–47 und 1949–51 vorwiegend in Großstadtregionen durchgeführten sozialwissenschaftlichen Untersuchungen (von 498 Familien in Berlin im Winter 1946–47, Thurnwald, 1948; von 470 Familien in Darmstadt und 518 Familien im betreffenden Hinterland in den Jahren 1949–51, Baumert 1954; sowie die Untersuchung von etwa 50.000 Schülern der Geburtsjahrgänge 1927–41 in Bremen im Jahr 1947 (zit. nach Zinnecker 1987) belegen entsprechend ein hohes Ausmaß an beschädigten, unvollständigen bis zerstörten Familienstrukturen. Als belastende bis traumatisierende Ereignisse zählen insbesondere folgende:

- Häufige Fliegeralarme/Ausbombungen (siehe Friedrich 2002).
- Evakuierung, Flucht sowie Vertreibung (s. Saller 2002).
- Hunger/Armut.
- Langfristige oder dauerhafte Abwesenheit der Väter (Militärzeit, Kriegsgefangenschaft, gefallen/durch kriegsbedingte Krankheit verstorben, vermisst) sowie von Müttern, Geschwistern und anderen zentralen Bezugspersonen.

Nach der Emnid-Untersuchung 1954 (zit. nach Zinnecker 1987, S. 54/55) war bei den Jahrgängen 1929–1939 in 22% der Vater gefallen. Insgesamt waren die Väter 1–2 Jahre bei 11%, 3–4 Jahre bei 20%, 5–6 Jahre bei 21% und 7–9 Jahre bei weiteren 19% abwesend. Die Lebenslaufstudie des Max-Planck-Instituts für Bildungsforschung verdeutlichte später wiederum das Ausmaß von Trennungen und Abwesenheit der Eltern, insbesondere des Vaters für Männer: so wuchsen von der Kohorte 1929–31 lediglich 38,6% und von der Kohorte 1939–41 lediglich 31,5% noch in einer vollständigen Kernfamilie auf; entsprechend wiesen die beiden Kohorten 47,3% und 41,9% an vorübergehenden, insbesondere kriegsbedingten Trennungen auf. In weiterer Konsequenz wuchsen diese Männer in 8,4% oder 13,1% in Teilfamilien ohne Wiederverheiratung auf, weiterhin in Stieffamilien zu 5,8% respektive 13,6% (Grundmann 1992).

Insgesamt muss man davon ausgehen, dass ca. 25% der Jahrgänge 1930–32 bis 1947–48 unter lang anhaltenden und weitere 20% bis 25% unter dauerhaft beschädigenden Einflüssen Kindheit und Jugendzeit erlebten und erlitten (Radebold 2000, S. 16-32; 168–170) (s. Beiträge Franz, Lieberz, Schepank sowie Frey, Schmitt).

Diese Untersuchungen beziehen sich unter der Rubrik »Kriegskinder« weitgehend auf die Kohorten 1929–31 bis 1939–41. Die Jahrgänge zwischen 1942–45 wurden kaum (s. u.) und die der direkten Nachkriegsjahre überhaupt nicht einbezogen. Erstere wohl deswegen, weil man sie auf Grund der frühen Kindheit und der damit vermuteten mütterlichen Geborgenheit und letztere, weil man sie auf Grund der beendeten Schrecken der Endphase des Krieges und der Aufbausituation nach dem Krieg nicht mehr als Betroffene ansah. Beide Annahmen sind sowohl durch die aktuelle Säuglingsforschung über die intensive gegenseitige Interaktion, als auch durch die noch lange nachwirkenden Folgen des Krieges (Heinl 1994) widerlegt. So erscheint es notwendig, die Folgen des Krieges und der direkten Nachkriegszeit sowohl auch für die so genannte Flakhelfergeneration als auch für die direkt nach dem Krieg Geborenen zu untersuchen.

Folgen

Die einzige 1952 durchgeführte umfassende Untersuchung über »Deutsche Nachkriegskinder« (Coerper, Hagen u. Thomae 1954) und einer entsprechenden Teilgruppe der »Flüchtlingskinder« (Brandt 1964) beschrieb die Kinder der Jahrgänge 1938–39 (Schulabgänger) und der Jahrgänge 1944–45 (Schulanfänger) als ausreichend körperlich und psychisch gesund, in der Schule fleißig und eher insgesamt unauffällig. Diese Befunde bestätigten vermutlich die erhoffte Annahme der allgemeinen Öffentlichkeit dahingehend, dass sich Kinder wenig erinnern, ein hohes Ausmaß an Plastizität und damit an Anpassung besitzen und sich offenbar nach Überwindung der allgemeinen Notzeit nach dem Kriege in der Regel gut weiter entwickelt hätten.

Kindheit und Jugendzeit der Jahrgänge 1930–32 bis 1947–48 fanden dann in der wissenschaftlichen Forschung (Sozial- und Geschichtswissenschaften, (Entwicklungs-) Psychologie, Psychoanalyse, Psychosomatik und Psychiatrie) von wenigen Ausnahmen (insbesondere zur Entwicklung der Kinder der Opfer und der Täter) praktisch bis 1998 kein Interesse. In der Schönen Literatur fielen dagegen zahlreiche diesbezügliche autobiographische Berichte von Autoren der Jahrgänge 1929–40 auf (Heinritz 1985; Radebold 2000).

Somit verläuft sich zunächst die Spur dieser historischen Einwirkungen bei den Betroffenen selbst, in der Allgemeinheit und in der Forschung. Erst in den letzten drei Jahren nimmt das Interesse an diesem Thema zu. Untersuchungsbefunde belegen Ausmaß und Art möglicher lang anhaltender Folgen:

– Bei einer Hamburger Untersuchung (Teegen u. Meister 2000) von 269 über Zeitungsinformation aufgefundenen Personen, die während einer im Durchschnitt 13-monatigen Flucht am Ende des Zweiten Weltkrieges 15 Jahre alt waren, wurde bei 5% eine voll ausgeprägte Posttraumatische Belastungsstörung (PTBS) und bei weiteren 25% eine partielle festgestellt; 62% litten noch an intrusiven Symptomen. Im Vergleich zu gering belasteten Personen berichteten TeilnehmerInnen mit voller oder partieller PTBS signifikant häufiger über Mehrfachtraumatisierung, komorbide Beschwerden, Defizite der emotionalen Kompetenz und geringeres Kohärenzgefühl. Anhand ihrer Angaben zur PTBS-Symptomen und komorbiden Beschwerden entstand der Eindruck, dass 70% der Befragten kaum oder nur geringfügig belastet waren und die traumatischen Erfahrungen, mit denen sie im Kindes-

und Jugendalter konfrontiert waren, gut bewältigt hatten. Bezüglich ihrer emotionalen Kommunikationsfähigkeit war jedoch auch diese Gruppe deutlich beeinträchtigt und neigte signifikant stärker als eine gleichaltrige Patientengruppe mit psychosomatischen Störungen dazu, Gefühle abzuwehren und zu leugnen.

– 19 Angehörige dieser Geburtsjahrgänge (11 Männer und 8 Frauen) wurden von mir als Patienten in langfristigen Psychoanalysen (Radebold 2000) und längerfristigen Psychotherapien behandelt. Alle (mit einer Ausnahme) wuchsen unter lang bestehenden beschädigten sozialen Lebensverhältnissen auf und alle verfügten über die Erfahrung eines aufgrund von Kriegsgefangenschaft lange abwesenden oder gefallenen/vermissten Vaters. In der Mehrzahl zeigten sie erst nach dem 50. Lebensjahr zunehmende Symptome (funktionelle und diffuse psychosomatische Störungen und eine diskret chronisch depressive Stimmungslage) bei deutlich eingeschränkter psychosexueller und psychosozialer Identität und ausgeprägten Beziehungsstörungen.

– Zu den Ergebnissen der Mannheimer Kohorten-Studie siehe Beitrag Franz, Lieberz, Schepank.

– Siehe auch Beiträge von Greb, Pilz & Lamparter, von Brähler & Decker, Radebold und Schlesinger-Kipp.

Weiterhin sprechen Einzelbefunde – weitgehend wiederum aus Psychotherapien – dafür, dass an diese Jahrgänge (angesehen als zweite Generation) bestimmte transgenerationelle Weitergaben (durch elterliche und/oder nationalsozialistische staatliche Erziehung) erfolgten (z. B. Müller-Hohagen 1988, 2001; Radebold 2000):

– Aufgrund der *Unfähigkeit zum Trauern* (Mitscherlich, Mitscherlich 1967) ihrer Eltern und Großeltern erfuhren die Kinder das zunehmend unbewusst werdende Gebot, ebenfalls nicht zu trauern, z. B. so insbesondere über die verlorenen Väter, die verlorenen Mütter, Geschwister und Verwandten, die verlorene Heimat und insgesamt über die verlorene Kindheit und/oder Jugendzeit.

– Über das Funktionieren hinaus wurden ihnen ein bestimmter Umgang mit Gefühlen und bestimmte Körper-Selbst- und Idealbilder vermittelt. Nicht nur Gefühle von Traurigkeit und Verzweiflung waren verpönt, sondern ebenso Gefühle von Wut, Ärger, Vorwürfen als auch von Vergnügtheit und Glück – letztere insbesondere angesichts des doch deutlich wahrnehmbaren Unglücks der Erwachsenen. Zähigkeit,

Härte gegen sich selbst, wenig eigene Rücksichtsnahme auf Hunger, Durst, Kälte waren ihnen als Idealbilder anerzogen worden und halfen ihnen, das Kriegsende und die direkte Nachkriegszeit zu überleben – warum sollte man diese allmählich unbewusst gewordenen Ideal- und Leitbilder aufgeben?

– Dazu bekamen diese Kinder/Jugendliche sowohl eine Container- als auch eine Holding-Funktion für die Erfahrungen, das erlebte Leid und den durchlittenen Schrecken ihrer Eltern. Dies geschah teilweise bewusst, um aufzufangen und zu behüten und teilweise unbewusst in Reaktion auf die mit dem Schweigen der Väter und auch der Mütter weitergegebenen Schrecken. (Die Angst- und Alpträume sowie die nächtlichen Aufschreie der Eltern waren allerdings unüberhörbar und blieben gut im Gedächtnis bewusst erhalten!)

– Aufgrund des Verstummens oder des Verstummt-Bleibens wurden die leidvollen und schrecklichen Erfahrungen/Erlebnisse gegenseitig nicht kommuniziert. Wenn überhaupt, wurden »Abenteuer« und »tolle Erlebnisse« erzählt. Selbst die 68er Generation, die alles beredete, verschwieg sich gegenseitig diese Anteile ihrer Geschichte (Schneider 2002).

– Ebenso zeigten sich langfristig bestehende Idealisierungen von Vätern und auch Müttern, die im Dritten Reich als Täter aktiv tätig waren sowie Übernahme ihrer Ideen, Ansichten und Verhaltensweisen.

Vermuten lässt sich bisher nur, was die betroffenen Kinder/Jugendlichen (2. Generation) an traumatisierenden Erfahrungen an ihre Kinder (3. Generation) weitergegeben haben (z. B. Eckstaedt 2001; s. außerdem Beitrag von Seidler). Die 3. Generation sollte auf jeden Fall eine völlig andere Erziehung sowie einen äußerlich beschützenden, verwöhnenden und sicheren Lebensrahmen erhalten. Wahrscheinlich konnten diese Eltern wiederum nur wenig auf die psychischen Bedürfnisse ihrer Kinder eingehen und erwarteten, dass diese angesichts der eigenen bedrückenden Biographie mit ihren »so durchschnittlichen« Problemen/Konflikten ihrer Kindheit und/oder Pubertät selbständig zurecht kämen (Schulz, Radebold, Reulecke, 2004, S. 92–101).

Die älteren Jahrgänge der 2. Generation sind bereits in die Phase des höheren Lebensalters eingetreten, die jüngeren Jahrgänge stehen kurz davor. Wahrscheinlich bedingen Wegfall der identitätsstiftenden beruflichen Tätigkeit, vermehrt zur Verfügung stehende Zeit zur Reflexion, Begrenztheit des eigenen weiteren Lebens sowie allmählich entfallende familiäre Delegationen aufgrund der sterbenden oder bereits gestorbenen Eltern (erste Generation) ein stärkeres Andrängen bzw. Bewusstwerden damaliger traumatisierender Erfahrungen, teilweise auch in Form von Trauma-Reaktivierungen oder auf Grund von Re-Traumatisierungen (Heuft 1999).

Die zweite Generation in der aktuellen Wahrnehmung

Wie bereits angemerkt verdeutlichten die Novelle von Günter Grass *Im Krebsgang* (2002) eine typische, nicht weiter erwähnenswerte oder ausführlich darzustellende Kriegskindsituation und das Buch von Jörg Friedrich *Der Brand* (ebenfalls 2002) erneut die weitreichende Unkenntnis über die damaligen Erlebnisse und Folgen.

Die Nr. 9 des *Magazins für Geschichte* (GEO-Epoche 2002) behandelt die Zeit in Deutschland nach dem Krieg von 1945–55. Erstmals wird das Schicksal der zweiten Generation mit dem bezeichnenden Titel *Gebrannte Kinder* dargestellt (Steinberger 2002). (s. außerdem Beiträge von Schulz und Platta). Erst jetzt folgen weitere Publikationen, so von Hilke Lorenz: *Kriegskinder* (2003) und Sabine Bode: *Die vergessene Generation* (2004) wie auch Hermann Schulz, Hartmut Radebold, Jürgen Reulecke: *Söhne ohne Väter. Erfahrungen der Kriegsgeneration* (2004).

Wir haben eine Geschichte und wir sind Geschichte

Die Landkarte unserer jüngsten Geschichte ist größtenteils sehr gut erforscht. Dennoch bestehen auf ihr größere weiße – besser formuliert geschwärzte – Regionen, wie z. B. unsere ungenügenden bis sogar fehlenden Kenntnisse über die Kindheiten/Jugendzeiten im 2. Weltkrieg und weitere Entwicklungen dieser 2. und 3. Generation belegen. Wie die 1. Generation (= unsere Eltern) fühlte, dachte und wie sie handelte, tötete und auch mordete, ist auf dieser Landkarte eindeutig vermerkt und ist bewusster Anteil der biographischen und auch historischen Identität der 2. Generation. Die Reise zu diesen weitgehend noch immer wenig bekannten Regionen der Geschichte der zweiten Generation wird sich allerdings – dafür sprechen alle bisherigen (z. B. Niethammer 2002, siehe Beitrag Hendrich) und auch eigenen Erfahrungen (Radebold 2000) – als eine mühselige und bedrückende erweisen. Nur das Bewusst-Machen eigener erlebter Beschädigungen und erlebten Leides wird den betroffenen Angehörigen der zweite Generation ermöglichen, geeigneter und befriedigender älter zu werden (Schulz, Radebold, Reulecke 2004, S. 160–166).

Wir haben eine Geschichte und wir sind Geschichte, wenn wir sie als solche erkennen und sie – wenn auch mit Kummer, Erschrecken und Verzweiflung wiederbelebt – als einen zu integrierenden Bestandteil unserer Biographie und damit der der zweiten Generation anerkennen.

Literatur

Anda, B., Kleine, R. (1998): Gerhard Schröder. Eine Biographie. Berlin (Ullstein).

Baumert, G. (1954): Deutsche Familien nach dem Krieg. Darmstadt.

Bode, S. (2004): Die vergessene Generation. Die Kriegskinder brechen ihr Schweigen. Stuttgart (Klett-Cotta).

Brandt, U. (1964): Flüchtlingskinder. München (Ambrosius Barth).

Clough, P. (2002): Hannelore Kohl. Zwei Leben. Stuttgart, München (DVA).

Coerper, C., Hagen, W., Thomae, H. (1954): Deutsche Nachkriegskinder. Methoden und erste Ergebnisse der deutschen Länghsschnittunteruchung. Stuttgart (Thieme).

Dörr, M. (1998): »Wer die Zeit nicht miterlebt hat...« Frauenerfahrungen im Zweiten Weltkrieg und in den Jahren danach. Frankfurt (Campus).

Eckstaedt, A. (2001): Vergewaltigung und Flucht während des Zweiten Weltkrieges und die Wiederkehr des Verdrängten bei einer deutschen Frau in der dritten Generation. In: Grünberg, K., Straub, J. (Hg.): Unverlierbare Zeit. Tübingen (edition discord), S. 57–81.

Friedrich, J. (2002): Der Brand – Deutschland im Bombenkrieg 1940–1945. München (Propyläen).

Grass, G. (2002): Im Krebsgang. Göttingen (Steidl).

Grundmann, M. (1992): Familienstruktur und Lebensverlauf. Historische und gesellschaftliche Bedingungen individueller Entwicklung. Frankfurt (Campus).

Heinl, P. (1994): »Maikäfer flieg, dein Vater ist im Krieg...« Seelische Wunden aus der Kriegskindheit. München (Kösel).

Heinritz, Ch. (1985): Schlüsselszenen in Autobiographien der 1929–1940 Geborenen. In: Fischer, A., Fuchs, W., Zinnecker, J. (Hg.): Jugendliche + Erwachsene '85 – Generationen im Vergleich. Opladen (Leske + Budrich), S. 7–42.

Henkel, H. O. (2000): Die Macht der Freiheit – Erinnerungen. München (Econ-Ullstein-List).

Jürgens, U. (2002): »Ein Gewühle in meiner Seele«. Interview. In: Süddeutsche Zeitung vom 15.11.2002.

Kujazinski, D.; Kohl, P. (2002): Hannelore Kohl. Ihr Leben. München (Droemer).

Lorenz, H. (2003): Kriegskinder. Das Schicksal einer Generation. München (List).

Mitscherlich, A., Mitscherlich, M. (1967): Die Unfähigkeit zu trauern. München (Piper).

Müller-Hohagen, J. (1988): Verleugnet, verdrängt, verschwiegen. Die seelischen Auswirkungen der Nazizeit. München (Kösel).

Müller-Hohagen, J. (2001): Seelische Weiterwirkungen aus der Zeit des Nationalsozialismus – zum Widerstreit der Loyalitäten. In: Grünberg, K.; Straub, J. (Hg.): Unverlierbare Zeit. Tübingen (editon discord), S. 83–118.

Niethammer, L. (2002): Ego-Histoire? und andere Erinnerungsversuche. Wien (Böhlau).

Overmans, R. (2000): Deutsche militärische Verluste im Zweiten Weltkrieg. München (Oldenbourg).

Radebold, H. (2000): Abwesende Väter. Folgen der Kriegskindheit in Psychoanalysen. 3. Aufl. 2004 unter dem Titel: Abwesende Väter und Kriegskindheit. Göttingen (Vandenhoeck & Ruprecht).

Roll, E. (2004): Weil der Mensch ein Mensch ist... Johannes Rau. Berlin (Rowohlt).

Saller, W. (2002): Flucht und Vertreibung. In: GEO-Epoche Nr. 9: Deutschland nach dem Krieg 1945–1955, 46–57.

Schneider, P. (2002): Alles reimt sich auf Faschist. In: FAZ v. 26.03.02, 49.

Schulz, H., Radebold, H., Reulecke, J. (2004): Söhne ohne Väter. Erfahrungen der Kriegsgeneration. Ch. Links, Berlin.

Steinberger, K. (2002): Gebrannte Kinder. In: GEO-Epoche Nr. 9: Deutschland nach dem Krieg 1945–1955, 172–174.

Teegen, F.; Meister, V. (2000): Traumatische Erfahrungen deutscher Flüchtlinge am Ende des II. Weltkrieges und heutige Belastungsstörungen. In: ZfGP 13, 112–124.

Thurnwald, H. (1948): Gegenwärtige Probleme Berliner Familien. Berlin.

Wirth, H.-J. (2002): Narzissmus und Macht. Zur Psychoanalyse seelischer Störungen in der Politik. Gießen (Psychozial Verlag).

Zinnecker, J. (1987): Jugendkultur 1940–1985. Opladen (Leske + Budrich).

Die »Junge Generation« von 1930 wird alt – Erfahrungen der jugendbewegten »Jahrhundertgeneration« in der Selbstreflexion[1]

Jürgen Reulecke

»Wer je die flamme umschritt,
Bleibe der flamme trabant!
Wie er auch wandert und kreist:
Wo noch ihr schein ihn erreicht,
Irrt er zu weit nie vom ziel.
Nur wenn sein blick sie verlor,
Eigener schimmer ihn trügt:
Fehlt ihm der mitte gesetz.
Treibt er zerstiebend ins all.«
Stefan George[2]

Vor wenigen Jahren noch wäre ein Zeithistoriker bei einer Tagung von Psychoanalytikern, Psychosomatikern, Gerontologen usw. ein krasser Ausnahmefall gewesen und umgekehrt ein »Psychowissenschaftler« ebenfalls bei einer Historikerkonferenz. Zwar ist die Begegnung der beiden Wissenschaftskulturen auch heute noch keine Selbstverständlichkeit, aber es hat sich in den letzten ca. fünf Jahren doch ein Wandel angebahnt. Dies geschah vor allem in einem Forschungsfeld, das beide Fachrichtungen bisher jede für sich mit je eigenen Methoden untersucht haben: dem Lebenslauf von Menschen als Ausdruck der Tatsache, dass die Geschichte des 20. Jahrhunderts durch sie hindurch geflossen ist und sie wiederum aktiver Teil dieser Geschichte sind. Schon frühzeitig formulierte Karl Marx: »Die Menschen machen ihre Geschichte nicht aus freien Stücken, aber sie machen sie selbst!« Nun hat sich in zunächst noch eher kleinen Kreisen von Historikern und Historikerinnen in den letzten Jahren eine Öffnung hin zu einer neueren Kulturgeschichte vollzogen: die »weichen Faktoren«, d. h. die subjektiven Elemente in der Geschichte werden intensiver ins Visier genommen, insbesondere die Mentalitäten, Prägungen und Erfahrungen von Menschen vor dem Hintergrund der Zeitumstände, in denen sie ihr Leben mit Blick auf ihre je offenen Zukünfte zu gestalten versucht haben.[3] Lange Zeit standen in der Geschichtswissenschaft alle Versuche eines nachvollziehenden Verstehens des individuellen und kollektiven Handelns von Menschen unter Ideologieverdacht. Es wurde unterstellt, der Historiker verliere durch sein Verstehenwollen seine kritische Distanz zum Gegenstand und begebe sich in die Gefahr, alle Arten von Irrationalität, subjektiver Befindlichkeit und individueller Deutung verstehend zu rechtfertigen. Mit Blick auf die Gegenrichtung wiederum hat der amerikanische Historiker Thomas Kohut (selbst Psychoanalytiker) noch vor wenigen Jahren auf die Gefahr hingewiesen,[4] dass sich ihrerseits die Psychowissenschaften, insbesondere die Psychoanalyse, immer mehr von der Gesellschaft, Kultur und Geschichte abkehren könne und schließlich ihr Hauptaugenmerk nur noch auf die klinische Situation richten werde. Kohut rief deshalb dazu auf, den gegenseitigen Einfluss von Geschichte und Psyche, der Sigmund Freud noch völlig selbstverständlich gewesen sei, nicht in Vergessenheit geraten zu lassen.

Für uns als Historiker, die sich intensiver an der Debatte um die erwähnte neuere Kulturgeschichte beteiligt und die z. B. ein besonderes Interesse an einer Generationengeschichte des 20. Jahrhunderts entwickelt haben,[5] lag es nahe, vor allem einen Gedanken von Freud aufzugreifen. Es geht um einen Kernsatz aus Freuds Aufsatz »Die infantile Wiederkehr des Totemismus« aus dem Jahre 1913. Er lautet: »keine Generation sei imstande, bedeutsamere seelische Vorgänge vor der nächsten zu verbergen«. Also müsse man sich fragen, »welcher Mittel und Wege sich eine Generation bedient, um ihre psychischen Zustände auf die nächste zu übertragen.«[6] Hiervon ausgehend, kann man zugespitzt sagen, dass es zwei, vielleicht sogar drei Arten von »Geschichte« unseres Jahrhunderts gibt: einerseits die Geschichte, die die Geschichtswissenschaft mit ihren gängigen Methoden rekonstruiert, die an den Schulen gelehrt wird und die unser »offizielles« kollektives Gedächtnis bestimmt. Dazu tritt andererseits die aus »Geschichten« bestehende Geschichte, die die Menschen je nach ihrer generationellen Zuordnung und Prägung als gelebte »Aneignung« dieses Jahrhunderts für sich reklamieren und die ihnen in je altersspezifischer Art und Weise zugemutet worden sind. Hinzu mag noch eine weitere, dritte Art von Geschichte kommen, deren Bedeutung wir zur Zeit erst zu ahnen beginnen: die in uns verkörperte Geschichte. Damit sind sowohl der Körper im ganz konkreten Sinn als auch die unterhalb der Ebene des Bewusstseins und der Erinnerung liegenden traumatischen Bestandteile unserer Lebensgeschichte gemeint,[7] d. h. einer Geschichte, die neuerdings vor allem bei der Erörterung der langfristigen Nachwirkungen bzw. Spätfolgen der Kriegskindheit allmählich in den Blick gekommen ist.

Mit einer solchen Nebeneinanderstellung von unterschiedlichen Geschichtswelten ist kein krasses Gegeneinander, sondern ein höchst differenziertes In- und Nebeneinander angesprochen, dessen Facettenfülle erst in den letzten Jahren durch eine stärkere Hinwendung zu Problemen des individuellen wie kollektiven Gedächtnisses zunehmend diskutierbar geworden ist. Dabei handelt es sich um ein bemerkenswertes interdisziplinäres Bemühen, zu dem die Anthropologie und die Ethnologie, die Gerontologie, Soziologie, Psychoanalyse und Psychologie ebenso eingeladen sind wie die Mentalitäts- und Kulturgeschichte und die historische Sozialisationsforschung. Statt der von der Geschichtswissenschaft bislang in erster Linie untersuchten überindividuellen Strukturen, Prozesse und Institutionen sind in diesem Zusammenhang die Wahrnehmungsweisen und Mentalitäten, Sinnstiftungsprozeduren und kulturellen Praktiken, mittels derer die Menschen ihr Leben gestalten, in den Blick gekommen. »Erfahrung« ist hier mehr und mehr zum zentralen Begriff einer Geschichtsbetrachtung geworden. Sie fragt danach, wie sich individuelle und kollektive, subjektive und objektive Aspekte in der Geschichte verschränken und einander wechselseitig verfestigen oder aber verändern. Der Erfahrungsbegriff rückt jedoch noch aus einem weiteren Grund in den Mittelpunkt unseres geschichtswissenschaftlichen Interesses: Er vermittelt nämlich nicht nur zwischen Individuellem und Überindividuellem, zwischen dem, was durch die äußeren Umstände gegeben ist, und dem, was die Menschen – teils bewusst, teils unbewusst – jeweils daraus machen, sondern auch zwischen den historischen Epochen. Denn Erfahrung ist immer zeitlich strukturiert, verbindet ein Vorher mit dem Nachher, indem das in einem bestimmten Lebensalter Erlebte und zu Erfahrung Gewordene später zum Ausgangspunkt von Handeln, Wahrnehmen und Deuten weiteren Erlebens wird. Erfahrungsgeschichtliche Zugänge zur Vergangenheit nehmen insofern Zusammenhänge in den Blick, die andere, von »außen« kommende Zugänge bisher voneinander isoliert haben, indem sie z. B. die Geschichte des Zweiten Weltkriegs von der der Nachkriegszeit abtrennten. Nur die historische Lebenslaufforschung hat bislang solchen übergreifenden Zusammenhängen einige Aufmerksamkeit gewidmet, sie jedoch auf der Ebene der individuellen Biographie belassen. Die so genannte allgemeine Geschichte wird dagegen meist auch weiterhin in zeitliche Segmente unterteilt, ohne der Tatsache Rechnung zu tragen, dass der Mensch ein »Erfahrungstier« (Michel Foucault[8]) ist. Seine Geschichte kann nur geschrieben werden, wenn die Strukturiertheit dieser Geschichte durch Erfahrungen (diese können später bekräftigt oder entwertet werden) und durch die jeweiligen Folgen, die sich aus diesen Abfolgen für die Entwicklung von Geschichte ergeben, ernstgenommen wird.

Um zu zeigen, was einem Historiker geschehen kann, wenn er sich auf solche Umgangsweisen mit Geschichte wie die bisher eher nur abstrakt beschriebenen konkret einlässt, soll jetzt der Bericht über ein konkretes Forschungsprojekt folgen. Bei diesem ging und geht es um einen Ausschnitt aus der Generationengeschichte der so genannten »Jahrhundertgeneration« (s. u.), eingebettet in das Generationengefüge im gesamten 20. Jahrhundert. Ein vielleicht etwas ungewöhnliches Eingeständnis gleich vorweg: Ich habe vor etwa fünfzehn Jahren, recht naiv – wie ich selbstkritisch aus der Rückschau sagen muss – die Idee zu verfolgen begonnen, eine Kollektivbiographie einer spezifischen »Generationseinheit« aus der erwähnten »Jahrhundertgeneration« zu schreiben. Ich habe sie aus Gründen, die ich im Folgenden erläutern will, (noch) nicht zustande gebracht. Es sollte bei diesem Projekt um die Lebensverläufe der Mitglieder einer Gruppierung gehen, die sich *Freideutscher Kreis* nannte und zunächst weit überwiegend aus männlichen Personen bestand, die alle zwischen etwa 1900 und 1912 geboren waren, den Ersten Weltkrieg also als Kinder oder heranwachsende Jugendliche, ebenso die Nachkriegswirren einschließlich der Inflation erlebt haben, die aus meist bildungsbürgerlichen, großstädtischen Elternhäusern stammten, z.T. vaterlos aufwuchsen und die dann – das ist entscheidend – in der Zeit der Weimarer Republik durch die Mitgliedschaft in jugendbewegt-bündischen Jugendgruppen geprägt worden sind. Im Jahre 1947 hatten sich zunächst einige hundert, im Laufe der Folgezeit dann bis zu zweitausend von ihnen in einem organisatorisch zwar locker, emotional als Erinnerungs- und Erfahrungsgemeinschaft aber dicht geknüpften Netzwerk, dem *Freideutschen Kreis*, zusammengefunden. Sie versuchten, sich einerseits nach der Katastrophe des Nationalsozialismus und des Krieges aus jugendbewegtem Geist (Stichwort »Meißnerformel«[9]) wieder neu zu orientieren und andererseits Überlegungen darüber anzustellen, wie man unter selbstkritischer Rückbesinnung auf das ehemals so idealistisch ausgerichtete jugendbewegte Ethos auf die Zukunftsgestaltung Deutschlands Einfluss nehmen könnte, ohne dabei parteipolitisch zu agieren. Führende Personen der Geisteswissenschaften und des westdeutschen Bildungswesens der 1950er/60er Jahre standen dem Kreis nahe bzw. leiteten ihn: angesehene Professoren, hohe Ministerial- und Kommunalbeamte, Leitungspersonen in Bildungseinrichtungen, in pädagogischen Berufen Tätige usw.[10] Sie begannen kurz nach der Gründung des Kreises als wichtiges Kommunikationsmedium ein Rundschreiben herauszugeben, von dem bis zum Herbst 2000 insgesamt 250 Hefte erschienen sind, und trafen sich alljährlich zu einem großen »Konvent«, um Themen der Zeit zu debattieren, aber auch musischen Interessen zu folgen.

Ein von mir gebildetes Team, zu dem neben drei Mitarbeiter/innen zeit-weise auch die Siegener Gerontologin Insa Fooken und der schon erwähnte amerikanische Historiker und Psychoanalytiker Thomas Kohut gehörten, hat Anfang der 1990er Jahre mit einer größeren Zahl der nun hochbetagten Mitglieder des inzwischen zunehmend auch Frauen umfassenden Kreises Lebenslaufinterviews durchgeführt und sie um das Ausfüllen von Fragebö-gen gebeten. Zudem haben wir die jährlich stattfindenden »Konvente« besucht. Neben den Interviews und Fragebögen sammelten wir gedruckte Materialien und autobiographische Zeugnisse aus dem Kreis und werteten Bildmaterial und Briefnachlässe aus.[11] Der Ausgangspunkt bei unserer Projektarbeit, den wir durchaus auch bestätigt fanden, war: Es handelte sich bei diesem *Freideutschen Kreis* um eine gemeinsam alt werdende Genera-tionseinheit und Erinnerungsgemeinschaft, die sich aufgrund ihrer spezifi-schen, insbesondere jugendbewegten Prägungen ein Netzwerk geschaffen hatte. Dies bot den Einzelnen in den Ortsgemeinden, darüber hinaus in den »Landsgemeinden« und im Gesamtkreis mit seinen großen Konventen ein hohes Maß an gegenseitiger, vor allem geistiger Unterstützung, Anregung und Bestätigung – insofern es also vielerlei Hilfen für ein sinnerfülltes Altern der Beteiligten durch intensive Kommunikation, Traditionspflege und gemeinsame Verhaltensformen lieferte – und dieses jenseits ihrer Familien, in denen die meisten Mitglieder selbstverständlich auch verankert waren.

Ich glaubte dann schließlich ab etwa 1999 – in ganz normaler Weise als gelernter Historiker – mit der Abfassung der von mir geplanten Kollektiv-biographie der Freideutschen beginnen zu können, zumal ich ab Herbst 2000 ein Forschungsjahr im Historischen Kolleg in München in Aussicht hatte. Einige Ereignisse 1999/2000 haben mir jedoch recht deutlich vor Augen geführt, dass ich noch gar nicht »reif« war, eine solche Kollektivbio-graphie zu schreiben. Nicht zuletzt aufgrund eines »now-moments«, der mich intensiv meine Herkunft als vaterlos aufgewachsenes Kriegskind entdecken ließ, begann ich zu begreifen, dass ich in diesem Fall eben nicht nur abständig analysierender Historiker, sondern zugleich ein Zeitzeuge aus einer nächsten Generation war. Ich »verkörperte« im wahren Wortsinn etwas, dem ich erst auf die Spur kommen musste, um möglicherweise erst anschließend die mir gewissermaßen als kollektive und jetzt greise Elterng-neration entgegentretenden Freideutschen »gerecht«, d. h. einfühlend und nachvollziehend beurteilen und darstellen zu können. Was Hartmut Rade-bold einmal von älter werdenden vaterlosen Söhnen festgestellt hat, dass ihnen insbesondere die Erfahrung fehlt, wie ein Vater alt wird und schließ-lich ein Greis ist, berührte mich als Wissenschaftler beim Anblick der alten

Freideutschen – und dies insbesondere bei dem letzten Zusammentreffen des Kreises im Sommer des Jahres 2000.

Die eindrucksvollste Szene bei diesem Treffen soll hier beschrieben werden, weil sie von einer m.E. grandiosen Symbolik für das gesamte Jahrhundertschicksal dieser Altergruppe war. Zunächst zur Vorgeschichte: Im Jahre 2000 lebten von den ehemals rund zweitausend Mitgliedern des Kreises, der im Laufe der Jahre bewusst keine jüngeren Mitglieder rekrutiert hatte, noch etwa 450. Das Leitungsteam hatte nun entschieden, im Juni 2000 am Gründungsort des Kreises, in Wetzlar, den letzten Konvent durchzuführen, anschließend den *Freideutschen Kreis* aufzulösen und damit definitiv so etwas wie einen Schlusspunkt hinter ein Jahrhundert zu setzen, das die Freideutschen als jugendbewegte »Jahrhundertgeneration« durchlebt und mitgetragen hatten. Etwa zweihundert Mitglieder – die beiden ältesten waren 97 Jahre, viele der übrigen 90 bis 95 Jahre alt – fanden sich in Wetzlar zu diesem Abschiedskonvent ein, der unter dem bezeichnenden Titel »Die verborgene Dimension der Zeit« stand und bei dem u. a. ein 93jähriger eine ausführliche selbstkritische Bilanz von »Hundert Jahre(n) Jugendbewegung« vorstellte (s. u.). Kurz vor 12 Uhr am Sonntag, dem 4. Juni 2000, erhoben sich dann die Anwesenden, soweit sie es körperlich noch konnten, reichten sich die Hände, sangen zunächst das Lied »Nehmt Abschied, Brüder, ungewiss ist alle Wiederkehr« mit der Schlussstrophe »Nehmt Abschied, Brüder, schließt den Kreis, das Leben ist ein Spiel, nur wer es recht zu spielen weiß, gelangt ans große Ziel«, anschließend (übrigens ohne Spuren der Rührung zu zeigen) gewissermaßen als kollektive generationelle Bitte den Kanon »Dona nobis pacem« und gingen dann auseinander. Auf diese Weise beendeten die letzten Überlebenden jener »jungen Generation« von 1930 – symbolträchtig, kollektiv-offiziell, in gekonnter zeremonieller Weise – ihren »Marsch« durch das 20. Jahrhundert, bei dem sie ihrer Selbsteinschätzung nach lebenslang ein jugendbewegtes Ethos begleitet und angetrieben hatte und von dem sie in den Umbrüchen des 20. Jahrhunderts quer durch alle Not, durch Versagen und auch Schuld »getragen und gehalten« worden waren.[12]

Zuvor hatte der Kreis mich (den gut drei Jahrzehnte jüngeren Historiker) gebeten, für sie so etwas zu sein wie ein Ombudsmann: d. h. ein Vermittler also zwischen ihrer Generationsgeschichte und den nachfolgenden Generationen, die – in vieler Hinsicht mit Recht – in dieser Jahrhundertgeneration und Kriegskindergeneration des Ersten Weltkriegs die eigentliche Basis des nationalsozialistischen Regimes sehen. Auch ein selbstkritischer Angehöriger dieser Altergruppe, Sebastian Haffner (1907–1999), hat ja in seinen vor kurzem nach seinem Tode veröffentlichten Erinnerungen das deutliche

Urteil gefällt, sie sei die »eigentliche Generation des Nazismus« gewesen und habe den Krieg »ganz ungestört von seiner Tatsächlichkeit als großes Spiel erlebt.«[13] Der Historiker Ulrich Herbert (geb. 1951) hat in seiner Biographie des hohen NS-Funktionärs Werner Best (geb. 1903) über diese Altersgruppe pointiert geschrieben, sie sei mit Machbarkeitswahn und Mobilmachungswut angetreten; ihr seien Kühle, Härte und Sachlichkeit zu attestieren. An soldatischen Idealen und männerbündischen Werten orientiert, hätten sie das Fehlen eigener Fronterfahrung durch die »Stilisierung des kalten, entschlossenen Kämpferideals und durch das Trachten nach »reinem«, das heißt nach »von Kompromissen freiem ... Handeln zu kompensieren« versucht.[14] Mag dieses Urteil als Pauschalurteil auch überspitzt sein: Die Männer dieser Generation waren unsere Väter (oder wären es gewesen, wenn wir einen gehabt hätten), und sie waren jene Lehrer, die uns in den späten 1940er und in den 1950er Jahren auf den Weg bis heute geschickt haben. Wir als Historiker mit Offenheit für Mentalitäten und Generationalitäten in der Geschichte beginnen uns jetzt (erst!) zu fragen, was das eigentlich für Männer waren. Dies lässt sich einerseits als ein Akt »nachgetragener Liebe« (Härtling 1980) verstehen, andererseits wollen wir z. B. auch wissen, wie jene Männer (und auch Frauen) dieser Altersgruppe, die den Krieg als Menschen im mittleren Alter überlebt haben, anschließend mit ihrer Beteiligung an der NS-Geschichte umgegangen sind und was sie uns – gemäß dem einleitend zitierten Satz von Sigmund Freud – als mentales Gepäck aufgeladen haben, das wir wiederum in modifizierter Form an unsere Kinder weitergeben.

Damit ist ein Themenkomplex angesprochen, dem sich Historiker erst seit kurzem vorsichtig und zaghaft anzunähern beginnen. Die Hinwendung zu ihm bedeutet eine massive Herausforderung für uns mit den in diesem Fall zwei Seelen des Wissenschaftlers und des betroffenen Zeitzeugen in unserer Brust. Dies zeigen nicht zuletzt die einschlägigen Familiengeschichten ebenso wie entsprechende Befragungen, die in jüngster Zeit in wachsender Zahl auf den Markt gekommen sind: neben Büchern von Peter Härtling auch solchen von Günter Grass, Uwe Timm, Wibke Bruhns, Dieter Forte, Ulla Hahn, Bernhard Schlink usw. einerseits und Sabine Bode, Hilke Lorenz, Emmy E. Werner, Harald Welzer u.a. andererseits.[15] Vor allem die kritische Differenzierung zwischen dem, was uns die relativ wenigen von den Angehörigen dieser Jahrhundertgeneration, die über ihre Erfahrungen mit dem »Dritten Reich« zu sprechen bereit gewesen sind, tatsächlich gesagt haben, und dem, was sie uns durch nonverbale Vermittlung weitergegeben bzw. aufgeladen haben, ist ein mühsames Geschäft.

Auf die Freideutschen bezogen, ergibt sich folgendes Bild davon, wie sie mit Blick auf ihr baldiges Abtreten aus der Zeit mit ihrer Geschichte, d. h. mit »ihrem« 20. Jahrhundert deutend umgegangen sind: Gestartet waren sie bei ihrem Gründungskonvent in Kloster Altenberg bei Wetzlar zu Pfingsten 1947 mit einer offenbar eindrucksvollen gegenseitigen »Generalbeichte«, wobei einige Teilnehmer ausdrücklich das Bekenntnis der individuellen wie der kollektiven Mitschuld der ehemals so idealistisch gestarteten Jugendbewegten einforderten.[16] Viele redeten dann aber in der Folgezeit eher von »Versagen« und nicht mehr von Schuld, und dabei blieb es ca. vierzig Jahre lang, bis 1993/94 einer von ihnen, Will Zilius, ehemaliger Intendant des Saarbrücker Rundfunks, den Kreis provozierte, indem er seinen Altersgenossen mangelnde Bereitschaft und Fähigkeit zur »Trauerarbeit« vorwarf.[17] Tatsächlich löste diese Herausforderung bei den damals etwa 80- bis 90jährigen eine erregte Debatte aus[18], bei der z. B. der Satz fiel: »Die Last, die unserer Generation auferlegt wurde, wiegt schwerer mit den Jahren und wird immer unbegreiflicher.« Zunehmend bekannte man sich jetzt dazu, aus Scham über sich und seine Verstrickungen so lange geschwiegen zu haben. Und bezeichnenderweise war es eine Frau aus dem Kreise, die ihren (übrigens auch mir gegenüber immer recht selbstsicher und gefestigt auftretenden) männlichen Altersgenossen zurief, sie sollten endlich die Tugend der »Demut« pflegen, die »Last der Erinnerung« bewusst tragen und damit aufhören, sich selbst zu entlasten, indem sie auf andere schauten und z. B. den ehemaligen Gegnern einen Teil der Schuld zuwiesen. Ihr Kernsatz lautete: »Nur das Sich-Schämen über alles unmenschliche Geschehen (könne) Anfang von Versöhnung« und individueller ebenso wie kollektiver Friedensfindung sein: »Dona nobis pacem«!

Der Hauptredner des Schlusskonvents vom Juni 2000, der 93jährige Dr. Karl Vogt (1907–2002), im »Dritten Reich« im mittleren Management des Landwirtschaftsministeriums beschäftigt und an der sog. »Reichsosthilfe«, d. h. der Schaffung von arischen Bauernstellen im Generalgouvernement, beteiligt, gab nun zu, dass auf dem Leben der meisten dieser jugendbewegten Idealisten aus der »jungen Generation« der 1920er Jahre »bis heute ein dunkler Schatten des Entsetzens und der Scham geblieben (sei), in eine Zeit unvorstellbarer Gräuel und Verbrechen des eigenen Volkes verstrickt gewesen zu sein.«[19] Schon bei unseren Lebenslaufinterviews hatten wir vorher feststellen zu können geglaubt, dass sich hinter dem selbstbewussten Auftreten besonders der Männer des *Freideutschen Kreises* eine versteckte, tief depressive, von Scham geprägte Grundstimmung verbarg. Sie zu zeigen wäre aber Schwäche gewesen, weil dies das Männlichkeitsbild dieser Altersgruppe nicht zuließ (gelegentlich waren allerdings eher beiläufig bedrückende Träume erwähnt worden). Mit diesem Hinweis auf das Männerbild dieser Altersgruppe ist ein ganz besonderes mentalitätsgeschichtliches Problemfeld des 20. Jahrhunderts angesprochen, das hier nur angedeutet werden kann![20] Vogt brachte jedenfalls seine Befunde auf folgenden Nenner: Mit seiner tiefen Scham werde »jeder für sich allein fertig werden müssen; fortstehlen (könne) er sich bis an sein Lebensende nicht.«[21] Auf die Frage nach der Beurteilung seiner Beteiligung am »Dritten Reich« hatte Vogt einige Zeit vorher in einem Interview festgestellt: »Ja, heute bereue ich das alles. Juristisch fühle ich mich zwar unschuldig, moralisch aber nicht. Mit der Scham, wie sie Theodor Heuss mal genannt hat, werde ich bis zu meinem Tod leben. Ich habe mitgemacht und das System vielleicht durch meine gute Arbeit auch noch unterstützt. Mit diesem Irrtum muss ich leben; durch bloße Entschuldigung ist er nicht gut zu machen. Aber das ist allein meine Sache.«[22]

Mir wurde im Zusammenhang mit diesem Schlusskonvent nun massiv klar, dass der Freideutsche Kreis zwar auch -wie wir angenommen hatten- unter dem Gesichtspunkt des sinnerfüllten Alterns gedeutet werden konnte, viel mehr aber noch eine weitere Blickweise ermöglichte: Das Zusammensein in diesem Kreis kann auch als eine Art kollektive Selbsttherapie zur Überwindung bzw. zum Ertragen der individuellen Scham über die eigene Beteiligung am NS-Regime verstanden werden. Er war dadurch, dass man hier sich gegenseitig bestätigte und einen nach vorn gerichteten Sinn produzierte, so etwas wie ein Trostspender: Man konnte mit ihm sein Scheitern vor den historischen Herausforderungen des 20. Jahrhunderts und sein Schuldiggewordensein überspielen – überspielen z. T. im ganz vordergründig eindeutigen Sinn durch Liedersingen, Tanzgruppen, Theateraufführungen, bereichernde Vorträge, Exkursionen, gemeinsame Kunsterlebnisse usw. Im Grunde hatten die Freideutschen die gesamte Zeit über (unbewusst, aber effektiv) eine kollektive life-review-Strategie verfolgt: eine Strategie der Versöhnung mit einer aus der Rückschau negativ besetzten Vergangenheit![23] Sie hatten auf diese Weise – individuell wie auch kollektiv – mit sich allein fertig werden wollen. Aber: Dieses schambedingte »Mit-sich-allein-fertig-werden-wollen« wiederum war es, was uns, als der nächsten Generation, diese »Väter« in den zurückliegenden Jahrzehnten so unnahbar, so unbefragbar, so verhärtet erscheinen ließ! Mit anderen Worten: Über einen langen Zeitraum des 20. Jahrhunderts war zwar eine spezifische Art von Männlichkeit produziert worden, zugleich war aber auch eine »vaterlose Gesellschaft« entstanden, in der die Väter, wenn sie nicht tatsächlich dauerhaft aufgrund zweier Kriege fehlten, seelisch abwesend waren und keine einfühlsame

»Väterlichkeit« vermittelten. So kam es gleichzeitig zu einem Mangel an »Söhnlichkeit« (diesen Begriff hat Insa Fooken geprägt), dessen Folgen wir als die Söhne erst heute bedrückend zu spüren und aufzuarbeiten beginnen.[24] Die Generation der Kriegsjugendlichen und Kriegskinder des Zweiten Weltkriegs wuchs in den 1950er Jahren zwar durchaus mit einem allgemeinen Wissen über den Nationalsozialismus auf – einschließlich des Wissens über die Judenvernichtung, Euthanasie und Konzentrationslagergräuel –, aber gleichzeitig in einem autoritären Klima, in dem die ältere Generation in den Familien, Schulen, Medien usw. ihre konkreten Verstrickungen und eigenen aktiven Beteiligungen am NS-Regime verschwieg. Und wir, die Kriegskinder und die »Trümmerjugend«, fragten auch bis in die 1960er Jahre hinein nicht danach – zu sehr hatten wir das Elend der Erwachsenen, ihre Not, ihre Sinnlosigkeitserfahrung und Verzweiflung in der Kriegsendphase und unmittelbaren Nachkriegszeit hautnah miterlebt, als dass wir durch bohrendes Nachfragen »in offene Wunden« hätten »wühlen« wollen. So kam es zu einem für die späten 1940er und für die 1950er Jahre typischen »eigenartigen Pakt zwischen den Generationen«, nämlich zu einem »stillen Konsens« darüber, dass – bis auf wenige Ausnahmen – das persönliche Mitwirken im NS-Regime kein Thema zwischen den Eltern und ihren Kindern, speziell zwischen den Vätern und ihren Söhnen war (Stichwort: »Schweigekartell«).[25] Erst die ohne diese spezielle Mitleidensempathie aufgewachsenen Geborenen der Geburtsjahrgänge von ca. 1945 bis 1950, die »68er« also, kündigten dann seit Mitte der 1960er Jahre zunehmend jenen »Pakt« auf: Odo Marquard (geb. 1928) hat die Aufbruchsbewegungen der 68er-Zeit treffend als »nachgeholten Ungehorsam« charakterisiert: Die zwischen 1933 und 1945 »ausgebliebene Revolte gegen den Diktator (den Vater der vaterlosen Gesellschaft)« sei jetzt ein Vierteljahrhundert später – verzögert – »stellvertretend nachgeholt (worden) durch den Aufstand gegen das, was nach 1945 an die Stelle der Diktatur getreten war.«[26] Aus dieser Altersgruppe stammen auch manche jüngere Historiker (heute ca. 50–55 Jahre alt), die mit vorschneller moralischer Be- und Verurteilung ihre akademischen Lehrer traktieren, dass diese in den 1950er und 1960er Jahren nicht nachdrücklicher ihre zu jener »Jahrhundertgeneration« gehörenden Lehrer öffentlich zur Rede gestellt hätten![27] Überhaupt erheben sich sofort moralische Zeigefinger, wenn wieder einmal bekannt wird, dass dieser oder jener ältere, bisher hoch geachtete Literatur- oder Geisteswissenschaftler (wie jüngst Walter Jens) gegen Kriegsende als 18/19jähriger noch der NSDAP beigetreten ist. Das ist kein nachfragendes Verstehenwollen, sondern grenzt an Erinnerungshysterie, und die schwer zu erschließenden subjektiven und mentalitätsgeschichtlichen Kontexte bleiben dabei krass auf der Strecke. Da sollte man es mehr mit dem französischen Historiker Marc Bloch halten, der einmal gesagt hat, der Historiker sei kein rächender Erzengel![28]

Selbst wenn sich bei den nachbohrenden Versuchen, unserer Väter- oder Großvätergeneration auf die Spur zu kommen, herausstellt, dass (wie mein Kollege Peter Schulz-Hageleit einmal provozierend geschrieben hat[29]) viele aus dieser Altersgruppe (lange Zeit als Helden verehrt) nur Duckmäuser, feige Befehlsempfänger oder kaltblütige Schreibtischtäter gewesen sind ebenso wie zahllose Mütter hysterische Hitler-Verehrerinnen, Verräterinnen der eigenen Verwandtschaft oder gar Todesengel für die eigenen Kinder, dann geht es dennoch um ein »Durcharbeiten« im Sinne Freuds. »Geschichte durcharbeiten« heißt für uns – so Schulz-Hageleit[30] – »in diesem Sinne Dialog und schmerzliche Selbstvergewisserung, (ist) aber kein Tribunal.« Für mich jedenfalls war die Begegnung mit dem *Freideutschen Kreis* ein Grund mit, in eine solche Art von Geschichtsbetrachtung einzusteigen! Erst »einzusteigen«, denn ich bin mit dem für einen wissenschaftlichen Vortrag eher ungewöhnlichen Eingeständnis gestartet, dass ich zur Zeit noch nicht soweit bin, eine Kollektivbiographie der Freideutschen zu schreiben, und mich ebenso noch überfordert fühle, die mir angetragene Rolle eines Ombudsmanns zu übernehmen.

Neben »Übertragung« und »Gegenübertragung« sprechen Psychoanalytiker auch von der »Eigenübertragung«.[31] Dass das Problem der Eigenübertragung selbst in einer Disziplin wie der Historikerzunft bei manchen Themen eine zentrale Rolle spielen kann, ist jedenfalls eine bisher für uns eher ungewöhnliche Einsicht. Um diese Einsicht fruchtbar werden zu lassen, bedarf es intensiver interdisziplinärer Kommunikation! Der Historikerblick auf die »Zeitgeschichte« des 20. Jahrhunderts stand in den 1980er/90er Jahren unter dem Oberbegriff der Katastrophen, aber eben nicht der individuellen, sondern der allgemeinen politisch-gesellschaftlichen Katastrophen. Erst jetzt beginnen wir, die vielen persönlichen Tragiken und tiefsitzenden »Verkörperungen« zu ahnen, die das vergangene Jahrhundert (nicht nur bei uns) bewirkt hat und Kriege grundsätzlich langfristig, d. h. nicht zuletzt intergenerationell hervorrufen. Deshalb sollte eines unserer Ziele sein, in Form interdisziplinärer Kooperation in Arbeitskreisen, Verbundprojekten u. ä. das kritische Verstehen dieser Zusammenhänge voranzutreiben, um nicht angesichts der aus der Geschichte letztlich immer wieder ablesbaren »vanitas« alles menschlichen Strebens in Melancholie zu versinken oder angesichts einzelner besonders bedrückender Lebensschicksale von Menschen aus der Kriegskindergeneration bei sentimentalem Mitgefühl stehen zu bleiben.

Anmerkungen

1   Es handelt sich um den nur geringfügig veränderten Text eines Vortrags, den der Verfasser am 20. März 2004 bei der Tagung *Konzepte und Erfolge der Alterspsychotherapie – Bedeutung der politischen Biographie* in Münster gehalten hat. In den Einleitungsteil sind zum Erfahrungsbegriff einige Anregungen meiner Kollegin Ute Daniel mit eingeflossen. Einige Passagen des folgenden Beitrags sind meinem Aufsatz »Von der Fruchtbarkeit der Vergangenheit beim Älterwerden« entnommen, in: Meinolf Peters/Johannes Kipp (Hg.) (2002): Zwischen Abschied und Neubeginn. Entwicklungskrisen im Alter, Gießen (Psychosozial-Verlag), S. 37–51.

2   Diese Verse werden hier einleitend zitiert, weil sie bei dem unten beschriebenen letzten »Konvent« des *Freideutschen Kreises* von einem 95jährigen Freideutschen als seine Lebensdevise – und die vieler weiterer ehemaliger Jugendbewegter – auswendig vorgetragen wurden.

3   S. dazu Ute Daniel: Kompendium Kulturgeschichte. Theorien, Praxis, Schlüsselwörter, 4. überarbeitete Auflage Frankfurt/Main 2004.

4   Thomas Kohut: Plädoyer für eine historisierte Psychoanalyse, in: Bernhard Strauß/Michael Geyer (Hg.): Psychotherapie in Zeiten der Veränderung. Historische, kulturelle und gesellschaftliche Hintergründe einer Profession, Wiesbaden 2000, 41–50.

5   S. etwa den Aufsatzsammelband: Jürgen Reulecke (Hg.): Generationalität und Lebensgeschichte im 20. Jahrhundert, München 2003.

6   Hier zitiert nach Sigmund Freud: Totem und Tabu, Frankfurt/Hamburg 1962, S. 176.

7   Vgl. dazu Elisabeth Bronfen/Birgit R. Erdle/Sigrid Weigel (Hg.): Trauma. Zwischen Psychoanalyse und kulturellem Deutungsmuster, Köln/Weimar/ Wien 1999, außerdem Christian Schneider/Cordelia Stillke/Bernd Leineweber: Trauma und Kritik. Zur Generationengeschichte der Kritischen Theorie, Münster 2000, und Arthur G. Neal: National trauma and collective memory: major events in the American century. New York 1998.

8   S. dazu Daniel (s. Anm. 3), bes. S. 167–178.

9   Gemeint ist jene »Formel«, die im Oktober 1913 anlässlich des Ersten Freideutschen Jugendtages auf dem Hohen Meißner, einem Bergrücken östlich Kassel, beschlossen worden war: »Die Freideutsche Jugend will aus eigener Bestimmung, eigener Verantwortung, mit innerer Wahrhaftigkeit ihr Leben gestalten.« S. dazu Winfried Mogge/Jürgen Reulecke: Hoher Meißner 1913. Der Erste Freideutsche Jugendtag in Dokumenten, Deutungen und Bildern, Köln 1988.

10 Dazu Heinrich Ulrich Seidel: Aufbruch und Erinnerung. Der Freideutsche

Kreis als Generationseinheit im 20. Jahrhundert, Witzenhausen 1996.

11 Ein beträchtlicher Teil des Gesamtnachlasses des Kreises befindet sich im Archiv der deutschen Jugendbewegung auf Burg Ludwigstein/Witzenhausen. Zur Ästhetik des Kreises s. Sabiene Autsch: Erinnerung – Biographie – Fotographie. Formen der Ästhetisierung einer jugendbewegten Generation im 20. Jahrhundert, Potsdam 2000.

12 S. als Beispiel das einleitend zitierte Gedicht von Stefan George.

13 Sebastian Haffner: Geschichte eines Deutschen. Die Erinnerungen 1914–1933, Stuttgart/München 2000, S. 22.

14 Ulrich Herbert: Best. Biographische Studien über Radikalismus, Weltanschauung und Vernunft, 1903–1989, Bonn 1996, bes. S. 44f.

15 S. die kritische Sammelrezension von Harald Welzer: Schön unscharf. Über die Konjunktur der Familien- und Generationenromane, in: Mittelweg 36, Jg. 2004, Heft 1, S. 53–64.

15 S. dazu ausführlich – neben Seidel (s. Anm.10) – Winfried Mogge: Der Altenberger Konvent 1947. Aufbruch einer jugendbewegten Gemeinschaft in die Nachkriegsgesellschaft, in: Jahrbuch des Archivs der deutschen Jugendbewegung, Bd. 18 (1993–98), 391–418.

16 Will Zilius: Trauerarbeit. In: Rundschreiben des Freideutschen Kreises, Nr. 223 (Dezember 1993), 144–147.

18 Die folgenden Zitate sind den Heften 224 bis 227 (alle 1994) der Rundschreiben des Freideutschen Kreises entnommen.

19 Karl Vogt: Hundert Jahre Jugendbewegung – Versuch einer Bilanz. In: Rundschreiben des Freideutschen Kreises, Heft 249 (Juni 2000), S. 42–58, hier S. 55.

20 S. Jürgen Reulecke: Neuer Mensch und neue Männlichkeit. Die »junge Generation« im ersten Drittel des 20. Jahrhunderts. In: Jahrbuch des Historischen Kollegs 2001, München 2002, 109–138, sowie ders.: »Ich möchte einer werden so wie die...«. Männerbünde im 20. Jahrhundert, Frankfurt/New York 2001; grundsätzlich dazu Thomas Kühne (Hg.): Männergeschichte – Geschlechtergeschichte. Männlichkeit im Wandel der Moderne, Frankfurt/New York 1996.

21 Wie Anm. 19.

22 Zitiert nach dem Abdruck des Interviews in: Mitteilungen des Rings junger Bünde, Heft 116 (September 2002, S.24–32), hier S. 27.

23 Hier verdanke ich Anregungen dem auf der Münsteraner Konferenz (s. Anm. 1) von Gudrun Schneider gehaltenen Referat zum Thema »Konzepte und Wirksamkeit von Psychotherapie im Alter«.

24 S. grundsätzlich zu dieser Thematik den »Klassiker« von Alexander Mitscherlich: Auf dem Weg zur vaterlosen Gesellschaft von 1963, hier zitiert nach der Neuauflage München 1973, vor allem aber Hartmut Radebold: Abwesende

Väter. Folgen der Kriegskindheit in Psychoanalysen, 2. Aufl. Göttingen 2002, sowie Hermann Schulz/Hartmut Radebold/Jürgen Reulecke: Söhne ohne Väter. Erfahrungen der Kriegsgeneration, Berlin 2004.

25 S. dazu neben der in Anm. 7 genannten Untersuchung von Schneider/Stillke/Leineweber auch Heinz Bude: Das Altern einer Generation. Die Jahrgänge 1938 – 1948, Frankfurt/Main 1995, sowie Elisabeth Domansky/Harald Welzer (Hg.): Eine offene Geschichte. Zur kommunikativen Tradierung der nationalsozialistischen Vergangenheit, Tübingen 1999, und Harald Welzer/Sabine Moller/Karoline Tschuggnall: Opa war kein Nazi. Nationalsozialismus und Holocaust im Familiengedächtnis, Frankfurt/Main 2002.

26 Odo Marquard: Abschied vom Prinzipiellen. Philosophische Studien, Stuttgart 1982, S. 10.

27 So etwa besonders vehement auf dem Frankfurter Historikertag 1998; s. den Bericht darüber mit dem Titel »Intentionen – Wirklichkeiten«, München 1999, S. 209–214.

28 Zu diesem Grundproblem jeder Geschichtsinterpretation s. Norbert Frei/Dirk van Laak/Michael Stolleis (Hg.): Geschichte vor Gericht. Historiker, Richter und die Suche nach Gerechtigkeit, München 2000.

29 Peter Schulz-Hageleit: Leben in Deutschland 1945–1995. Geschichtsanalytische Reflexionen, Pfaffenweiler 1996, S. 21f.

30 Ders.: Zur Problematik des »Durcharbeitens« lebensgeschichtlicher Erfahrungen. In: Reulecke, Generationalität (s. Anm. 5), S. 17–32.

31 Gereon Heuft (1990): Bedarf es eines Konzeptes der Eigenübertragung? Forum Psychoanalyse 6, 299–315.

Das Fehlen der Väter und die spätere seelische Entwicklung der Kriegskinder in einer deutschen Bevölkerungsstichprobe

Matthias Franz , Klaus Lieberz, Heinz Schepank

Seit Mitte der 70er Jahre werden im Rahmen der *Mannheimer Kohortenstudie* (Schepank 1987, 1990; Franz et al. 1999a, 2000) an einer Zufallsstichprobe von 600 Erwachsenen aus der Allgemeinbevölkerung Häufigkeit, Verlauf und mögliche Ursachen psychogener Erkrankungen erforscht. Diese Erkrankungen umfassen in Entstehung und Verlauf vorwiegend psychosozial beeinflusste psychische/psychosomatische Störungen. Zu der Gruppe der psychogenen Erkrankungen zählen in Anlehnung an die ICD-10:

– Psychoneurotische Störungen und affektive Erkrankungen (F32, F33 z. T., F34.1, F40, F42, F44, F48)
– Persönlichkeitsstörungen (inkl. Suchterkrankungen, F10-F19, F50, F60-F69)
– Somatoforme Erkrankungen (F45, F51, F52)
– Psychosomatosen i. e. S. (F54+)
– Anpassungsstörungen und psychotraumatischen Belastungsreaktionen (F43).

Die *Mannheimer Kohortenstudie* ist die einzige deutsche Feldstudie, welche, von klinisch erfahrenen Psychosomatikern (Ärzten und Psychologen) durchgeführt, sich umfassend und ausschließlich der Gesamtgruppe der psychogenen Erkrankungen zuwendet. Dies ist aufgrund des gerade bei diesen Erkrankungen stark wechselhaften Verlaufes (gemeinsames Vorkommen mehrerer Krankheitsbilder wie z. B. Angst und Depression, Tendenz zur Symptomverschiebung) sinnvoll. Nicht zu den vorwiegend psychosozial beeinflussten – wenngleich mit psychischer Symptomatik einhergehenden – Erkrankungen zählen die schizophrenen Psychosen, Demenzen, hirnorganische Psychosyndrome und Psychosen oder Minderbegabungen. Diese Störungen waren daher nicht Gegenstand der Mannheimer Kohortenstudie. Die Untersuchungsstichprobe bestand aus 600 zufällig bestimmten Bürgern Mannheims, je 100 Frauen und Männer der Geburtsjahrgänge 1935, 1945 und 1955. Die Berücksichtigung der Kriegsjahrgänge 1935 und 1945 eröffnet heute die Möglichkeit Effekte kriegsbedingter traumatischer Einwirkungen – wie z. B. der Vaterlosigkeit – anhand des Langzeitverlaufes psychischer und psychosomatischer Beschwerden bei den heute erwachsenen Kriegskindern zu untersuchen.

Die folgende Übersicht skizziert die zeitgeschichtlichen Bezüge zu den drei untersuchten Geburtsjahrgängen:

1914 – 1918	Erster Weltkrieg, danach Inflation, Weimarer Republik, Weltwirtschaftskrise, Arbeitslosigkeit
1933	Machtergreifung, Beginn der Naziherrschaft
1935	Geburt Kohorte 1 (K1)
09/1939	Kriegsbeginn
1943	Stalingrad, »Totaler Krieg«, Bombenkrieg, Evakuierung der deutschen Großstädte
05/1945	Kriegsende, anschließend Besatzungszeit, Trümmerfrauen, Hamsterfahrten. Ca. 11 Mio. Vertriebene aus dem Osten angesiedelt und integriert. Kriegsverwundete Familienväter, Spätheimkehrer.
1945	K1:10 J alt; Kohorte 2 (K2) geboren
06/1948	Währungsreform
1949	Gründung der BRD, beginnender wirtschaftlicher Aufschwung
1948/49	Berlin-Blockade (K1 = 13J, K2 = 3J). Kalter Krieg beginnt.
1955	K3 wird geboren. K1 = 20J, K2 = 10J. Zunehmende Ost-nach-West-Fluchtbewegung aus der DDR anschwellend auf monatlich 10.000, meist über Berlin. Kontinuierliche Verbesserung der Wohn-, Arbeits, Finanz- und Freizeitbedingungen in der BRD. Vollbeschäftigung, sozialer und privater Wohnungsbauboom
60er Jahre	Beginnender Gastarbeiterzustrom. Mauerbau (1961)
1968 ff.	Studentenrevolte, sexuelle Freizügigkeit, zunehmende Alkohol- und Drogenprobleme, TV-Konsum
1979 – 1982	Erste Erhebung der Mannheimer Kohortenstudie (t1). 1980 ist K1 = 45J, K2 = 35J, K3 = 25J alt
1983-85	Erste Folgeuntersuchung (t2)
1989/90	Wiedervereinigung der deutschen Teilstaaten BRD und DDR

| 1990/92/94 | Zweite Folgeuntersuchung (t3); K1 > 55J, K2 > 45J, K3 > 35J |
| 2000 | K1 = 65J, K2 = 55J, K3 = 45J alt |

Nach einer Pilotstudie zur Klärung von Machbarkeit und Studienvoraussetzungen wurde die erste Querschnittuntersuchung zwischen 1979 und 1983 durchgeführt (t1). Sie diente der Ermittlung der Häufigkeit psychogener Erkrankungen in der erwachsenen Normalbevölkerung (Schepank 1987). Drei Jahre später konnten 528 (88,0 %) dieser Probanden nachuntersucht werden (Schepank 1990). Diese Folgeuntersuchung (t2) diente der Bestätigung der Befunde der Vorstudie und der Identifikation von Risikofaktoren. Zwischen 1991 und 1994 wurde die bislang letzte Folgeuntersuchung (t3) zur Klärung von Verlaufsaspekten und ursächlichen Fragestellungen durchgeführt (Franz et al. 1999a, 2000). Die für die Ausgangsstichprobe repräsentative Verlaufstichprobe t1 → t3 umfasste 301 Probanden. Die mehrstündigen halbstrukturierten biographischen Forschungsinterviews fanden zu allen Untersuchungszeitpunkten zu Hause bei den Probanden statt. Zusätzlich kamen zahlreiche psychometrische und sozialempirische Fragebögen zum Einsatz. Die Falldefinition war über drei Kriterien bestimmt: *Qualitatives Kriterium:* Diagnose psychogener Erkrankungen nach ICD. *Quantitatives Kriterium:* Überschreiten der Fallschwelle der bestehenden psychogenen klinischen Beeinträchtigung (gemessen mittels des BSS[1]; Schepank 1995) *Zeitliches Kriterium:* Erfassung der psychogenen Störungen für die letzten 7 Tage (Punktprävalenz).

Gemäß dieser Definition waren 26 % der Untersuchten zum ersten Untersuchungszeitpunkt (t1) als Fälle von psychogener Erkrankung einzustufen (Psychoneurosen 7,2 %, Persönlichkeitsstörungen 5,7 %, Suchterkrankungen 1,5 %, funktionelle/somatoforme Erkrankungen 11,6 %.). Die Fallrate bei den Frauen betrug 34 %, bei den Männern 18 %. Angehörige der Unterschicht, Ledige, getrennt Lebende und Geschiedene wiesen ein erhöhtes Fallrisiko auf. Bei einer hohen frühkindlichen Belastung (z. B. deutliche Psychopathologie der Mutter, uneheliche Geburt, pathologische Elternbeziehungen, häufige Abwesenheit der Mutter) bestand ebenfalls ein erhöhtes Fallrisiko. Die in der *Mannheimer Kohortenstudie* bereits vor über zwei Jahrzehnten ermittelte hohe Prävalenz psychogener Störungen in der Allgemeinbevölkerung stieß zunächst auf kritische Ablehnung. Spätere epidemiologische Untersuchungen bestätigten jedoch die Mannheimer Befunde. Vergleichbare und z. T. noch höhere Häufigkeitsangaben fanden sich in Deutschland wie auch in anderen westlichen Industrieländern (Bland et al. 1988, Kessler et al. 1994, Wittchen et al. 1998, 1999).

Die erste Folgestudie (t2) der *Mannheimer Kohortenstudie* zwischen 1983 und 1985 (Schepank 1987) konnte die wesentlichen Befunde der Erstuntersuchung einschließlich der Fallrate bestätigen. Die nach der dritten Erhebung (t3) vorliegenden Daten ermöglichten die Einschätzung des Verlaufes psychogener Erkrankungen in der Bevölkerung über einen längeren Zeitraum (Franz et al. 2000). Gruppenstatistisch fanden sich keine Hinweise auf einen positiven Langzeitverlauf psychogener Erkrankungen. Im Gegenteil war die mittlere psychogene Beeinträchtigung der Probanden nach mehr als einem Jahrzehnt nahezu konstant. Im klinisch nicht bedeutsamen Normbereich (BSS-Summenwert < 5) verblieben 54,2% der Probanden. Unverändert stark beeinträchtigt waren 20,9% der Verlaufsstichprobe, verschlechtert 14,3% und nur 10,6% der Probanden der Verlaufsstichprobe hatten sich im Langzeitspontanverlauf verbessert.

Ein schlechter Langzeitverlauf war innerhalb komplexer statistischer Modelle u. a. mit einem hohen Ausgangsniveau der vorbestehenden klinischen Beeinträchtigung sowie mit Belastungen während der kindlichen Entwicklung verbunden (Franz et al. 1999a). Bei einem Vergleich der im Langzeitspontanverlauf extrem beeinträchtigten mit den stabil gesunden Probanden der Mannheimer Stichprobe zeigte sich, dass bestimmte Persönlichkeitsvariablen (z. B. stärker ausgeprägte emotionale Labilität oder geringer ausgeprägte internale Kontrollüberzeugungen), belastende kritische Lebensereignisse sowie Belastungen in der Kindheit (Misshandlung/Missbrauch, Trennungen von den Eltern, chronische elterliche Konflikte, psychische Erkrankungen der Eltern etc.) mit einem ungünstigen Langzeitspontanverlauf einher gingen (Franz et al. 1998, Lieberz et al 1998).

Heute ermöglichen vorliegende epidemiologischen Langzeitstudien die Identifikation psychosozial vermittelter Schutz- und Risikofaktoren, die bereits in frühkindlichen Entwicklungsumgebungen wirksam sind und biographische Langzeiteffekte nach sich ziehen können (zusammenfassend Franz et al. 2000, Egle et al. 1997). Risikofaktoren für die spätere Entwicklung eines Kindes sind zumeist mit einer gesundheitlichen, psychischen und sozialen Überlastung der Mütter und daraus folgend mit beeinträchtigten elterlichen Kompetenzen verknüpft. Die vorliegenden Untersuchungen erlauben insgesamt den Schluss, dass Einflüsse, welche Mütter in ihrer Bindungsfähigkeit bzw. -bereitschaft beeinträchtigen, zu einem erhöhten gesundheitlichen Entwicklungsrisiko des Kindes beitragen können.

Von hohem Interesse ist in diesem Zusammenhang hier das kriegsbedingte Fehlen der Väter. Es sei daran erinnert, dass infolge des zweiten Weltkrieges und der zivilisatorischen Katastrophe der Naziherrschaft allein fast 5 Millionen deutsche Soldaten starben. Über sechs Jahre hinweg waren dies im Durchschnitt jeden Tag 2500 Männer – Brüder, Söhne, Ehemänner und eben auch Väter. Darüber hinaus waren Millionen deutscher Soldaten während der Kriegshandlungen über lange Zeiträume abwesend oder befanden sich ab 1946 in oft jahrelanger Kriegsgefangenschaft. Die, die zurückkehrten waren häufig so schwer traumatisiert, dass sie in ihren Familien über Jahre hinweg Fremde blieben. Für ein Viertel der Kinder der Kriegs- und Nachkriegszeit in Deutschland bedeutete dies eine Kindheit ohne Vater, ungezählte andere hatten eine gestörte Beziehung zu einem kriegstraumatisierten und sprachlosen Vater. Häufig waren die Mütter nicht in der Lage, ihre Trauer über den Verlust ihres Mannes zu verarbeiten oder gar zu zeigen. Hinter einer Fassade pflichtorientierten Funktionierens kam es in zahlreichen deutschen Nachkriegsfamilien zu einer emotionalen Erstarrung der familiären Beziehungsmuster. Viele Kinder waren einer überfordernden Konfrontation mit dem idealisierten Bild des gefallenen Vaters ausgesetzt. Die fehlende Beziehung zum toten oder kriegstraumatisch beschädigten Vater ist bis heute in zahlreichen psychotherapeutischen Behandlungen der Kriegskindergeneration ein leidvolles und häufig jahrzehntelang verdrängtes zentrales Thema (Radebold 2000). Die psychischen Folgen dieser bei Millionen von Menschen in Kriegsfolge gesetzten Traumatisierungen sind nur in Umrissen bekannt und werden in Deutschland erst in den letzten Jahren intensiver erforscht. In diesem Zusammenhang erscheint es bedeutsam, dass die psychischen Folgen der kriegsbedingten Vaterlosigkeit für die Kinder der Kriegsjahrgänge auch im Datenmaterial der *Mannheimer Kohortenstudie* statistisch fassbar wurden, obwohl dies primär nicht im Mittelpunkt dieser Studie stand.

Infolge des zweiten Weltkrieges war in der Verlaufsstichprobe t1 → t3 (n = 301) bei einem großen Anteil (n = 122) der Probanden der Vater in den frühen Entwicklungsjahren abwesend. Das Fehlen des Vaters war speziell bei den Probanden des Jahrganges 1935 der Mannheimer Verlaufsstichprobe außerordentlich häufig (Tabelle 1), wobei es sich überwiegend nicht um durch Tod bedingte Abwesenheit handelte.

	Jahrgang 1935 (n = 125)		Jahrgang 1945 (n = 97)		Jahrgang 1955 (n = 76)	
Vater fehlte	**Ja**	Nein	**Ja**	Nein	**Ja**	nein
	73 (58,4 %)	52	40 (41,2 %)	57	9 (11,8 %)	67

Tab.1: Fehlen des Vaters im Alter von 0–6 Jahren (mehr als 6 Monate bei den Probanden der Verlaufsstichprobe t1-t3 (n=298) aufgeschlüsselt nach Geburtsjahrgang

Aufgrund dieser tragischen, kriegsbedingten Häufung waren wir überhaupt erst in der Lage, den negativen Effekt der Abwesenheit des Vaters auf die psychogene Beeinträchtigung der Kriegskinder im Erwachsenenalter mit statistischen Methoden nachzuweisen.

Grundsätzlich ist der Vater für die Entwicklung des Kindes von großer Wichtigkeit. Aus entwicklungspsychologischer Sicht lassen sich vier Bereiche abgrenzen, in denen der Vater mit eigenen Beziehungsangeboten die Entwicklung seiner Kinder fördern kann (Franz 2004a). Nach der Geburt des Kindes kann er die Mutter durch fürsorgliche Einfühlung und Versorgung dabei unterstützen eine sichere **Bindung** zum Säugling aufzubauen, wenn er sich mit den Bindungsbedürfnissen des Säuglings identifizieren kann. Dies erleichtert der Mutter die Entwicklung einer entspannten, auf das Erleben des Kindes zentrierten Wahrnehmungs- und Einfühlungsfähigkeit, von der die weitere seelische Reifung des Kindes sehr weitgehend abhängt. Der Vater wird sehr früh vom Säugling als eigenständige, von der Mutter getrennte, besondere und interessante Person wahrgenommen. Väter steuern eigene Beziehungsaspekte bei und zeigen von Anfang an einen von Müttern unterschiedlichen Umgangsstil mit ihren Kindern. So betonen sie eher nach außen gerichtete, motorisch-spielerische und anregend-explorative Aspekte in ihrer Beziehung zum Kind, während in der Beziehungsgestaltung der Mütter eher körperliche Nähe und die feinfühlige Wahrnehmung emotionaler Prozesse wichtig sind. Diese **separative Funktion** des Vaters fördert auch die Lösung des Kindes aus der engen, frühen Mutterbindung, wenn das Kind im Alter von 1 bis 2 Jahren sich von der Mutter zu lösen beginnt. Die durch Reifung der körperlichen und mentalen Fähigkeiten verstärkten Trennungsbestrebungen und in diesem Zusammenhang auftretende Ängste des Kindes kann der Vater mildern und auffangen. Wenn er sich in dieser Phase als stabile Beziehungsalternative vermittelt, hilft er dem Kleinkind eigene Kompetenzen und seine Selbständigkeit zu entwickeln. Darüber hinaus unterstützt der Vater auch die **sexuelle Rollenfindung** des Kindes. Hierzu trägt das zwischen Töchtern und Söhnen stärker nach Geschlechtsrollen differenzierende Verhalten von Vätern bei, wodurch sie die Konsolidierung der sexuellen Identität ihrer Kinder fördern. Bei diesem Reifungsschritt – im Alter zwischen etwa drei und sechs Jahren – ist der Vater als emotional präsente männliche Identifikationsfigur und als Liebespartner der Mutter für die Entwicklung einer stabilen, selbstbewussten sexuellen Identität des Jungen von prägender Bedeutung. Aber auch für die Entwicklung und Festigung der sexuellen Identität des Mädchens ist in dieser Phase der Erprobung späterer weiblicher Kompetenzen die spielerische und kindgerechte Begleitung und Wertschätzung durch den Vater von hoher Wichtigkeit. Ein intensives väterliches Engagement wirkt sich im Übrigen bereits bei Vorschulkindern positiv auf soziale und kognitive Kompetenzen, auf den späteren Schulerfolg sowie auf die Verinnerlichung moralischer Wertvorstellungen aus. Dies bedeutet, dass der Vater auch in späteren Lebensphasen als **Modell** zur Bewältigung obligatorischer biographischer Schwellensituationen mit Krisenpotential dient.

Vor diesem entwicklungspsychologischen Hintergrund erscheint es plausibel, dass sich ein kollektiv erlittenes, an sich schon risikoerhöhendes Vaterdefizit (Franz 2004b) unter den Bedingungen eines epochalen Kriegstraumas in besonderer Weise in die biographische Entwicklung und das teilweise unbewusste emotionale »Stressgedächtniss« breiter Bevölkerungsanteile einschreibt. Dies könnte im weiteren Leben bei zahlreichen Betroffenen zur Entstehung eingeschränkter oder unzureichender Bewältigungsmöglichkeiten im späteren Umgang mit familiären oder beruflichen Belastungen und im Konfliktfall auch zum Auftreten stressvermittelter psychosomatischer Krankheitsfolgen beigetragen haben.

Die »Kinder des Krieges« des Geburtsjahrganges 1935 der *Mannheimer Kohortenstichprobe*, denen in den ersten Lebensjahren der Kontakt zum Vater fehlte, wiesen jedenfalls noch über 50 Jahre später deutlich stärker ausgeprägte psychische/psychosomatische Störungen auf als die Kinder desselben Jahrgangs, welche aber einen konstanten Kontakt zum Vater hatten. Dieser Zusammenhang zwischen Anwesenheit bzw. Fehlen des Vaters in den prägungssensiblen ersten sechs kindlichen Entwicklungsjahren und der im späteren Leben bestehenden psychogenen Beeinträchtigung war statistisch bedeutsam.

Die Bedeutung dieses kriegsbedingten Vaterdefizits zeigte sich zunächst in einem Extremgruppenvergleich (Franz et al. 1999b). Sowohl in der Gruppe der zu allen Untersuchungszeitpunkten hinweg durchgehend sehr stark beeinträchtigten Probanden als auch bei den sich erst im Verlauf zunehmend verschlechternden Probanden fehlte der Vater in den ersten Lebensjahren. Auch innerhalb eines statistischen Regressionsmodells des Langzeitverlaufes psychogener Beeinträchtigung bezogen auf die gesamte über mehr als 11 Jahre hinweg untersuchte Verlaufsstichprobe (n=301) der *Mannheimer Kohortenstudie* fand sich ein signifikanter Zusammenhang zwischen der psychogenen Beeinträchtigung zum Zeitpunkt (t3) und den zu (t1) erhobenen Kindheitsbe-lastungen. Wie zu erwarten wurde ein schlechter Langzeitverlauf vor allem durch ein schlechtes Ausgangsniveau vorher gesagt. Darüber hinaus waren aber auch während der Kindheit erfahrene Belastungen signifikant mit der späteren psychogenen Beeinträchtigung im Erwachsenenalter assoziiert. Wiederum war speziell das Fehlen des Vaters in den ersten sechs Lebensjahren (> 6 Monate) für eine erhöhte Ausprägung der psychogenen Beeinträchtigung im späteren Leben statistisch bedeutsam. Auch das Risiko als Fall einer psychogenen Erkrankung diagnostiziert zu werden, war für die Probanden, welche in der Frühkindheit nicht über einen Vater verfügten, noch 50 Jahre später signifikant erhöht.

Vergleicht man speziell für den hauptsächlich betroffenen Kriegsjahrgang 1935 die psychogene Beeinträchtigung zu t1 in Abhängigkeit von der Präsenz des Vaters während der ersten sechs Lebensjahre, so zeigt sich auch hier, dass bei den Probanden, die in der Kindheit über einen Vater verfügten, die psychogene Beeinträchtigung im späteren Erwachsenenleben deutlich geringer war als bei denjenigen, die in der Kindheit keinen Kontakt zum Vater hatten (Tab. 2). Beide Gruppen waren in Mannheim ansonsten den gleichen kriegsbedingten Einwirkungen ausgesetzt. Dieser Zusammenhang ist unabhängig vom Geschlecht der betroffenen Kriegskinder statistisch signifikant (Franz et al. 1999b). Häfner (2000) hat diese psychohistorischen Zusammenhänge anhand eindrucksvoller Fallberichte aus dem Interviewmaterial der *Mannheimer Kohortenstudie* beleuchtet, indem er die Biographien vaterlos aufgewachsener Kriegskinder der Entwicklung von Kindern gegenüber stellte, welche die Kriegseinwirkungen und deren Folgen mittels einer durchgehend verfügbaren Vaterbeziehung zumindest teilweise kompensieren konnten.

	1935 alle Pbn. (n=125)	1935 Männer (n = 65)	1935 Frauen (n = 60)
Vater fehlte	4,16 (2,24)	3,42 (1,81)	4,97 (2,39)
Vater präsent	3,48 (1,72)	3,15 (1,75)	3,84 (1,65)
Gesamt	3,88 (2,06)	3,31 (1,78)	4,50 (2,17)

Tab. 2: Psychogene Beeinträchtigung (BSS-Summenmittelwert mit Standardabweichung) der Probanden des Geburtsjahrganges 1935 der Verlaufsstichprobe zum Zeitpunkt (t1) in Abhängigkeit von der Präsenz des Vaters in den ersten sechs Lebensjahren.

Das Fehlen des Vaters in den frühen Entwicklungsjahren stellt sicher keinen allein ursächlichen Einflussfaktor auf die psychogene Beeinträchtigung im späteren Erwachsenenleben dar. Eine überdurchschnittlich hohe psychogene Beeinträchtigung resultiert letztlich aus dem Zusammenwirken zahlreicher Einflüsse wie z. B. Persönlichkeitsmerkmalen, sozialer Unterstützung, chronischen Belastungen, erbgenetischen Einflüssen und eben frühkindlichen Belastungen. Eine Trennung vom Vater über einen längeren Zeitraum, scheint aber dann im Sinne einer Risikoerhöhung wirksam zu werden, wenn dieser Verlust im Umfeld des Kindes nicht ausreichend kompensiert werden kann. Ein Fehlen derartiger protektiver Einflüsse und eine Mehrfachbelastung durch traumatische Risiokofaktoren ist bei den Probanden des Geburtsjahrgangs 1935 aufgrund der Kriegseinwirkung und deren Folgen nach 1945 sehr wahrscheinlich. Es ist leicht vorstellbar, dass eine durch Kriegsfolgen und Trennung von ihrem Partner belastete Mutter über Jahre hinweg in ihrer Zuwendungsfähigkeit ihrem Kind gegenüber massiv beeinträchtigt ist.

Vielleicht ist abschließend die Spekulation erlaubt, dass dieses von der Kriegskindergeneration in hoher Zahl erlittene Trauma und dessen nachfolgende kollektive Verdrängung zu der späteren »Revolte« gegen die unglaubwürdig erlebten Vaterautoritäten der 60er und 70er Jahre und zur teilweise kritiklosen Idealisierung politischer (also eben nicht konkreter) Ersatzväter beigetragen haben könnte. Die politisch-ideologische Fundierung derartiger Idealisierungsprozesse dient dabei aus tiefenpsychologischer Sicht auch der Unspürbarmachung des eigentlich intendierten Zweckes: Der Vermeidung der Trauer um den verlorenen eigenen Vater. An dieser Stelle musste die »68er«-Generation in abgeschwächter Form möglicherweise auch etwas von dem wiederholen, das ihre eigene Elterngeneration dazu brachte den Vater in der Gestalt ihres diktatorischen Führers so schmerzhaft vergeblich zu suchen. Die biographische und wohl auch transgenerational wirksame Reichweite der kriegsbedingten Abwesenheit des Vaters wird unseres Erachtens jedenfalls bis heute unterschätzt. Die Wirkungen seines Fehlens auf die Mutter und die Entwicklung des Kindes sollten daher im Rahmen von Kriegsfolgeforschungen prospektiv-epidemiologisch weiter untersucht werden.

Anmerkungen

1   Der BSS ermöglicht trainierten Experten den Grad der bestehenden psychogenen Beeinträchtigung auf drei Subskalen (körperlich, psychisch, sozialkommunikativ) von 0–4 einzuschätzen. Von den Untersuchern wird ein Symptom dann
als psychogen eingeordnet, wenn eine somatogene Verursachung aufgrund
anamnestischer Informationen und früherer medizinisch-diagnostischer Abklä-
rungen ausgeschlossen werden kann und sich darüber hinaus eine Abhängigkeit
der angegebenen Beschwerden von einer psychosozialen Belastungskonstella-
tion nachweisen lässt. Der Messbereich des Summenwertes reicht von 0 (keine
psychogene Beeinträchtigung) bis zum Maximalwert von 12 (extreme Beeinträchtigung). Der BSS-Summenwert erlaubt über einen Schwellenwert von > 5
die Zuordnung eines Probanden als Fall, wenn darüber hinaus für das Präva-
lenzintervall der letzten 7 Tage eine ICD-Diagnose einer psychogenen Erkrankung vergeben werden kann.

Literatur

Bland, R. C., Newman, S. C., Orn, H. (1988): Period prevalence of psychiatric
disorders in Edmonton. Acta Psychiatr Scand 77, 33–42.

Egle, U. T., Hoffmann, S. O., Steffens, M. (1997): Psychosoziale Risiko- und
Schutzfaktoren in Kindheit und Jugend als Prädisposition für psychische
Störungen im Erwachsenenalter. Nervenarzt 68, 683–695.

Franz, M. (2004a): Wenn der Vater fehlt. Psychologie heute, 3, 20–25.

Franz, M. (2004b): Langzeitfolgen von Trennung und Scheidung. In: Egle et al.
(Hg.): Sexueller Missbrauch, Misshandlung, Vernachlässigung. 3. Aufl., (Schattauer).

Franz, M., Lieberz, K., Schepank, H. (Hg.) (2000): Seelische Gesundheit und neurotisches Elend. Der Langzeitverlauf in der Bevölkerung. Wien (Springer).

Franz, M., Lieberz, K., Schmitz, N., Schepank, H. (1999a): An decade of spont-
aneous long-term course of psychogenic impairment in a community popula-
tion sample. Soc Psychiatry Psychiatr Epidemiol 34, 651–656.

Franz, M., Lieberz, K., Schmitz, N., Schepank, H. (1999b): Wenn der Vater fehlt.
Epidemiologische Befunde zur Bedeutung früher Abwesenheit für die psychische Gesundheit im späteren Leben. Zsch. psychosom. Med. 45, 113–127.

Franz, M., Tress, W., Schepank, H. (1998): Predicting Extreme Patterns of long-
term Course of Psychogenic Impairment: a Ten-Year-Follow-Up. Soc. Psychiatry Psychiatr. Epidemiol. 33, 243–251.

Häfner, S. (2000): Zunehmende Dekompensation versus Verbesserung – Fallbeispiele. In: Franz, M., Lieberz, K., Schepank, H. (Hrsg) Seelische Gesundheit und neurotisches Elend. Der Langzeitverlauf in der Bevölkerung. Wien (Springer), S. 91–98

Kessler, R. C., McGonagle, A., Zhao, S, Nelson, C. B., Hughes, M., Eshleman, S., Wittchen, H. U., Kendler, K. S. (1994): Lifetime and 12-Month Prevalence of DSM-III-R Psychiatric Disorders in the United States. Results from the National Comorbidity Survey. Arch Gen Psychiatry 51, 8–19.

Lieberz, K., Spies, M., Schepank, H. (1998): Seelische Störungen. Stabile Gesundheit und chronische Erkrankungen in der Allgemeinbevölkerung im 10-Jahres-Verlauf. Nervenarzt 69(9), 769–775.

Radebold, H. (2000): Abwesende Väter. Göttingen (Vandenhoeck und Ruprecht).

Schepank, H. (1987): Psychogene Erkrankungen der Stadtbevölkerung. Heidelberg (Springer).

Schepank, H. (Hg.) (1990): Verläufe. Seelische Gesundheit und psychogene Erkrankungen heute. Heidelberg (Springer).

Schepank, H. (1995): Der Beeinträchtigungsschwerescore (BSS). Ein Instrument zur Bestimmung der Schwere einer psychogenen Erkrankung. Göttingen (Beltz).

Wittchen, H. U., Müller, N., Storz, S. (1998): Psychische Störungen: Häufigkeit, psychosziale Beeinträchtigungen und Zusammenhänge mit körperlichen Erkrankungen. Das Gesundheitswesen 60(2), 95–100.

Wittchen, H. U., Müller, N., Pfister, H., Winter, S., Schmidtkunz, B. (1999): Affektive, somatoforme und Angststörungen in Deutschland. Erste Ergebnisse des bundesweiten Zusatzsurveys psychische Störungen. Das Gesundheitswesen 61(2), 216–222.

Kindheitsbelastungen und psychische Störungen im Erwachsenenalter – Ergebnisse der *Interdisziplinären Längsschnittstudie des Erwachsenenalters* (ILSE)

Corinna Frey, Marina Schmitt

Einleitung

Der Einfluss einzelner Belastungen in Kindheit und Jugend auf spezifische Erkrankungen wurde zahlreich belegt. Von wenigen Ausnahmen abgesehen (z. B. Kessler et al. 1997), existieren jedoch kaum Untersuchungen zu Auswirkungen verschiedener Kindheitsbelastungen auf ein breites Spektrum psychischer Störungen. Untersuchungen, die darüber hinaus heute im höheren Erwachsenenalter stehende Personen einbeziehen, die ihre Kindheit und Jugend in der Zeit des Dritten Reiches und des Zweiten Weltkriegs verbrachten und dadurch zwangsläufig einer Reihe von Kindheitsbelastungen ausgesetzt waren, fehlen fast gänzlich. Lediglich in den Niederlanden wurde von Kraaij und Wilde (2001) eine Studie durchgeführt, die den Zusammenhang zwischen Kindheitsbelastungen und gegenwärtiger depressiver Symptomatik bei älteren Personen untersucht. Hier zeigte sich sogar eine leicht negative Beziehung zwischen Kriegserlebnissen in der Kindheit und depressiven Symptomen. Im deutschsprachigen Raum liegt jedoch unseres Wissens keine systematische Untersuchung über die Anzahl oder das Ausmaß der erlittenen Kindheitsbelastungen bei heute älteren Personen vor, die ihre Kindheit und Jugend im Dritten Reich und Zweiten Weltkrieg verbrachten. Lediglich zu einzelnen Kindheitsbelastungen wie der Abwesenheit des Vaters gibt es Untersuchungen zur Häufigkeit (Franz et al. 1999; Grundmann 1992) oder zu den langfristigen Folgen im Einzelfall (Radebold 2000). Ziel dieser Arbeit ist deshalb diese Forschungslücke zu füllen und zunächst die Häufigkeit und Art der erlebten Kindheitsbelastungen bei heute im höheren Erwachsenenalter stehenden Personen zu untersuchen. Da einige Untersuchungen zu auf geschlechtsspezifische und regionale Unterschiede im Erleben von belastenden Ereignissen hinweisen, werden in einem nächsten Schritt Unterschiede zwischen Männern und Frauen sowie zwischen Ost- und Westdeutschland untersucht. In einem letzten Schritt werden Zusammenhänge zwischen belastenden Kindheitsereignissen und psychischen Erkrankungen im Lebensverlauf analysiert.

Methode

Zur Beantwortung dieser Fragestellungen können Daten einer Substichprobe von 483 1930–32 geborenen TeilnehmerInnen (249 Männer, 234 Frauen) der *Interdisziplinären Längsschnittstudie des Erwachsenenalters* (ILSE) herangezogen werden. Ziel dieser sequentiell angelegten Längsschnittstudie (bisher zwei Messzeitpunkte, weitere sind derzeit in Planung) ist die Untersuchung der individuellen, gesellschaftlichen und materiellen Bedingungen für ein gesundes, selbstbestimmtes und von Lebenszufriedenheit geprägtes Altern (Schmitt & Martin, 2003).

Die Untersuchung des Alternsprozesses schließt dabei epochale, soziale, psychische, ökonomische, ökologische und somatische Faktoren sowie die persönliche Lebensgestaltung durch das Individuum und seine Umgebung ein. Daher verfolgt die ILSE einen interdisziplinären Ansatz, in dem sich internistische, psychiatrische, psychologische, gerontologische und sportwissenschaftliche Kompetenz bei der Durchführung und Auswertung ergänzen.

Da die Zugehörigkeit zu einer bestimmten Geburtskohorte Gesundheit und Lebensstil, die Entwicklung von Erleben und Verhalten, Einstellungen und Werten beeinflussen, wurden beim ersten Messzeitpunkt insgesamt 1390 Personen einer im mittleren Alter stehenden (geb. 1950/52) und einer zu Beginn des höheren Alters stehenden Kohorte (geb. 1930/32) untersucht. Die Entwicklung dieser beiden Altersgruppen ist in Kindheit und Jugend durch die differierenden Bedingungen vor und nach dem Zweiten Weltkrieg beeinflusst worden (Schmitt & Martin 2003). Die TeilnehmerInnen der älteren Kohorte sind beim ersten Messzeitpunkt (1993–1995) im Mittel 62,9 Jahre alt. Die geringe Variation des Alters ermöglicht präzise Aussagen über den Einfluss von Kindheitsbelastungen in dieser Kohorte, die in der Zeit des Dritten Reiches und Zweiten Weltkrieges mit spezifischen gesellschaftlichen und sozialen Rahmenbedingungen aufwuchsen. Die ILSE erlaubt ebenfalls eine Untersuchung verschiedener gesellschaftlicher, gesellschaftspolitischer und wirtschaftlicher Rahmenbedingungen auf das Älterwerden, da sowohl Daten aus Ost- und Westdeutschland vorliegen.

Ein besonderes Kennzeichen der *Interdisziplinären Längsschnittstudie* ist die Durchführung ausführlicher halbstrukturierter Interviews zur bisherigen Lebensgeschichte, zur gegenwärtigen Lebenssituation und zur

Zukunftsperspektive in Anlehnung an die Arbeiten von Lehr und Thomae (1991). Belastende Kindheitsereignisse wurden anhand verschiedener offener Interviewfragen zu wichtigen Ereignissen in der Familie, in Kindheit und Jugend, in der Beziehung zu den Eltern, deren Erziehungsstil, chronische Erkrankungen und Kriegsereignissen erfasst und durch eine qualitative Inhaltsanalyse 22 Ereigniskategorien zugewiesen (s. Tabelle. 1).

Psychische Störungen wurden anhand des Strukturierten Klinischen Interviews für DSM-III-R (SKID, Wittchen et al. 1991) erhoben. In diesem ca. 1/2-stündigen Interview werden Punkt- und Lebenszeitprävalenz sowohl auf subsyndromaler Ebene als auch auf Diagnoseebene bei folgenden Störungsbilder erfasst: affektive Syndrome, Angststörungen, Substanzabhängigkeiten, somatoforme Störungen, Anpassungsstörungen und Essstörungen. In einem ersten Schritt wurde die Häufigkeit der Ereignisse analysiert, in einem zweiten Schritt das relative Risiko berechnet, mit dem einzelne Kindheitsbelastungen zu spezifischen Störungsbildern führten.

Ergebnisse

In einem ersten Schritt wurde die Häufigkeitsverteilung der berichteten Kindheitsbelastungen untersucht. Die durchschnittliche Anzahl der berichteten Kindheitsbelastungen betrug 3,4 (SD = 1,5). Nur 0,8% der Probanden berichteten keinerlei belastende Ereignisse in der Kindheit, 7,4% berichten eine Kindheitsbelastung, 21,8% zwei, 24,2% drei, 23,0% vier, 10,6% fünf, 5,4% sechs, 1,8% sieben, 0,8% acht und 0,6% neun Kindheitsbelastungen.

Die Häufigkeiten für die einzelnen Kindheitsbelastungen ergeben sich aus Tabelle 1.

Einige Kindheitsbelastungen sind durch besonders hohe Häufigkeiten gekennzeichnet. So berichtet knapp ein Fünftel der Personen vom Tod des Vaters, ein Viertel von Armut, ein Drittel von Flucht, Vertreibung oder Übersiedlung, zwei Drittel von einer zeitweiligen Trennung von einem Elternteil. Von Bombardierungen oder Kämpfen ist sogar nur jeder zehnte verschont geblieben. Geschlechtsspezifische Unterschiede ergaben sich lediglich im Falle des eigenen Kampfeinsatzes, der bei den Männer signifikant ($p < 0,05$) erhöht war. Unterschiede bei den Häufigkeiten zwischen den zwei Erhebungszentren in Ost- und Westdeutschland ergaben sich lediglich für die berichteten Kindheitsbelastungen Armut, Bombardierung und zeitweilige Trennung von den Eltern. Bombardierungen und Armut wurden signifikant häufiger im Osten, die zeitweilige Trennung von den Eltern dagegen signifikant häufiger im Westen berichtet.

Kindheitsbelastung	Häufigkeit	%	Verhältnis Männer/Frauen
Verlustereignisse			
Vater gestorben	102	21,1	0,97
Mutter gestorben	42	8,7	1,28
Eltern getrennt/geschieden	35	7,2	0,69
Von den Eltern getrennt/verlassen	14	2,9	0,94
Von den Eltern zeitweilig getrennt/verlassen	14	2,9	0,94
Von Elternteil getrennt/verlassen	11	2,3	1,13
Von Elternteil zeitweilig getrennt/verlassen	298	61,9	1,32
Tod von Geschwistern	65	16,2	0,73
Psychopathologie Elternteil	11	2,3	0,35
Erziehungsperson aggressiv	66	13,7	1,15
Andere Widrigkeiten			
Unfall	19	3,9	1,31
Trauma außerhalb normaler Erfahrung	36	7,4	1,05
Zeuge eines Traumas	16	3,3	0,94
Eigene chronische Erkrankung/Behinderung	39	7,8	0,79
Disharmonische Familienverhältnisse	21	4,3	1,27
Elternteil somatisch erkrankt	26	5,4	0,48
Armut	119	24,6	0,99
Kriegserlebnisse			
Flucht/Vertreibung/Übersiedlung	171	35,4	0,97
Bombardierung/Kämpfe	432	89,4	0,98
Gefangenenlager/Gefangennahme	44	9,1	1,27
Eigener Kampfeinsatz	9	1,9	7,73*
Körperlicher Angriff/Überfall	11	2,3	1,67

Tab. 1   Häufigkeit der einzelnen berichteten Kindheitsbelastungen

In einem nächsten Schritt wurde mit Hilfe von bivariaten Analysen das relative Risiko berechnet, bei Vorliegen spezifischer Kindheitsbelastungen an verschiedenen psychischen Störung zu erkranken. Es ergaben sich sieben signifikante Zusammenhänge (von 176 möglichen) zwischen einzelnen Kindheitsbelastungen und psychischen Störungen ($p<0,05$). Das Risiko im Laufe des Lebens an einer Major Depression zu erkranken, wenn man in der Kindheit von den Eltern zeitweilig getrennt oder verlassen worden war, lag um das 4,3-fache höher. Litt ein Elternteil an einer psychischen Störung, war das Risiko für die Entwicklung einer sozialen Phobie derzeit um das

7,2-fache und im Laufe des Lebens um das 7,3-fache größer. Die Wahrscheinlichkeit für die Erkrankung an einer einfachen Phobie im Laufe des Lebens erhöhte sich um das 6,4-fache. Personen, die in ihrer Kindheit ein Trauma außerhalb der normalen Erfahrung (z. B. Geiselnahme, Auffinden von Toten) erlitten hatten, wiesen ein 3,4-fach höheres Risiko einer derzeitigen einfachen Phobie auf. Das Vorliegen einer eigenen chronischen Krankheit in Kindheit und Jugend erhöhte das Risiko im Laufe des Lebens eine Major Depression zu entwickeln um das 4,7-fache. Ein negativer Zusammenhang ergab sich zwischen Armut und derzeitiger sozialer Phobie: Für diejenigen Personen, die in Armut aufgewachsen waren, war das Risiko derzeit eine soziale Phobie entwickelt zu haben um 0,2-fache geringer. Signifikant ($p<0,01$) um das 8,2-fache erhöht war das Risiko zwischen Armut und der Erkrankung an Alkoholabhängigkeit im Laufe des Lebens.

Bei den Kriegserlebnissen ergaben sich keinerlei signifikante Zusammenhänge mit psychischen Störungsbildern. Bei mehr als der Hälfte der Ereignisse war das Risiko sogar tendenziell geringer an einer psychischen Störung zu erkranken.

Diskussion

Unsere erste Frage nach der Häufigkeit und Art der Kindheitsbelastungen bei Personen, die ihre Kindheit und Jugend in der Zeit des Dritten Reiches und des Zweiten Weltkrieges verbrachten, konnte folgendermaßen beantwortet werden: Nahezu alle waren von mindestens einer Kindheitsbelastungen betroffen, mehr als 42% berichteten von vier und mehr belastenden Kindheitsereignissen. Besonders häufig wurden kriegs(mit-)bedingte Ereignisse wie Bombardierungen oder Kämpfe, zeitweiligen Trennung von einem Elternteil, Erleben von Flucht, Vertreibung oder Übersiedlung, Tod des Vaters und Armut genannt. Der Unterschied zwischen Männern und Frauen bei dem Ereignis »eigener Kampfeinsatz« lässt sich auf die geschlechtsspezifische Rollenverteilung zurückführen: Lediglich die Männer wurden als Jugendliche in den letzten Kriegsmonaten noch zum Kriegseinsatz herangezogen. Die gefundenen Ost-West-Unterschiede bezüglich vermehrter Bombardierung und Armut im Osten und vermehrter zeitweiliger Trennung von den Eltern im Westen lassen sich auf regional verschiedene Einwirkungen des Krieges zurückführen. So fanden im Osten verstärkt Flächenbombardierungen zum Ende des Krieges statt, die Kinderlandverschickung wurde eher in den ersten Kriegsjahren im Westen praktiziert.

Die Zusammenhänge zwischen Kindheitsbelastungen und psychischen Störungen waren insgesamt eher gering. Die stärksten Zusammenhänge zu psychischen Störungen zeigten sich jedoch nicht mit den häufig erlebten kriegsbedingten Ereignissen sondern beim Vorliegen einer psychischen Erkrankung eines Elternteils. Dieses Ergebnis steht im Einklang mit jenen aus dem amerikanischen National Comorbidity Survey (NCS, Kessler et al., 1997). So scheinen Kinder von psychisch kranken Eltern sowohl genetisch bedingt als auch durch ungünstige Familienverhältnisse ein erhöhtes Risiko zur Entwicklung einer psychischen Störung zu haben. Obwohl die Psychopathologie der Eltern anhand qualitativer Äußerungen und nicht anhand von Symptomlisten erhoben wurde, konnte dieser Zusammenhang, zumindest für soziale und einfache Phobie, bestätigt werden.

Zwischen den direkten kriegsbedingten Kindheitsbelastungen wie Bombardierung, Flucht oder Überfall und psychischen Störungen konnte kein signifikanter Zusammenhang festgestellt werden. Allerdings sollte hier zwischen der direkten Einwirkung und den weitreichenden Auswirkungen des Krieges unterschieden werden. So hatte der Krieg Auswirkungen auf fast alle Lebensbereiche. Daher muss sicherlich auch die hohe berichtete Häufigkeit der zeitweiligen Trennung von den Eltern oder des Erleben von Traumata, welche beide einen signifikanten Zusammenhang zu psychischen Störungen im Erwachsenenalter aufweisen, als Auswirkung des Krieges betrachtet werden.

Der insgesamt geringe Zusammenhang zwischen Kindheitsbelastungen in der Zeit des Dritten Reiches und Zweiten Weltkrieges und psychischen Störungen im Erwachsenenalter kann auch dahingehend interpretiert werden, dass bestimmte Belastungen wie die kriegsbedingte Abwesenheit des Vaters, Bombardierungen, Flucht oder der Verlust nahestehender Menschen in dieser Zeit einen fast normativen Charakter erhalten haben. Das von vielen geteilte Leid und das gemeinsam erlittene Schicksal können dabei die Funktion sozialer Unterstützung übernehmen. Somit stellen eventuell einige, bei anderen Studien zu kritischen Lebensereignissen als gesichert geltende Risikofaktoren keine solchen mehr dar, sondern wirken eher als Schutzmechanismus (Blum 2002).

Der relativ geringe Einfluss von Kindheitsbelastungen auf psychische Störungen ist gegebenenfalls auch auf einen Selektionsmechanismus zurückzuführen: So zeigen neuere Untersuchungen einen Einfluss von Kindheitsbelastungen nicht nur auf psychische sondern auch auf somatische Erkrankungen, wie koronare Herzerkrankung, Schlaganfall, Diabetes oder Lungenerkrankungen (Felitti et al. 1998). Gerade bei älteren Personen ist es daher denkbar, dass die widerstandsfähigen Probanden überrepräsentiert sind, da die vulnerableren Personen durch Krankheit oder frühen Tod nicht an der Untersuchung teilnehmen konnten. Dies würde zu einer Unterschätzung des Zusammenhangs zwischen Kindheitsbelastungen und psychischen Störungen im höheren Erwachsenenalters führen.

Literatur

Blum, R. W. (2002): Risk and Resilience: A Model for Public Health Interventions for Adolescents [Online]. Available: www.ascacaahca/Ang/documents/riskandresilience.pdf.

Felitti, V. J., Anda, R. F., Nordenberg, D., Williamson, D. F., Spitz, A. M., Edwards, V., Koss, M. P., Marks, J. S. (1998): Relationship of Childhood Abuse and Household Dysfunction to Many of the Leading Causes of Death in Adults. The Adverse Childhood Experiences (ACE) Study. In: American Journal of Preventive Medicine 14, 245–258.

Franz, M., Liebherz, K., Schmitz, N., Schepank, H. (1999): Wenn der Vater fehlt. Epidemiologische Befunde zur Bedeutung früher Abwesenheit des Vaters für die psychische Gesundheit im späteren Leben. In: Zeitschrift für psychosomatische Medizin 45, 260–278. Und in diesem Band S. 45ff.

Grundmann, M. (1992): Familienstruktur und Lebensverlauf. Historische und gesellschaftliche Bedingungen individueller Entwicklung. Frankfurt (Campus).

Kessler, R. C., Davis, C. G., Kendler, K. S. (1997): Childhood adversities and adult psychiatric disorder in the US National Comorbidity Survey. In: Psychological Medicine 27, 1101–1119.

Kraaij, V., de Wilde, E. J. (2001): Negative life events and depressive symptoms in the elderly: a life span perspective. In: Aging & Mental Health 5, 84–91.

Lehr, U.; Thomae, H. (1999): Alltagspsychologie – Aufgaben, Methoden, Ergebnisse. Darmstadt (Wissenschaftliche Buchgesellschaft).

Radebold, R. (2000): Abwesende Väter. Folgen der Kriegskindheit in Psychoanalysen. Göttingen (Vandenhoeck & Ruprecht), 2. Aufl.

Schmitt, M., Martin, P. (2003): Die Interdisziplinäre Längsschnittstudie des Erwachsenenalters (ILSE): über Bedingungen gesunden und zufriedenen Älterwerdens. In: Karl, F. (Hg.): Sozial- und verhaltenswissenschaftliche Gerontologie. Weinheim (Juventa).

Wittchen, H. U., Zaudig, M., Spengler, P., Mombour, W., Klug, J., Horn, R. (1991): SKID: Strukturiertes Klinisches Interview für DSM-III-R. Weinheim (Beltz Test), 2. Aufl.

Belastende und fördernde biographische Erfahrungen und die aktuelle psychogene Beeinträchtigung Älterer[1]

Georg Driesch, Gudrun Schneider, Gereon Heuft,
Andreas Kruse, Hans Georg Nehen

1 Einleitung und Fragestellung

Es gehört zu den epidemiologisch bestätigten Grundannahmen der psychodynamischen Psychotherapie, dass biographische Belastungen in frühen Lebensphasen im deutlichen Zusammenhang stehen zu psychischen Erkrankungen im Erwachsenenalter. Die »Life-Event-Forschung« und die Traumaforschung betonen vor allem die Bedeutung belastender Einflüsse in der Biographie. Dagegen wurde die Bedeutung der parallel auftretenden belastenden und fördernden biographischen Einflüsse auch in den weiteren Phasen des Erwachsenenlebens weniger gut untersucht. Auch wurde selten eine Differenzierung von objektiver Belastung (Expertensicht) und subjektivem Erleben von Belastung und Förderung durchgeführt.

Im Rahmen der *Eldermen-I-Studie* (1994–1997) wurde insbesondere der Frage nachgegangen, welcher Zusammenhang zwischen der erlebten subjektiven Förderung bzw. Belastung und der psychogenen Beeinträchtigung Älterer besteht. Die Daten wurden in Bezug gesetzt zum Alter und der aktuel-

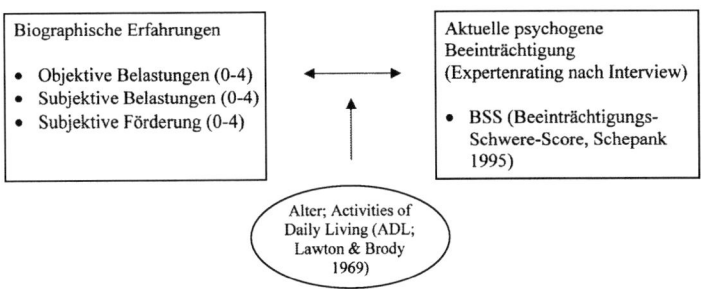

Abb. 1 Der Zusammenhang biographischer Erfahrungen und der aktuellen psychogenen Beeinträchtigung (BSS) im Alter

len körperlichen Beeinträchtigung (ADL = Activities of Daily Living Scale; Lawton & Brody 1969).

2 Methodik

2.1. Die Stichprobe

Die ausführlich auch mit Interview untersuchte Stichprobe umfasste 156 geriatrische ≥60jährige (Geburtsjahrgang 1936 und älter) PatientInnen am Abschluss ihrer stationären internistisch-geriatrischen Behandlung, 51 Männer und 105 Frauen. Die Ausschlusskriterien für die Teilnahme an der Untersuchung waren: Demenz, Psychosen, schwerste körperliche Erkrankungen und eine manifeste Abhängigkeit von Alkohol oder Benzodiazepinen, da diese Erkrankungen eine derart umfangreiche Untersuchung nicht erlaubt hätten.

2.2 Das biographische Interview

Das semistrukturierte, biographische Interview umfasste durchschnittlich 2,5 Stunden und wurde von psychotherapeutisch und psychiatrisch geschulten Ärztinnen durchgeführt. Es gliederte sich in fünf Lebensabschnitte A-E und die gegenwärtige Lebenssituation. Die fünf Lebensabschnitte orientierten sich nicht an starren Altersgrenzen, sondern waren soziologisch-dynamisch an inhaltlichen Veränderungen der Lebenssituation und Wechseln der sozialen Rolle ausgerichtet. (A) Die »Kindheit« endet mit der Einschulung, dann folgt (B) die »Schulzeit«. (C) Der »Start in das Berufsleben« endet mit Beginn der Erwerbstätigkeit oder Beginn der Kindererziehung, die (D) das »Erwachsenenalter« einleitet. Mit dem Auszug des letzten Kindes oder der Berentung beginnt die Lebensphase (E), die bis zur Untersuchung heranreicht. Für die einzelnen Lebensabschnitte wurden Themenbereiche des Interviews definiert: Vater, Mutter, wirtschaftliche Lage, Schule, Gesundheit, Freunde, Partnerschaft, Kinder, Beruf, Körpererleben etc. Anhand von Tonbandaufzeichnungen wurde die objektive und subjektive Belastung und die subjektive Förderung in den einzelnen Themenbereichen und dann in jedem Lebensabschnitt von zwei Ratern unabhängig voneinander und anschließend im Konsensusrating als Experteneinschätzung quantifiziert. Die Quantifizierung der Belastungen und Förderung erfolgte im fünfstufigen Rating von 0 »gar nicht belastet/gefördert« bis 4 »sehr stark belastet/gefördert«. Für ein traumatisches Erlebnis im Erwachsenenalter nach ICD-10 (Dilling et al. 1993) wurde stets eine objektive Belastung von 4 eingeschätzt.

2.3 Der Beeinträchtigungs-Schwere-Score

Die Einschätzung des Ausmaßes psychogener und psychosomatischer Beeinträchtigung erfolgte mit dem Beeinträchtigungs-Schwere-Score (BSS) (Schepank 1995), der zuvor in Zusammenarbeit mit der Mannheimer Arbeitsgruppe für ≥60jährige Menschen adaptiert worden ist (Schneider et al. 1997). Er erfasst die Beeinträchtigung durch eine psychogene, nicht-körperlich verursachte Erkrankung auf den drei Dimensionen »körperlich«, »psychisch« und »sozialkommunikativ« (siehe Abb. 2).

1. **Körperlicher Beeinträchtigungsgrad (0–4):**
   (Schmerzen, Gangstörungen, Dysphagien etc.)

Gar nicht:	0
Geringfügig:	1
Deutlich:	2
Stark:	3
Extrem:	4

2. **Psychischer Beeinträchtigungsgrad (0–4):**
   (Depression, Zwangssymptome etc.)

Gar nicht:	0
Geringfügig:	1
Deutlich:	2
Stark:	3
Extrem:	4

3. **Sozialkommunikativer Beeinträchtigungsgrad (0–4)**
   (Substanzmittelmißbrauch, -abhängigkeit, Sexualstörungen etc.)

Gar nicht:	0
Geringfügig:	1
Deutlich:	2
Stark:	3
Extrem:	4

BSS-Gesamtscore: **(0–12)**

Abb. 2   Der Beeinträchtigungs-Schwere-Score (BSS, Schepank 1995)

Für die drei Dimensionen werden in einem Expertenrating jeweils die Werte 0 »gar nicht« bis 4 »extrem« zugeordnet. Ein Summenscore von 12 entspricht einer schwersten psychogenen Beeinträchtigung, ein Summenscore von ≥5 plus einer ICD-10 Diagnose (Kapitel F) wird als »Fall« psychogener Erkrankung definiert.

2.4 Alter und Aktivitäten des täglichen Lebens (ADL)

Bei allen Patienten wurde das biographische Alter und die ADL (Activities of Daily Living Scale; Lawton & Brody 1969) erfasst. Die ADL erfasst, welche alltäglichen Verrichtungen (z. B. sich waschen, den Haushalt führen, Nahrung zubereiten und zu sich nehmen) »komplett selbstständig«, nur noch »mit Schwierigkeiten« oder »gar nicht« mehr selbstständig ausgeführt werden können. Ein hoher Punktwert entspricht einer hohen funktionellen Einschränkung und Hilfsbedürftigkeit. Für die Diskussion des Zusammenhanges zwischen biographischen Erfahrungen und psychogener Beeinträchtigung wurde der Einfluss von Alter und ADL kontrolliert (siehe Abb. 1).

3 Ergebnisse

3.1 Objektive Belastungen / Traumata und psychogene Beeinträchtigung im Alter

Tab. 1 und Tab. 2 fassen den Zusammenhang von objektiv erlebten Belastungen/Traumata und dem BSS für alle 156 Patienten zusammen. Die

156 Patienten MW: Mittelwert	N	Alter (J) MW	ADL MW	BSS MW	BSS-„Fall" N (%)
Obj. Belastung < 3	99	76,5	10,4	2,7	22 (22,2)
Obj. Belastung ≥ 3 (incl. Traumata)	57	72,9	7,2	3,6	21 (36,8)
Signifikanz p ≤ 0,10 (*), p ≤ 0,05 *, p ≤ 0,01 **	t-Test: **		(*)	*	Chi²: *

Tab.1   Objektive Belastung in Kindheit und Schulzeit (Lebensabschnitt A und B)

156 Patienten MW: Mittelwert	N	Alter (J) MW	ADL MW	BSS MW	BSS-„Fall" N (%)
Kein Trauma	124	75,4	9,6	3,1	36 (29,0)
Trauma	32	74,3	7,8	2,8	7 (21,9)
Signifikanz	t-Test: n.s.		n.s.	n.s.	Chi²: n.s.

Tab.2   Objektive Belastungen und Trumata in der Ausbildungszeit und dem mittleren Erwachsenenalter (C und D)

Lebensabschnitte A und B (Tab. 1) sowie C und D (Tab. 2) werden jeweils gemeinsam betrachtet.

– Von 156 Patienten erlitten 57 Patienten in ihren Lebensabschnitten A und B (»Kindheit« und »Schulzeit«) objektive Belastungen, die von den beiden Ratern im Konsensusrating auf ≥ 3 eingeschätzt wurden. 99 Patienten erlitten keine solchen schweren Belastungen in diesen Lebensabschnitten. Die objektiv belastete Gruppe war mit 72,9 Jahren jünger und mit einem ADL-Wert von 7,2 funktionell weniger beeinträchtigt als die nicht belastete Gruppe. Mit einem BSS-Mittelwert von 3,6 erwies sich die belastete Gruppe signifikant stärker psychogen beeinträchtigt als die Gruppe der nicht-belasteten Patienten. Auch der Anteil der »BSS-Fälle« mit einem BSS-Wert ≥5 und einer ICD-10 Diagnose (Kapitel F) war signifikant höher.

– In den Lebensabschnitten C und D (»Ausbildung« und »mittleres Erwachsenenalter«) sind im untersuchten Patientenkollektiv die Zusammenhänge zwischen den Traumatisierungen und der psychogenen Beeinträchtigung im Alter nicht signifikant.

3.2 Subjektive Belastung / Förderung psychogene Beeinträchtigung im Alter

Anders als in der Life-event- und Traumaforschung wurde neben der objektiven Belastung (Lebensabschnitt A und B) und Traumatisierung (Lebensabschnitt C und D) auch die subjektive Bewertung der objektiven Belastungen und die subjektiv empfundene Förderung in der gleichen Lebensphase erfasst. Der Einfluss der subjektiv empfundenen Förderung im

57 Patienten MW: Mittelwert	N	Alter (J) MW	ADL MW	BSS MW	BSS-„Fall" N (%)
Obj. Belastung ≥ 3 (incl. Traumata)	57	72,8	7,2	3,6	21 (36,8 %)
davon: Subj. Belastung > Subj. Förderung in belastetem Abschnitt	32	72,3	7,1	4,1	15 (47 %)
Subj. Belastung ≤ Subj. Förderung in belastetem Abschnitt	25	73,6	7,4	2,9	6 (24 %)
Signifikanz p ≤ 0,10 (*) p ≤ 0,05 *	t-Test:	n.s.	n.s.	(*)	Chi²: (*)

Tab.3   Förderung objektiv belasteter Patienten in Kindheit oder Schulzeit (A oder B)

32 Patienten MW: Mittelwert	N	Alter (J) MW	ADL MW	BSS MW	BSS-„Fall" N (%)
Trauma in C oder D	32	74,3	7,7	2,7	7 (21,9 %)
davon: Subj. Belastung > Subj. Förderung im traumatisierten Abschnitt	21	73,5	4,9	3,3	6 (28,6 %)
Subj. Belastung ≤ Subj. Förderung im traumatisierten Abschnitt	11	75,9	13,1	1,7	1 (9,1%)
Signfikanz p ≤ 0,10 (*) p ≤ 0,05 *	t-Test:	n.s.	*	*	Chi²: n.s.

Tab. 4   Förderung objektiv belasteter oder traumatisierter Patienten in der Ausbildungszeit und im mittleren Erwachsenenalter (C und D)

objektiv belasteten Lebensabschnitt wird für die Lebensabschnitte A und B in Tab. 3 und für die Lebensabschnitte C und D in Tab. 4 zusammengefasst. Die 57 in den Lebensabschnitten A und B objektiv schwer belasteten Patienten teilten sich auf in 25 Patienten, die im gleichen Lebensabschnitt (A oder B), in dem eine schwere Belastung stattfand, von einer nennenswerten, vergleichbar hohen, gleichzeitigen subjektiven Förderung berichteten und 32 Patienten, bei denen die Intensität der subjektiven Förderung unter der subjektiv empfundenen Belastung lag. Der BSS-Mittelwert lag in der subjektiv stärker belasteten Gruppe mit 4,1 höher als mit 2,9 in der subjektiv stärker geförderten Gruppe. Aufgrund der kleineren Fallzahlen wird das Ergebnis jedoch nur eingeschränkt signifikant ($p \leq 0,10$).

– Für die 32 Patienten, die in den Lebensabschnitten C oder D ein Trauma erlitten hatten, war das Vorhandensein oder Fehlen einer subjektiv empfundenen Förderung von signifikanter Bedeutung für das Ausmaß psychogener Beeinträchtigung. Die 11 Patienten, die in dem Lebensabschnitt (C oder D), in dem eine Traumatisierung stattfand, eine nennenswerte subjektive Förderung (≥ 3) erhielten und wahrnahmen, hatten einen signifikant niedrigeren BSS-Wert als die weniger geförderten, ebenfalls traumatisierten 21 Patienten. Bemerkenswert ist die mit 13,1 deutlich höher liegende funktionelle Behinderung (ADL) der Patienten mit niedrigerer psychogener Symptomatik.

4 Fallvignette: »Frau A« (geb. 1925)

Anhand eines Beispiels sollen die statistischen Ergebnisse des Kapitels 3 exemplarisch erläutert werden. Die 1925 geborene Patientin erlitt in ihrer Biographie in verschiedenen Lebensabschnitten hohe objektive und subjektive Belastungen. Eine gleichzeitige, subjektiv wahrgenommene Förderung fand nicht statt (siehe Abb. 3).

Die Probandin wurde 1925 in einer Großstadt im Ruhrgebiet geboren. Ihre Eltern gehörten den Zeugen Jehovas an, was zu einer Diskrimierung insbesondere während der Zeit des Nationalsozialismus führte. Für die Lebensabschnitte A und B berichtete Frau A von folgenden Belastungen: ihre Mutter sei häufig krank gewesen und habe sie, die drei Jahre ältere Schwester und den sieben Jahre jüngeren Bruder, häufig geschlagen. Der Vater sei im Bergbau beschäftigt gewesen. Er sei unnahbar gewesen und es habe eine Wand zwischen ihm und den Kindern gestanden. Die großen Spannungen in der Beziehung der Eltern habe sie als sehr belastend erlebt. Häufig hätten diese tagelang nicht miteinander gesprochen. Während ihrer Volksschulzeit, die in die Zeit der Nationalsozialistischen Herrschaft fiel, wurde der Vater aufgrund seiner Zugehörigkeit zu den Zeugen Jehovas für 18 Monate inhaftiert. Die Mutter habe ihr gegenüber nur wenig vom abwesenden Vater gesprochen. Die Inhaftierung des Vaters bedeutete für die Familie auch eine große wirtschaftliche Belastung (objektive und subjektive

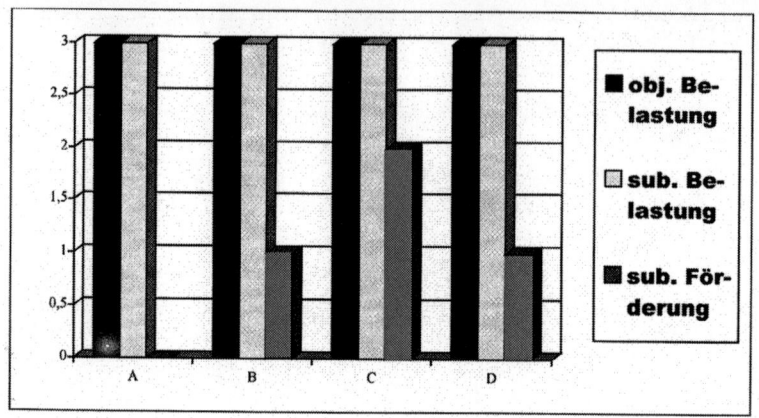

A. Kindheit; B: Schulzeit (1931–1939); C. Ausbildung (1939–1950);
D. Erwachsenenalter (1950–1983).

Abb. 3: Übersicht der objektiven/subjektiven Belastungen und der subjektiven Förderung in den Lebensabschnitten A-D der Fallvigniette »Frau A«

Belastungen in der Kindheit [Lebensabschnitt A] 3 und in der Schulzeit [Lebensabschnitt B] 3).

Demgegenüber gab es nur wenig subjektiv erlebte Förderung: So habe sie sehr positive Erinnerungen an Lehrer und Mitschüler. Auch sei ihr Körpererleben positiv gewesen und sie habe stets gern Sport getrieben (subjektive Förderung in der Kindheit [A] 0 und in der Schulzeit [B] 1).

Auch im Lebensabschnitt C (»Ausbildung«) überwiegen die belastenden Erfahrungen (objektive Belastung 3; subjektive Belastung 3) gegenüber der Förderung (subjektive Förderung 2). So habe in den Kriegsjahren die religiöse Verfolgung zugenommen und es sei ein Versammlungsverbot für die Zeugen Jehovas verhängt worden. 1939 habe sie auch aus wirtschaftlichen Gründen im Alter von 14 Jahren die Schule beenden müssen. Eigentlich habe sie Sportlehrerin werden wollen. Stattdessen folgten nach der Volksschule ein Pflichtjahr und die Arbeit in einem Haushalt, bei dem sie täglich zwölf Stunden arbeiten musste. Die Mutter wurde in dieser Zeit schwer herzkrank. 1945 wurde die Familie im Ruhrgebiet ausgebombt. Familienangehörige seien nicht ums Leben gekommen, doch sei die wirtschaftliche Not sehr groß gewesen. Zeitweilig habe die fünfköpfige Familie bei einer befreundeten Familie wohnen müssen. Während dieser Zeit habe sie ihre gute körperliche Konstitution stets förderlich erlebt, auch habe sie die ersten Bekanntschaften zu

Männern positiv in Erinnerung. Sie sei auch in den Kriegsjahren stets gerne ausgegangen und habe sich mit Freundinnen getroffen.

Der zeitlich umfangreichste Lebensabschnitt D umfasst das mittlere Erwachsenenalter bis zum Auszug der Kinder und reicht bei Frau A von 1950 bis 1983. Auch in diesem Lebensabschnitt kam es zu schweren objektiven Belastungen, die subjektiv von Frau A als einschneidend erlebt wurden (objektive und subjektive Belastung 3). Eine nennenswerte Förderung erlebte Frau A nicht (subjektive Förderung 1). In diesen Lebensabschnitt fallen eine sehr belastende partnerschaftliche Beziehung, die Trennung von der drei Jahre älteren Schwester, die in der DDR lebte, die Erziehung zweier Kinder mit wirtschaftlich sehr begrenzten Mitteln. Als fördernd wurde von Frau A die Zugehörigkeit zu ihrer religiösen Gemeinschaft empfunden, die auch eine Vielzahl freundschaftlicher Beziehungen implizierte.

In der Experteneinschätzung der psychogenen Beeinträchtigung zum Untersuchungszeitpunkt (1995) fanden sich leichtgradig psychogen-somatische (BSS-somatisch: 1), stark ausgeprägte psychogen-psychische (BSS-psychisch: 3) und deutliche psychogen-sozialkommunikative Beeinträchtigungen (BSS-sozialkommunikativ: 2). Der Gesamt-Beeinträchtigungsschwere-Score (BSS) betrug somit 6. Zudem wurden eine »Anpassungsstörung« und ein »Zustand nach schwerer depressiver Episode« diagnostiziert, so dass die Fallkriterien einer psychogenen Erkrankung erfüllt sind.

5 Diskussion

In der *Eldermen-I-Studie* wurde der Zusammenhang von belastenden und fördernden biographischen Umweltfaktoren und der psychogenen Beeinträchtigung im Alter untersucht. Anhaltende objektive und subjektiv als schwer erlebte Belastungen, besonders in Relation mit geringer subjektiver Förderung, zeigten z. T. signifikante Zusammenhänge mit einem höheren Ausmaß psychogener Beeinträchtigung im Alter (siehe Tab. 1–4).

Unter methodischen Aspekten kann u. a. kritisch angefügt werden, dass ausschließlich stationäre, internistisch behandelte Patienten untersucht wurden. Auch kann die Validität biographischer Erhebungen angezweifelt werden. Die Daten stationärer Patienten sind zwar nicht auf die ältere Allgemeinbevölkerung übertragbar, doch nur durch diesen Untersuchungsansatz konnte das Ausmaß der somatogen-somatischen und somatogen-psychischen Beeinträchtigung sicher erfasst werden. Hinsichtlich der Validität biographischer Angaben konnten Untersuchungen zum »autobiographischen

Gedächtnis« zeigen, dass die Ereignisse besser erinnert wurden, die unter hoher emotionaler Beteiligung erlebt wurden (Keller 1996). Unsere Arbeitsgruppe geht davon aus, dass dies sowohl für die positiv als auch für die negativ konnotierten biographischen Erfahrungen gilt. Die Ergebnisse unterstützen die Annahme biographiezentrierter Forschung, dass die von den Patienten erinnerten belastenden und fördernden Ereignisse von großer subjektiver Bedeutung für die seelische Gesundheit im Alter sind (Heuft et al. 2000).

Anmerkungen

1 Eldermen-I-Studie. Einfluss von Biographie und psychosozialen Faktoren auf den lebensalterbezogenen psychischen Durcharbeitungsprozess bei erkrankten alten Menschen (gefördert durch die Deutsche Forschungsgemeinschaft; Az: He 1898/2–1; He 1898/2–2).

Literatur

Dilling, H., Mombour, W., Schmidt, H. (1993): Internationale Klassifikation psychischer Störungen: ICD-10 Kapitel V (F), Klinisch-diagnostische Leitlinien, Huber, Bern, Göttingen, Toronto.

Heuft, G., Kruse, A., Radebold, H. (2000): Lehrbuch der Gerontopsychosomatik und Alterspsychotherapie. München (Ernst Reinhardt).

Keller, B. (1996): Rekonstruktion von Vergangenheit: Westdeutscher Verlag (Opladen).

Lawton, M. P., Brody, E. M. (1969): Assessment of Older People: Self Maintaining and Instrumental Activities of Daily Living. Gerontologist 9, 179–186.

Schepank, H. (1995): Der Beeinträchtigungs-Schwere-Score (BSS): Ein Instrument zur Bestimmung der Schwere einer psychogenen Erkrankung. Göttingen (Beltz)

Schneider, G., Heuft, G., Senf, W., Schepank, H. (1997): Die Adaptation des Beeinträchtigungs-Schwere-Score (BSS) für die Gerontopsychosomatik und Alterspsychotherapie. Z psychosom Med Psychother 43, 261–279.

Schneider, G., Heuft, G., Lohmann, R., Nehen, H. G., Kruse, A., Senf, W. (1999): Psychogene Beeinträchtigung und aktuelle Befindlichkeit im Alter. Psychosom Psychother med Psychol 49, 195–201.

Psychoanalytische Behandlungen von Kriegs»kindern«

Ergebnisse der Katamnesestudie

Gertraud Schlesinger-Kipp

I. Einleitung

Vor diesem Vortrag hatte ich folgenden Traum:
Ich hielt den Vortrag in einem Raum, in dem nur meine Mutter saß. Gegen Ende des Vortrags kam mir das seltsam vor und ich fragte. »Wo sind eigentlich alle?« Da sah ich, dass die Zuhörer schräg versetzt in einem Raum hinter Milchglasscheiben saßen.
Die Kriegskindheit – meine Mutter würde nicht direkt dazuzählen, war aber doch erst 12 Jahre alt bei Ausbruch des Krieges – kommt vom Privaten langsam in die Öffentlichkeit wie in meinem Traum. In Leipzig anlässlich der DPV Tagung, wo ich diesen Vortrag schon einmal hielt, war zuwenig Zeit zu Diskussion, im Traum bin ich, sind die Zuhörer geschützt durch Versetztsein hinter Glasscheiben, das Thema sollte nicht wirklich von mir zu ihnen dringen. Hier heute ist beides anders und dies macht mich gespannt. Denn das Thema ist sowohl emotional als auch politisch gesellschaftlich äußerst ambivalent und schwierig.

> »Das haben sich unsere Väter selbst eingebrockt, dass sie tot sind und weg vom Fenster. Warum mussten sie auch so verblendet in den Krieg ziehen, um ihr verbrecherisches Vaterland zu verteidigen. Dafür hat mir jedes Verständnis gefehlt, auch Zorn war dabei auf diesen Vater, der mich einfach verlassen und mir eine Hypothek für mein Leben aufgebürdet hat. Heute – wo meine eignen Kinder in dem Alter sind wie mein Vater während seiner Jahre an der Front, sehe ich das anders«,

sagt eine 1942 geborene Frau, die mit 2 Jahren ihren Vater im Krieg verloren hat (Schäfer, Strömbach 1997, S. 98).
Als Alexander und Margarete Mitscherlich 1967 Die *Unfähigkeit zu trauern* schrieben, war auf Grund dieses historischen Kontext die Zeit nicht

nur aus psychologischen, sondern auch aus gesellschaftlichen Gründen nicht reif für den Trauerprozess der oder für die Kriegskinder. Gut 20 Jahre nach Kriegsende beharrten viel zu viele Deutsche noch auf der Erwartung, die nur »unter provisorisch fremder Verwaltung stehenden Ostgebiete« würden ihnen zurückgegeben: Nur 11% hielten 1953 die Ostgebiete für »verloren«, 1964 schon 46%). Die deutsch-deutsche Grenze löste bis Willy Brandt ein »Berührungstabu« aus, es war verboten, sie als Faktum anzuerkennen. Unter diesen gesellschaftlichen Umständen war Trauer um eigene Verluste an Heimat und Familie verbunden mit revanchistischer Politik (Mitscherlich 1967, S. 362).

Eine Möglichkeit für uns Psychoanalytiker ist immer, zunächst über Patienten zu sprechen und theoretische Vorstellungen zu entwickeln.

Ich mache hier nicht meine eigenen, sondern die ehemaligen Patienten der Katamnesestudie der DPV zum Thema. Das hat mehrere Gründe: zum einen Diskretionsgründe, dann aber auch mein Interesse an deiner größeren Anzahl von Patienten, sozusagen ein Blick von außen. Zusätzlich mein Interesse an der Katamnesestudie, an der ich von Anfang an in der Forschungsgruppe der DPV und dann als Interviewerin teilgenommen habe.

II. Das Material

Die Katamnesestudie wurde von der DPV als kritische empirische Annäherung an komplexe psychoanalytischer Zusammenhänge als eine Reaktion auf die aktuellen gesundheitspolitischen Anforderungen geplant und durchgeführt. Marianne Leuzinger-Bohlbeber, Ulrich Stuhr, Bernhard Rüger und Manfred Beutel (vgl. Leuzinger-Bohlbeber et al. 2001; 2002) als Verantwortliche haben mir freundlicherweise die Unterlagen Ihrer Untersuchung überlassen.

Hauptanliegen dieser Studie war die Frage, wie die ehemaligen Patienten nach mindestens vier Jahren die Ergebnisse ihrer Behandlungen sehen, ob ihre Beurteilungen jenen ihrer ehemaligen Analytiker entsprechen und die Ergebnisse mit denen der Fragebögen und Tests zur Erfolgsmessung von Therapien übereinstimmen. Welche besonderen Veränderungen wurden durch die Behandlungen erreicht und führten sie zu einer Reduktion der Kosten im Gesundheitswesen. Dazu wurde eine naturalistische retrospektive Studie durchgeführt mit Kombination von psychoanalytischen und nicht psychoanalytischen Forschungsmethoden (Leuzinger-Bohleber et al. 2002, S. 45). Die Fragestellung hat demnach ursprünglich nichts mit der hier aufgeworfenen Frage nach der Folgewirkung der Kriegskindheit zu tun, dennoch bemerken Leuzinger-Bohleber et al. (2002, S. 96): »Zudem stellten wir bei unerwartet vielen ehemaligen Patienten fest, dass ihre Lebens- und Leidensgeschichte in engem Zusammenhang mit den Traumatisierungen während des zweiten Weltkrieges standen.« Aus diesem Grund erschien ein Nachuntersuchung des erhobenen Materials zu diesem Thema sinnvoll.

In unserem Zusammenhang ist besonders wichtig, dass es sich um »echte Patienten« »echter« Psychoanalytiker/innen handelt, d. h. die Behandlung musste

- durch ein DPV-Mitglied durchgeführt sein.
- mindestens ein Jahr gedauert haben.
- zwischen 90 und 93 beendet worden sein.
- keine Ausbildungsfall oder Lehranalyse gewesen sein.

Nach mehrmaliger repräsentative Auswahl der Gesamtstichprobe aller Analytiker und Patienten in diesem Zeitraum (Rücklaufquote (91%) wurden zuletzt 129 ehemalige Patientinnen und Patienten von den ausgebildeten Psychoanalytikern 2 mal interviewt im Sinne eines analytischen Katamnesegesprächs, sowie mit ihnen verschiedene Fragebögen ausgefüllt. Ihre ehemaligen Analytiker/innen wurden telefonisch von einem anderen Interviewer befragt. In einer Forschungsgruppe wurden die Ergebnisse dann erstmalig zusammengetragen und evaluiert.

Gegenstand meiner Befragung des Materials waren lediglich die Interviews der ehemaligen Patient/innen und Analytiker/innen, die in den Jahren zwischen 1935 (ältester 1933) und 1945 geboren sind und deren Analytiker/Innen.

Das Ergebnis meiner Recherche sind 17 ehemaligen Patient/innen, das entspricht 13,3%. (Bei der *Stockholm Studie* waren weniger als 10% der Patienten älter als 50 Jahre, weniger als 1% älter als 60, vgl. Sandell et al. 2001). Bei der generellen Annahme, dass Älteren eine analytische Behandlung oft aufgrund von Vorurteilen der Analytiker verwehrt wird, ist das ein erstaunlicher Prozentsatz. Allerdings ist dabei zu berücksichtigen, dass einige der Behandlungen sehr lange dauerten, also in den achtziger Jahren begonnen wurden, in denen viele der Ehemaligen Mitte 40 waren (der jüngste 39, der Älteste 55 zu Beginn der Analyse, im Durchschnitt 46).

Der Jahrgang 45 ist natürlich ein willkürlicher Schnitt, weil es ja viele 46/47 Geborene gibt, die stark unter Kriegsnachwirkungen zu leiden hatten oder gar erst die nachgeborene Generation. Hier soll es jedoch um die direkten Auswirkungen und Verheerungen gehen, die einem Kind, Kleinkind oder Säugling in diesem Krieg in Deutschland widerfahren sein können und ob bzw. wie dies in den Behandlungen auftaucht.

Von den 17 ehemaligen Patient/Innen waren 10 Frauen und 7 Männer. Diese bestätigt die Erfahrungen von H. Radebold, dass im Unterschied zum sonstigen Klientel von etwa 80% Frauen (bei über 50 jährigen fast an die 100%), verstärkt auch Männer im mittleren Lebensalter und mit dieser speziellen Biographie in Behandlung kommen.

Ich werde zunächst diese ehemalige Patient/innengruppe nach den von Radebold aufgestellten Besonderheiten dieser Kriegskindergeneration untersuchen, um dann in Rückgriff auf Thesen von Thomas Ogden (1995) über die Bedeutung des präödipalen Übergangsraumes für gerade diese Kriegskinder in Zusammenhang zu bringen.

1. Abwesenheit der Väter

Zur Gruppe der von Radebold (2000) beschriebenen »endgültig abwesenden Väter«, also Kinder, deren Väter im Krieg kurz oder nach ihrer Geburt oder bis zum 3. Lebensjahr verstorben oder verschollen sind gehören 3 ehemalige Patienten: 2 Frauen und ein Mann, das sind 17.6% (Halbwaise Kinder und Jugendliche nach dem Krieg: 14%)

Zur Gruppe nach Radebold der »zeitweise abwesenden Väter«, d. h. Kinder, deren Väter nach längerer Kriegszeit und/oder Kriegsgefangenschaft) sozusagen als »Unbekannte« nach Hause gekommen sind, gehören 11 dieser ehemaligen Patienten, d. h. die größte Gruppe

Nur bei einem (1945) geborenen war der Vater immer zu Hause, bei 2 ehemaligen Patienten war eine Rekonstruktion aufgrund einer vorliegenden immer wieder auftretenden Psychose bzw. schweren Borderlinestruktur nicht möglich.

2. Nazitäterschaft

Bei 5 der 17 ehemaligen Patient/innen wurde eine eindeutige Nazitäterschaft angegeben: Vater auf Nazi-Offiziersschule, Mitglied der Waffen SS, Polizeichef im Stab von Rudolf Hess, SS Mitglied, das sich nach Verwundung sofort wieder freiwillig zur Front gemeldet hat, oder ein Vater, der voraussichtlich in Budapest wegen Kriegsverbrechen umgekommen ist, dessen Vater und Bruder nachweislich wegen NS Verbrechen ermordet wurden.

Bei 2 Patienten wird von den Kindern eine Nazitäterschaft vermutet, der Rest hat hierzu keine Angaben gemacht. Auffallend ist, dass sich keine Kinder von Holocaustopfern in dieser Gruppe befanden und auch kein Kind eines wegen politischer Zugehörigkeit oder Gewerkschaftstätigkeit Verfolgten.

3. Vertreibung und Flucht, Evakuierung

2 ehemalige Patienten haben ein Vertreibungs- und Fluchtschicksal, 7 allerdings längerfristige Evakuierungen erlebt, die anderen 8 keine (die Verteilung ist also in etwa 50 zu 50).

4. Beziehungen zu eigenen Kindern und Partnern

Daraufhin habe ich im Sinne der transgenerationalen Weitergaben von Traumatisierungen die eigenen Familienverhältnisse der ehemaligen Patienten untersucht.

Am auffallendsten ist, dass von 10 Frauen in dieser Generation nur 4 eigene Kinder haben. Außerdem sind 7 Frauen schon lange geschieden ohne neuen Partner oder hatten nie eine längere Partnerbeziehung. Von den 7 Männern hingegen haben 6 Kinder, 5 sind geschieden (4 allerdings wieder mit neuen Partnerinnen zusammenlebend), 1 verwitwet.

5. Anlässe zur Behandlung

Auffallend ist, dass die Behandlungsanlässe der Männer bei 5 von 7 Ehekonflikte waren, nur einer begab sich wegen Erschöpfung und Schlaflosigkeit in Behandlung (bei dem 2. war der Anlass die drohende psychotische Krise). Die Frauen hingegen geben die verschiedensten Anlässe an. Vom aktuellen Tod des Vaters oder der Mutter über den Auszug des letzten Kindes und darauffolgende Depressionen bis zu Panik, Herzphobie, sexuellen Ängsten und Verlassenwerdens durch den Partner und Einsamkeit, sowie ungeklärte psychosomatische Erkrankungen.

Die psychosomatische und organische Symptomatik ist daher geringer ausgeprägt als von Radebold angenommen (wohl auch weil die ehemaligen Pat. insgesamt jünger waren). Die Betreffenden waren körperlich ziemlich gesund. Das entspricht auch meiner eigenen Erfahrung mit Patienten dieser Generation: Sie müssen immer funktionieren, dürfen keine körperlichen Gebrechen haben oder gehen unsanft damit um; Erfahrungen mit Entbehrungen oder Ertragen von Schmerzen und Unwohlsein werden als positiv und stark erlebt.

6. Geschlecht und Alter der Psychoanalytikerinnen

Auffallend ist, dass 12 der 17 zu männlichen Analytikern gegangen sind, was nicht der Verteilung des Geschlechts innerhalb der DPV entspricht, sondern wahrscheinlich aus der Suche und Sehnsucht nach dem verlorenen oder abwesenden Vater entspringt (6 Frauen zu Männern, und 6 der 7 Männer zu männlichen Therapeuten).

III. Beziehungserleben bei Frauen und Männern

Da in Radebolds Buch (2000) überwiegend die Beziehung zu den Vätern beschrieben wird, habe ich versucht, aus den Katamnesen die Beziehungen zu den Müttern, die ja lange Zeit die einzigen Bezugspersonen der Betreffenden als Kinder waren, herauszulesen. Radebold betont, dass diese Mütter auffallend dominant und selbstständig erschienen, aber auch die Patientinnen und Patienten z. T. in Partner- oder Vertrautenposition setzten.

Die im Folgenden geschilderten Frauen erleben ihre Mütter jedoch eher zeitlebens als schwach und schutzbedürftig und sich selbst eher als Mutter der Mutter.

Heinz Bude (in: »Das Altern einer Generation, die Jahrgänge 1938-1948) dazu:

> »Gerade die kleinen Kinder von 2 oder 3 Jahren mussten in den Bombennächten die Mutter mit dem Pochen ihres Herzens beruhigen, sie mussten mit ihrem Lächeln zeigen, dass das Leben weitergeht. Die Kinder haben ihren inneren Resonanzraum zur Verfügung gestellt, um die Mutter vor ihren geheimen »Ängsten und ihrer momentanen Lebensmüdigkeit« zu retten.«

Bei den Frauen entdeckte ich noch eine andere auffallende Gemeinsamkeit in der Beziehung zu ihren Müttern:

1. Das Verlorengehen oder Wegegebenwerden durch die Mutter:

Als Frau A. (»Die Verlorengegangene«) 7 Jahre alt war, habe die Mutter sie auf der Flucht verloren, da ihr Zug beschossen wurde und sie alle den Zug verlassen mussten. Ihre Mutter sei völlig kopflos geworden. Soldaten hätten das Mädchen dann aufgegriffen, in ein Heim gebracht und danach sei sie bei einer Nazi-Pflegfamilie gewesen gegen ihren Willen, bis ihr schließlich die Adresse einer in der Nähe liegenden Tante eingefallen sei, die sie dann dort heimlich »entführt« haben. Dann sei sie ein Jahr bei der Tante gewesen, beschreibt die 1937 geborene Frau. Weshalb die Mutter, die noch drei weitere Kinder hatte, sie nicht früher finden konnte, wird meistens von diesen Kindern nicht wirklich gewusst. Besatzungsgrenzen, bittere Armut in diesem Falle, da der Vater als ehemaliger Nazi-Offizier keine Existenz mehr hatte usw., es gibt genügend Gründe. Nach der Analyse kommt auch häufig die Formulierung vor »die Eltern hatten für alles immer sofort Begründungen, es war so«. Diese Mutter wird von der Patientin zu sich nach Hause geholt, nachdem sie nach dem Tod des Vaters »völlig kopflos« geworden sei, d. h. sie erlebt sie ihr Leben lang als schwach, beschützenswert und abhängig, begibt sich selbst lieber in die Rolle des Elternersatzes für die Mutter.

Es gibt jedoch m. E. auch auf Seiten der Kinder für alles jahrelang eine Erklärung, jahrzehntelang. Die Schuld fürs Weggebenwerden oder Verlassenwerden durch die Mutter wird ins eigene Selbst verlegt, da ein großer Wunsch besteht, gute, fürsorgliche Eltern zu haben.

Frau A. über ihre Analyse:

> »Ich habe furchtbar viel gestritten mit meiner Analytikerin, vor allem über die Ausfallregelung, wo sie doch viel mehr Geld hatte als ich. Aber trotzdem ist sie sehr wichtig gewesen, vor allem weil ich angefangen habe zu malen. Die Analytikerin war drei Jahre älter als ich sie hat sich sofort mit Ostpreußen und den Kriegswirren ausgekannt. Aber als einmal Stunden ausfielen, weil der Vater der Analytikerin gestorben war, da bin ich in ein tiefes Loch gefallen und wollte mich wirklich umbringen. Ich konnte es ihr doch nicht sagen, wo sie so viel Ähnliches erlebt hat wie ich. Aber dann wurde es besser, heute habe ich nicht mehr diese Panik, wenn ein Flugzeug sich nähert. Ich wohne in der Nähe eines Militärflughafens.«

So wie Frau A. sind noch 5 weitere Frauen von ihren Müttern während oder vor allem nach dem Krieg weggegeben oder getrennt worden (also 6 von 10 Frauen).

Frau B. (das »Mädchen mit den zwei Müttern«) erzählt:

> »Ich wurde als 4. Kind einer sehr jungen Mutter im Luftschutzkeller geboren. Weil meine Mutter so geschwächt war, wurde ich zu ihrer 17 Jahre älteren Schwester gebracht (die eine Tochter verloren hatte). Weil die amerikanische Besetzung eine Ausgangssperre verhängte, konnte ich als Säugling nicht mehr zur Mutter zurük-

kgebracht werden und blieb daher bis zu meinem 5. Lebensjahr bei dieser Tante in einem Frauenhaushalt. Alle Männer waren im Krieg geblieben. Wenn ich meinen Vater während der Analyse versuchte zu nach den Gründen für die Trennungen zu fragen – die schlimmste Trennung war dann eigentlich die mit 5 Jahren von meiner Tante – hat sich die Mutter dazwischen geworfen und mit heftigem Affekt immer die gleiche Geschichte erzählt. Sie hat den Frieden damit geschlossen. Wenn sie wüßte, was sie mir damit angetan hat, wäre es aus mit ihrem Frieden.«

Auch später hätten die Verletzungen durch diese Mutter, die anderseits viel Leistung verlangte, überwogen. Frau B. habe sich bewusst gegen Kinder entschieden und ihre Karriere geplant, sei immer lieber mit Jungen und Männern zusammengewesen. In der Analyse wiederholt sich die Situation mit den zwei Müttern. Der erste Analytiker, ihre »erste Liebe«, sei ins Ausland gegangen. Wieder habe sie zu früh selbstständig sein müssen. Die 2. Analysemutter wurde dann aber eine tragfähige Person, die ihr auch zeigen konnte, wie sie selbst Verletzungen austeilt.

9 Jahre alt war Frau E. (»Nazitochter«), die als älteste von vier Kindern mit der Mutter in deren Heimat zu ihren Eltern nach der Ausbombung verschlagen wurde. Sie wurde von der Mutter in eine fremde Familie gegeben, weil sie nichts für sie zu Essen hatte. »Ich kann dir nichts zu essen geben, du musst da bleiben.« Sie fühlte sich sehr allein, konnte mit der neuen Freiheit in der fremden Familie nichts anfangen. Das frühere Elternhaus sei sehr geordnet gewesen. Der Vater war selten zu Hause, er gehörte als Polizeichef zum Stab von Rudolf Hess. Es gab Personal, irgendwer kümmerte sich auch um die Kinder. Auch später leidet Frau E. immer wieder unter dieser ungewollten Freiheit. »Es ist alles erlaubt«, wurde zur Qual. Sie hat chaotische Beziehungen mit »verrückten« Männern, denen sie sich wie hörig fühlt, kommt in die Nähe der RAF. Obwohl sie nichts Genaues über die Nazitäterschaft ihres Vaters weiß, hat sie das Gefühl, für ihn büßen zu müssen, nicht eigentlich leben zu dürfen. Im Katamneseinterview steht z. B. unhinterfragt der Begriff »nach dem Zusammenbruch des 3. Reichs«, so wie wenn es keine Befreiung gegeben hätte.

Frau E. über ihre Analyse: »Ich habe zuerst nichts verstanden, drei Jahre war das so. Dann hat sich alles verändert. Die Analyse war wie eine Sonne über dem Moor. Welche die schwarzen Nebel langsam aufsaugt.«

Frau G. die einzige Kriegs-Vollwaise – zögert sehr, im Katamnesegespräch ihre Geschichte noch einmal zu erzählen. Sie musste mit 5 Jahren zusammen mit ihrer Mutter und ihren beiden älteren Geschwistern aus Ostpreußen fliehen. Sie kamen in Norddeutschland in ein Lager, in dem die Mutter an Typhus verstorben sei. Der Vater war im Krieg gefallen. Die

Patientin blieb noch 3 Jahre in dem Lager, bis sie allein und ohne ihre Geschwister in eine Pflegefamilie kam. Das Belastende in der Beziehung zur Mutter sei gewesen, dass diese im Lager vor ihrem Tod sie schon verlassen hätte, als sie einen Liebhaber hatte. Frau G. hat aber an diese Zeit keine Erinnerung, nur die Phantasie, die Mutter sei nicht ganz tot gewesen, sondern lebendig abtransportiert worden. Seit dieser Zeit habe sie immer kämpfen müssen, erst in der Analyse habe sie gelernt, loszulassen. Diese Patientin ist eine der wenigen Patienten, die zu einer Analytikerin gegangen sind. Ihre Pflegemutter habe sie nicht so sehr an sich rangelassen, erst später sei ihr klar geworden, wie sehr diese sie vor dem cholerischen übergriffigen Pflegevater geschützt hätte. Später habe sie sich an ihren Mann geklammert und er sich an sie, wie zwei verlassene Kinder, auch er habe viel furchtbares erlebt als Kind, z. B. wie sein eigener Vater vor seinen Augen erschossen wurde.

In die Analyse führten sie aber nicht alle diese Probleme und ihre teilweise heftigen jahrelangen Körperschmerzen und ihre Selbstmordgedanken bis Ende 30 (das Alter, indem ihre Mutter starb), sondern die evtl. psychotische Erkrankung ihres 3. Sohnes,(auch sie ist das 3. Kind), der von Anfang an ihr Sorgenkind gewesen sei (er habe einen Abtreibungsversuch und eine Unterleibs OP im Mutterbauch überstanden). Bei dieser Patientin beschreiben die Katamneseinterviewer besonders beeindruckend, wie eine analytische Behandlung in der Lage sein kann, die transgenerative Weitergabe von Traumen zu lindern oder zumindest bewusst zu machen.

Aber auch Frauen, die immer bei ihrer Mutter waren, haben Probleme mit der Transgenerativität, vor allem weil sie mit ihre Ursprungsfamilien brechen mussten.

Die 1944 geborene Frau F. (»Genoveva«) gehört zu denjenigen, die ihren Vater nie kennen gelernt haben. Er muss wegen einer Lungenentzündung noch einmal zu Hause gewesen sein. Der ältere Bruder wollte »ihn verstecken«, der Vater aber habe als gutes SS-Mitglied die Kameraden nicht im Stich lassen wollen und gilt als in der Gefangenschaft in Kasachstan verschollen. Auch die Mutter war eine überzeugte NS-Anhängerin, und habe sich bis zu ihrem Lebensende damit gequält. Der Vater und der Bruder der Mutter waren hohe SS-Offiziere; der Onkel wurde in Polen als Massenmörder verurteilt und hingerichtet. Dass sie es heimlich auch der Mutter nicht verziehen hat, dem Vater nicht treu geblieben zu sein, verrät ihr Lieblingsname »Genoveva«, die sich mit ihrem Kind im Wald versteckt, bis der König zurückkommt. Diese Patientin hat selbst keine Kinder. Sie sagt: »Mit Kindern habe ich nie etwas anfangen können. Als ich 11 Jahre alt war, bekam ja meine Mutter meinen Bruder, ich fand es furchtbar, so ein Schweinkram.«

Als die Interviewerin auf ihren Lieblingsnamen »Genoveva« eingeht und sagt, da wäre sie ihrem Vater treu geblieben wie Genoveva, ist sie den Tränen nahe. Sie bedauert es, dass sie erst in der Analyse angefangen habe, zu leben. Frau F. über ihre Analyse:

> »Das Wichtigste an meiner Analyse war, dass ich mich mit der SS-Vergangenheit meines Vaters auseinandergesetzt habe. Gespräche darüber waren in der Familie tabu. Mein Analytiker und ich hatten dieselbe Wellenlänge, wir konnten uns oft in einem ironischen Ton verständigen Es ist allerdings immer ein Abstand geblieben, so ganz konnte ich mich nicht darauf einlassen, geweint habe ich nie.«

Nicht nur im Ungewissen, sondern ganz im Dunklen bleiben spezifisch weibliche Traumatisierungen: Eine Frau, deren Mutter in Panik davongelaufen ist, als schwarze amerikanische Soldaten sich näherten. Nachher habe sie mit geöffneten Windeln dagelegen. Eine andere wurde von einem Freund des Vaters, den dieser aus der Kriegsgefangenschaft mit nach Hause brachte, missbraucht, ohne dass die Mutter, die als sehr schwach und abhängig beschrieben wird, sie hätte schützen können. In beiden Fällen handelt es sich um schwer gestörte ehemalige Patientinnen, deren Analytiker es nicht wagten, diesen Traumatisierungen Platz zu geben.

Jede dieser Biographien ist einzigartig, die Traumatisierungen hängen jedoch mit der deutschen Geschichte im vergangenen Jahrhundert zusammen. Zu fragen ist natürlich auch, ob eine kollektive Traumatisierung, die dann schon fast wieder normal war, evtl. zu weniger gravierenden Folgen führt, da ja Versuche der kollektiven Symbolisierung stattfinden können.

Viele Mütter und Väter in Deutschland haben in dieser Zeit versucht, ihre Kinder zu schützen, das Trauma liegt u. a. darin, dass es nicht möglich war. Die Abwesenheit der Ehemänner traf zum Teil auf Frauen, die selbst ihren Vater im ersten Weltkrieg verloren oder länger vermisst haben. Wie die Frauen dieser von mir untersuchten Gruppe diese Traumatisierung erleben, versuche ich mit der Theorie vom ödipalen Übergangsraum von Thomas Ogden (1995) zu erklären: ein Raum, der durch den Krieg in ganz spezifischer Weise zerstört worden ist.

2. Frühe Phase des weiblichen Ödipuskomplexes

In der frühen Phase des Ödipuskomplexes geht es um den Übergang von einer Beziehung zu einem inneren Objekt (das von einem selbst nicht ganz getrennt ist) zu einer Besetzung eines äußeren Objektes, das außerhalb der eigenen Omnipotenz existiert: der ödipalen Mutter und des ödipalen Vaters. Diese ist nach Ogden (1995) zentral für die Erzeugung einer Triangulation.

Dabei ist dieser Übergang zur ödipalen Liebe die Grundlage der späteren Liebesbeziehung mit ganzen Objekten. Dieser Übergang wird vom Mädchen zum Teil als Verrat erlebt, die Eltern haben eine sie ausschließende Beziehung. Dieses kann nach Ogden untraumatisch erlebt werden, wenn sich das Mädchen vorher in die noch nicht ganz ödipale Mutter verlieben kann, die eine eigene unbewusste Identifikation mit ihrem eigenen Vater hat. Diese Mutter muss es gestatten können, als Vater vorübergehend geliebt zu werden, was ihr ihre eigene Beziehung zu ihrem eigenen inneren Vater ermöglicht. Der Vater ist immer im Unbewussten der Mutter vertreten, die Mutter sagt sozusagen zur Tochter: »Wenn ich ein Mann wäre, würde ich in dich verliebt sein«. Die Mutter lässt sich als Übergang zum Vater benutzen und gibt der Beziehung des kleinen Mädchens zum Vater, und damit zu anderen Männern den Segen. Erst dann kann sich das Mädchen trauen, sich an die Liebe dem Vater gegenüber heranzuwagen, erst dann tritt der reale Vater in Erscheinung, seine Mitwirkung wird nötig. Fehlt die aktive Unterstützung des Vaters, dann ist der Übergang äußerst schwierig. Selbst der Wunsch, so zu sein wie der Vater wird dann vom Mädchen als verbotene Handlung, als Verrat an der Mutter erlebt. Als Ausweg kann sie die Phantasie entwickeln, »es gibt nichts, was nur ein Mann kann, was ich nicht auch könnte« oder sie fühlt sich als Frau fehlerhaft, inkomplett, von der Liebe des Vaters und anderer Männer extrem abhängig.

Wendet man diese Vorstellungen auf die hier dargestellten Biographien von Frauen und deren psychische Probleme in der Mitte des Lebens an, so wird deutlich, dass es durchaus nicht nur auf die reale Präsens des Vaters ankommt, sondern im Wesentlichen auf die innere Beziehung der Mutter zum eigenen Vater. Dennoch ist in jedem von mir untersuchten Fall die Übergangsbeziehung zur Mutter gestört, d. h. die Störung hat im wesentlich schon vorher stattgefunden, da die meisten weggegeben oder getrennt wurden von der Mutter, was von den Töchtern als Ablehnung, eigene Fehlerhaftigkeit und Schuld erlebt werden konnte oder erst gar keine omnipotente Phantasie mit einem subjektiven Objekt aufgebaut werden konnte. Zusätzlich wird dann der Übergang zum ödipalen Objekt sozusagen an einem Tag erzwungen, wenn der Vater zurückkommt.

Eine über 60jährige Patientin findet in der Analyse eine für sie zentrale Erinnerung: Sie war im Alter von 5 Jahren mit der Mutter und kleineren Geschwistern evakuiert. Der heiß ersehnte Vater sollte an diesem Tag auf Fronturlaub kommen. Sie wartet den ganzen Tag im Hof auf ihn, um ihn abzufangen und sich bei ihm über die schlechte Behandlung durch die Mutter zu beklagen. Er kommt aber nachts und sie wird am nächsten Tag hinausgeschickt, damit die Eltern allein sein können.

So zu sein wie der Vater ist dann oft lange die einzige Möglichkeit, ein stabiles Selbstwertgefühl aufrechtzuerhalten auf Kosten von Beziehungen zu Männern und evtl. eigenen Kindern. In der Mitte des Lebens wird diese Selbstwertfrage akut, da keine Kindermehr zu zeugen sind und manchmal auch keine Beziehungen zu Männern mehr gefunden werden und die beruflichen Ziele erreicht worden sind.

3. Beziehungen der Männer zu ihren Müttern

Die Erzählungen der Männer in Bezug auf ihre Mütter hören sich sehr anders an. Als erstes fällt auf, dass sie kaum zu eruieren sind, obwohl alle, bis auf einen ehemaligen Patienten, die entscheidenden frühen Lebensjahre mit der Mutter allein ohne Vater verbracht haben. Es ist natürlich insbesondere hier die Frage, wie man von äußeren Angaben auf unbewusste Objektbeziehungen schließen kann, aber genau dies ist ja Thema hier.

1942 geboren wurde Herr A. (der »nicht allein sein kann«) mit 3 Lebensmonaten mit der Mutter in deren ehemalige Heimat evakuiert. Dort suchte er sich einen Schwager der Mutter als Vaterersatz, der ihm sehr imponierte. Bei der Rückkehr zum Vater, der im 1 Weltkrieg mit Gas vergiftet war und deshalb nicht Soldat werden musste und zu Hause das Geschäft weiterführte, war dieser für den Sohn ein fremder Mann. Der Junge versuchte aktiv, die Rückkehr zu verhindern, indem er das Permit der Besatzer vernichtete. Später habe er seiner Mutter – da der Vater früh verstarb – geholfen, ihr Leben zu regeln. Die Beziehung zu seiner Mutter beschreibt er nicht, wohl aber stellvertretend ausführlich die Konflikte mit seinen verschiedenen Partnerinnen und die Beziehung zu seiner Tochter, die nach der Trennung von seiner ersten Frau bei ihm bleibt, damit er nicht so einsam sei.

Der 1942 geborene Herr C. (»Mutters Kind«) kannte seinen Vater nicht bis zum 8. Lebensjahr. Er lebte mit seiner Mutter und seinem Bruder im Haus der Eltern der Mutter, in dem noch die Schwiegermutter der Mutter Zuflucht gefunden hatte. Bei einem Luftangriff wurde das Haus getroffen und alle Großeltern kamen um, nur er, seine Mutter und der Onkel kamen mit dem Leben und er kam einer Fersenverletzung davon. In ihrer Not kamen sie in einem katholischen Pfarrhaus unter, was ihn aus Dankbarkeit später Pfarrer werden ließ. Der Vater kam zwar 1945 aus dem Krieg heim, lebte aber bis 49 in einer anderen Stadt. Der Vater war für ihn kein Thema, er war cholerisch und wandte sich dem nach 1950 geborenen jüngeren Bruder zu, den er aufwachsen sah. Er war ganz »Mutters Kind«, dennoch erfährt die Interviewerin nichts über diese Beziehung, außer dass die Mutter nach dem Tod der Großeltern wie versteinert war. Im Gespräch mit der Analytikerin wird jedoch deutlich, dass es sich um eine hochambivalente sadomasochistische Beziehung gehandelt haben muss, mit Schlageritualen, und Beschämung. Herr C. formuliert, dass es ihm in der Beziehung zu Frauen nicht um die Frau ginge, sondern um das Bild des Mannes in der Frau, um es zu reparieren. Kurz vor ihrem Tod teilte seine Mutter ihm ihren Traum mit, in dem ein Mann ohne Gesicht sie streichelt und sie nicht wusste, ob es ihr oder sein Vater war.

Es ist zu vermuten, dass hinter der Nicht-Mitteilung – trotz Nachfrage in den semistrukturierten Katamneseinterviews – oder der kindlichen Amnesie in Bezug auf die frühen Jahre mit der Mutter sich vieles verbirgt.

Die Tatsache, dass die Männer in dieser Gruppe eher die aktuellen Frauenbeziehungen zum Thema und zum Anlass ihres Therapiewunsches machen, wird auch bei Herrn D. (»Sehnsucht nach dem verschollenen Vater«) deutlich, der wegen heftiger Konflikte mit seiner Ehefrau und zahlreichen außerehelichen Beziehungen und Bordellbesuchen in Behandlung kam. Er bemerkt als erstes, dass er von seinem Vater während seines letzten Fronturlaubs gezeugt worden sei, der dann »verschollen« sei. Seinen ersten Einfall auf der Couch werde er nie vergessen, er habe den aufgebahrten Großvater vor sich gesehen, der eine Art Vaterersatz für ihn gewesen sei, der ihm geholfen habe, von der starken dominanten Mutter wegzukommen. Der Großvater sei an einem Unfall auf dem Bauernhof verstorben, als er 10 Jahre alt war. Die Analyse habe oft um diesen Punkt gekreist, seine Sehnsucht nach dem verschollenen Vater. Er habe auch erst in der Analyse verstanden, dass die Mutter nie wirklich um den Vater trauern konnte, weil kein Todesdatum und Ort bekannt waren während sie immer noch hoffte, dass er aus der Kriegsgefangenschaft zurückkehrte. In Sätzen wie »Wenn Euer Vater das sehen könnte« war er trotzdem omnipräsent. Mit der 9 Jahre älteren Schwester, die noch Erinnerungen an den Vater hatte, habe er nicht darüber sprechen können, für sie war es wohl zu schmerzhaft. Die Auseinandersetzung mit einem realen Vater in der Analyse, an dem er auch die Grenzen seiner eigenen Destruktivität ausmessen kann (das Wichtigste sei gewesen, dass der Analytiker einmal gesagt habe »Das halte ich nicht mehr aus«) versetzt den Patienten in die Lage, nach dem Tod seiner Frau während der Analyse, seine beiden Töchter großzuziehen, sowie eine neue weniger zerstörerische

Beziehung einzugehen. Der Analytiker beschreibt eindrucksvoll, wie er sich als Vater gefühlt hat, aber auch als derjenige, der den Vater in den Krieg geschickt hat.

Herr D. über seine Analyse:

>»Die Analyse ist schon eine tolle Sache, der Analytiker hat vieles aushalten müssen. Beinahe hätte sie aber mein Leben zerstört. Als ich mit dem Rennrad auf dem Weg zur Analyse einen schweren Unfall hatte. Es war wichtig, dass der Analytiker respektiert hat, als ich sagte, er könne sich doch gar nicht vorstellen, wie das sei, ohne Vater aufgewachsen zu sein: da ist ein große Leerstelle. Er hat mir dann das Gefühl gegeben, dass er es wahrscheinlich nie ganz nachfühlen könnte, was ich alles erlebt habe. Dadurch hat er mich ernst genommen.«

4. Der ödipale Übergangsraum beim Jungen

Beim Jungen gibt es nach Ogden (1995) denselben Übergangsraum vor dem Eintritt in den Ödipuskomplex wie beim Mädchen mit dem Unterschied, dass die ödipale Mutter die gleiche ist und nicht ist. Die psychische Nähe der präödipalen Mutter zum ödipalen Liebesobjekt ist typisch für die männliche Entwicklung. Der Eintritt in die erotische und romantische Beziehung mit der ödipalen Mutter ist mit großer Angst verbunden, weil sie der omnipotenten präödipalen Mutter so ähnlich ist. Die Gefahr nach der oft traumatischen Entdeckung der Andersartigkeit liegt darin, dass die ödipale Romanze als in überwältigender Weise vom Schatten der präödipalen Mutter bedroht erlebt wird. Die Identifikation des Jungen mit dem Mann und die Idealisierung des Vaters entsteht normalerweise in der Beziehung mit einer Frau, der Mutter, hier wiederum durch deren eigenen inneren Vater. Der tatsächliche Vater ist nach Ogden (1995) erst in 2. Linie der Träger des Phallus. Auch hier muss die Mutter in der Lage sein, sich als Übergang zum tatsächlichen Vater benutzen zu lassen. Das Gefühl des Zusammenbruchs des Selbst tritt dann auf, wenn es von der Mutter zu sehr vereinnahmt wird. Wenn die Objektbeziehung mit der Mutter in hohem Maße erotisiert wird, kein schützendes Inzestverbot existiert, kann sie nicht mehr von der Realität unterschieden werden (»Ich bin mein Vater«). Durch die völlige Abwesenheit eines Dritten kann eine Phantasie über den Geschlechtsverkehr mit der omnipotenten Mutter in unmittelbarerer Zweiheit ohne einen Dritten entgleisen oder der Vater ist in der Phantasie von der omnipotenten präödipalen Mutter zerstört durch ihre entgrenzte Sexualität oder der Junge muss immer Kind bleiben, darf kein Mann werden, weil ihn die mächtige Mutter daran hindert. Er kann nur versuchen, selbst magisch zu werden. Das Beobachten der Urszene (im übertragenen Sinn) hat in diesem Zusammenhang eine triangulierende Funktion, es lässt eine interpretative Schicht zu, der Beobachter ist außerhalb des sexuellen Aktes (der Junge ist nicht der Vater und nicht die sexuelle Energie selbst).

Wiederum auf die Abwesenheit der Väter in den beschriebenen Fällen bezogen heißt das m. E. zunächst, dass es auf die innere Funktion des Vaters und Mannes in der Mutter ankommt. Ist diese jedoch selbst in einer Krise, so kann die psychische Nähe zwischen präödipaler und ödipaler Mutter zu groß sein, um eine dauerhafte ödipale Grundlage zu bilden für spätere Liebesbeziehungen. Auffallend ist, dass diese Jungen alle nicht von ihren Müttern getrennt wurden – wie die Mädchen – sondern zum Teil lange allein mit ihr und deren Herkunftsfamilie lebten, z. T. mit Ersatzvätern. Wieso geraten sie in oder nach der Lebensmitte in eine bedrohliche Krise, die sie in die Analyse führt? Ehekrisen, oft durch zahlreiche Affären ausgelöst, Trennungswünsche sind die meisten angegebenen Gründe. Könnte es sein, dass die älter werdende Ehefrau der präödipalen Mutter bedrohlich ähnlich zu werden droht und deshalb neue Versuche, die ödipale Mutter in einer anderen Frau wiederzufinden, gestartet werden?

Zusammenfassend lässt sich sagen, dass die von mir untersuchten Katamnesen m. E. ein eindrückliches Bild davon geben, wie sinnvoll und hilfreich, z. T. sogar lebenserhaltend es sein kann, im mittleren oder höheren Erwachsenenalter in einer analytischen Behandlung diese frühen Kindheitstraumen zu erinnern, sie zu wiederholen und durchzuarbeiten. Der innere Raum – der zerstörte Übergangsraum oder auch der der Mutter geliehene Resonanzraum – kann sich in der Analyse mit Hilfe eines Analytikers und des »analytischen Dritten« – wie Ogden (1995) es nennt entfalten. Häufig ist dabei die Phantasie der Patienten dieser Generation, dass die Analytikerin auf Grund der »Gnade der späteren Geburt« sozusagen über einen unbeschädigten ödipalen »Übergangsraum« verfügt.

Literatur

Bude, H. (1995): Das Altern einer Generation, die Jahrgänge 1938–1948. Frankfurt a. M. (Suhrkamp).

Leuzinger-Bohleber, M., Stuhr, U., Rüger, B., Beutel, M. (2001): Langzeitwirkungen von Psychoanalysen und Psychotherapien: eine multiperspektivische, repräsentative Katamnesestudie. Psyche 51, 193–267.

Leuzinger-Bohleber, M., Rüger, B., Stuhr, U., Beutel, M. (2002): Forschen und Heilen in der Psychoanalyse, Ergebnisse und Berichte aus Forschung und Praxis. Stuttgart (Kohlhammer).

Mitscherlich, A., M. Mitscherlich-Nielsen (1967): Die Unfähigkeit zu trauern. München (Piper).

Ogden, Th. (1995): Frühe Formen des Erlebens. Wien, New York (Springer).

Radebold, H. (2000): Abwesende Väter. Folgen der Kriegskindheit in Psychoanalysen. Göttingen (Vandenhoeck & Ruprecht).

Sandell, R., Blomberg, J., Lazar, A., Carlsson, J., Broberg, J., Schubert, J. (2001): Unterschiedliche Langzeitergebnisse von Psychoanalysen und Psychotherapien. Aus der Forschung des Stockholmer Projektes. Psyche 51, 277–319.

Schäfer, K.-H.; Strömbach, R. (1997): Abwesende Väter, anwesende Mütter. Gelnhausen (Triga).

Vertreibungsschicksale in Psychoanalysen

Günter Jerouschek

Die psychischen Auswirkungen des Zweiten Weltkrieges bei der deutschen Bevölkerung beginnen erst jetzt für die Psychoanalyse »entdeckt« zu werden, nachdem sie zuvor vier Jahrzehnte lang mehr oder weniger redundant geblieben sind. Bildet der Krieg den allgemeinen Verständnishorizont für Auffälligkeiten eines Gutteils unserer Klientel, so kennzeichnet das Vertreibungsschicksal einen besonderen Ausschnitt mit spezifischen Konturen. Regelmäßig traumatisch erfahren, wird es transgenerational tradiert und wirft so seinen Schatten auf die Folgegenerationen. Im vorliegenden, qualitativ angelegten Beitrag wird anhand zweier Fallvignetten aufzuzeigen versucht, dass sich manchmal erst aus der Einbeziehung des Vertreibungshintergrundes ein hinlänglicher Zugang zur Patientenbiographie[1] erschließt.

Pathologische Normalität
Verleugnung, Schuldgefühle und transgenerationaler Transfer

In der Nachkriegszeit waren Vertreibungsschicksale so häufig, dass man ihrer spezifischen Bedeutung für psychische Auffälligkeiten bis hin zur Ausbildung psychopathologischer Symptomatiken gar nicht erst gewahr wurde. Stricto sensu bestanden die Vertreibungen in Deportation und Expropriation, deren bürokratische Regie so groteske Details wie die Anweisung, den Hofhund vor Verlassen des Gehöfts noch zu töten, hervorbrachte. Nicht zu Unrecht wurde gerade in der seinerzeitigen »Normalität« dieser Pathologie der Grund dafür gesehen, dass erst jetzt das pathogene Potential von Krieg und Vertreibung ins Blickfeld rückt (vgl. Radebold 2000, S. 101, 179). Für die Sprachregelung der Nachkriegszeit fällt auf, dass, wenn von Vertreibung die Rede ist, alltagssprachlich sich weit häufiger die Termini Flucht und Flüchtling als Vertreibung und Vertriebener finden. Die Verwendung des Euphemismus Flüchtling konnte eigentlich nur dazu angetan sein, den Vertriebenen noch ein Minimum an Verfügung über ihr Schicksal zuzubilligen, damit aber auch ein Stück Schuld daran.

Bildete damit die erste Vertreibungsgeneration, die Expropriation und Deportation noch am eigenen Leibe erfahren hatte – Peter Härtling (1999) hat ihr ein literarisches Denkmal gesetzt –, eine Art blinden Fleck in unserer psychoanalytisch-therapeutischen Wahrnehmung, so gilt das umso mehr, als sie mittlerweile aus unserer psychoanalytischen Praxis so gut wie ausgestorben sein dürfte. Demgegenüber aber ist mit Hartmut Radebold davon auszugehen, dass sie in der alterspsychotherapeutischen Praxis eindeutig überrepräsentiert ist. Der Normalfall in unseren Praxen dürfte noch die so genannte zweite Vertreibungsgeneration sein, während die dritte sich gerade anschickt, unserer Klientel zuzuwachsen. Von der zweiten Vertreibungsgeneration soll hier namentlich die Rede sein.

Vertreibungstrauma und Bewältigungsversuche

Bei der Vertreibung handelt es sich um eine traumatische Erfahrung, und dementsprechend müssen wir einen transgenerationalen Transfer – Kestenberg (1990) will hier spezifischer von Transposition sprechen – dieses Vertreibungsschicksal der ersten Generation in Rechnung stellen. Dabei scheint es tunlich, eine weitere Differenzierung vorzunehmen, nämlich je nachdem, ob beide Elternteile der ersten Generation vom Vertreibungsschicksal betroffen waren oder nur ein Elternteil. Als Nachgeborener der ersten Vertreibungsgeneration gehöre ich zu den typischen Vertretern der zweiten Generation, wobei hier beide Elternteile das Vertreibungsschicksal teilen. Sie stammen aus einer Kleinstadt in Südböhmen und waren dort zum Zeitpunkt der Deportationen bereits fest verwurzelt. Das psychische Überleben gewährleistete ihnen in ihrer neuen Umgebung in Schwaben von Anfang an der Garten, eine Art selbstgeschaffenes Übergangsobjekt und nicht zu verwechseln mit dem mehr einem desexualisierten Fetisch gleichenden »verbindenden Objekt« im Sinne Volkans (1972). Der Garten diente nicht nur als Refugium und zur Selbstversorgung, sondern auch zur Vergewisserung, dass die neue Umwelt nicht bruchlos unter das Apriori des Vertreibungstraumas zu subsumieren wäre.

Umso dramatischer wirkte es sich dementsprechend aus, als meine Eltern von den »Gartenfreunden«, wie die Kleingärtner sich nannten, aus ihrem Pachtverhältnis gemobbt werden sollten, nachdem mein Vater dem so genannten »Arbeitsdienst« – wie man, reichlich unsensibel, die für die Anlage anfallenden Gemeinschaftsleistungen nannte – altershalber nicht mehr nachkommen konnte. Für fast zwei Jahre war dies das alles obsedierende Thema, wiederkehrende Panikattacken, Tachykardien, massive Schlafstörungen, Somatisierungen, angsthysterische Krisen und depressive Intervalle waren die Folge. Das psychotraumatische Belastungssyndrom hielt auch noch an, nachdem ich mich mit dem mir zu Gebote stehenden Nachdruck und letztlich auch erfolgreich dafür eingesetzt hatte, dass die Arbeitsleistungen geldeswert ablösbar sein sollten. Mein Analytiker kommentierte diese auch für mich äußerst belastende Phase nur mit einem »die zweite Vertreibung«, und damit war auch alles gesagt: Die Phantasie vom geschützten Raum war gutteils ausgeträumt, eine nochmalige fremdbestimmte Ausweisung hätten meine Eltern nicht überlebt. Aus eigenem Antrieb konnten sie vor drei Jahren den sie überfordernden Garten aufgeben. Zurück in die alte Heimat wollten sie übrigens nie, ihren dortigen Besitz hatten sie abgeschrieben, nur verweigerten sie sich der Zumutung, den Böhmen, wie man die Tschechen im Sudetenland nannte, zu der Entrechtung auch noch ihren Segen zu geben.

Ich denke, es ist keine Frage, dass ohne die Einbeziehung des Vertreibungshintergrundes die dekompensierende Reaktion meiner Eltern auf die Versuche, das Jahrzehnte alte Pachtverhältnis, (das letzte aus der »Gründerzeit« – Generation), aufzukündigen, überzogen, irrational und pathologisch wie letztlich unverständlich erscheinen müsste. Mit dem Kompensat geriet auch das psychosoziale Stabilisierungsarrangement ins Wanken, und das scheinbar gebannte Vertreibungsgespenst ging wieder um. Der beidseitige Umgang war von Beschämungen und – verschobenen – Vorwürfen geprägt und schien wie unter dem Motto zu stehen, wer von beiden denn schuld an der neuerlichen Vertreibung wäre. Was man aber einmal hatte und auch nur im entferntesten noch einmal verwendbar sein konnte, davon durfte man sich niemals trennen: es konnte ja überlebensnotwendig werden. Diese das Kriegstrauma bewahrende und zum Horten führende Phantasie scheint mir für das in den letzten Jahren in die Schlagzeilen geratene »Vermüllungssyndrom« gerade Älterer bedeutsam zu sein. Im Gegensatz zu meinen Eltern gab es nicht wenige Vertreibungsopfer aus dem Bekannten – und Verwandtenkreis, die vor dem Gedanken an ein eigenes Heim geradezu kontraphobisch zurückschreckten: Sich in der zweiten Heimat aufs Neue eigentümlich zu verwurzeln, damit konnten sie nur nach dem Bob Dylanschen Motto, »wer nichts hat, hat auch nichts zu verlieren«, umgehen.

Die zweite Generation
Die virtuelle Heimat

Die für mich einschneidendste und auch prägende Erfahrung von frühester Kindheit an war das Aufwachsen mit zwei Heimaten. Es gab die reale Heimat, Schwaben, wo ich geboren wurde, daneben aber noch eine zweite, imaginäre, die die Eltern und Verwandten meinten, wenn sie von »dahoam« sprachen. Die zwei Heimaten mobilisierten früh intellektuelle Anstrengungen, diesem Rätsel auf die Spur zu kommen, und noch das spätere Studium der Geschichte verdankt sich dieser frühen Herkunftssuche. Die doppelte Identität als Rechtsprofessor und Psychoanalytiker kommt nicht von ungefähr, und auch die Anflüge tiefer Trauer um das Aussterben deutscher Dialekte wie des Ostpreußischen, Elsässischen, Schlesischen oder eben des Sudetendeutschen, meiner »Muttersprache«, spielen hier herein.

Fraglos stellt der zugewachsene Umgang mit zwei Heimaten, die oft zugleich ja auch für zwei kulturelle Färbungen stehen, auch eine Bereicherung, eine innovative Relativierung von sonst Selbstverständlichem dar. Freilich sollte man dieses Privileg (vgl. Julius 1992) der »zwei Seelen ach in einer Brust« auch nicht, wie dies manchmal geschieht, einseitig schönreden, denn es kostet seinen psychischen Preis. Was die zweite Heimat anlangte, so waren die Vertriebenen dort kaum willkommen, sondern mehr noch personae non gratae, wie es übrigens auch den aus Schlesien Vertriebenen im Sudetenland erging (vgl. Radebold 2000, S. 21). Mit der Stigmatisierung war man aber nolens volens auch etwas Besonderes, was eine narzisstische Herausforderung darstellte (Radebold 2000, S. 125). Um der Exkommunikation und Schlimmerem zu entgehen, musste ich binnen kurzem perfekt Schwäbisch erlernen, nachdem Jungen im Kindergarten dem fremdelnden und des einheimischen Idioms nicht mächtigen »Flüchtlingsbuben«, der dazu noch »Heide« war, gegenüber handgreiflich wurden.

Anpassung und Autonomie

Regelmäßig wurde der zweiten Vertreibungsgeneration seitens der ersten eine enorme Anpassungsleistung abverlangt. Die der zweiten Generation innerfamiliär zugedachte Devise lautete in etwa: »Um nichts in der Welt auffallen oder den Anschein erwecken, man gönne sich etwas!« Strapazierungen dieser Devise lösten Ängste und massive Vorwürfe aus, so als ob wieder eine Vertreibung drohe. Dass eine solche Sozialisation zugleich auf eine Gratwanderung zwischen Autonomiewahrung und Selbstverleugnung hinaus lief, dürfte auf der Hand liegen. Bei den Vertriebenen der zweiten Generation werden therapeutisch noch vor den Schuldkonflikten massive Schamkonflikte von Relevanz sein, desweiteren narzisstische Selbstwertproblematiken mit depressiven Verstimmungen, die häufig mit dem Elend kollusiver Parentifizierung in Zusammenhang stehen (vgl. Radebold 2000, S. 21, 211). Als Kompromissbildung könnte ich mir eine Überrepräsentanz dessen vorstellen, was ich das *Prinzip der zweiten Reihe* nennen möchte. Vertreter dieser Klientel werden den Kopf nicht allzu weit herausstrecken – denn hier droht dann die Kastration – sondern sich eher im Hintergrund von Führerpersönlichkeiten bewegen. Wenn der Kompromiss nach dem Prinzip der zweiten Reihe häufig auf recht hohem karreristischen Niveau gesucht wird, so ändert dies an der grundlegend fragilen und leicht irritierbaren Selbstkonstitution und Identitätsdiffusion nichts.

Dass diese beständige Infragestellung der narzisstischen Integrität mit kontraphobischen Weiterungen, etwa provokant-unverschämtem Auftreten oder Rivalisieren, einhergehen kann, versteht sich von selbst. Die hierbei notorische Leistungsorientierung ist überdeterminiert: Schulischer Ehrgeiz und Erfolg ermöglichen das Rivalisieren mit Wortführern der unnahbaren Peergroup, bei der man aber zugleich um Anerkennung ringt. Dann garantiert das Leistungsparadigma eine narzisstische Sicherheitszone, die weitgehend der eigenen Kontrolle unterliegt und verspricht die Anerkennung durch Lehrer, die elterlichen Repräsentanten der anderen Heimat. Und nicht zuletzt wird hiermit die unbewusst gewähnte Schuld am Verlust des verlorenen Paradieses abgearbeitet, was freilich ein untauglicher Reparationsversuch bleiben muss. Am Umgang mit der eigenen Körperlichkeit imponiert vor allem die Unerbittlichkeit, mit der ihr bloße Funktionstüchtigkeit, wie einer wartungsfreien Maschine, abverlangt wird. Sonstigen Rücksichten gegenüber, namentlich ästhetischen, verbleibt das Körperich weitgehend indifferent (Radebold 2000, S. 115).

Die verleugnete Muttergeschichte
Rätselhafte Wiederkehr

Als weiteres Beispiel für die transgenerationale Vermittlung möchte ich nun eine Vignette aus Interviews mit der Tochter aus einer Vertreibungs-Mischehe vorstellen. Die ledige 45-jährige war in der Touristikbranche tätig und kam wegen iterativer depressiver Schübe und Beziehungsstörungen in Analyse. Sie berichtete von dem für sie und ihre Kollegen befremdlichen Umstand, dass sie sich bei der Dienstplanung immer um die »Ostrava-Tour« bemühe, obwohl diese im Kollegenkreis zu den unbeliebtesten gehöre. Deswegen werde sie bereits gehänselt, und das umso mehr, als sie bevorzugt sogar Fahrten wähle, bei denen eine Übernachtung anfalle. In der Freizeit laufe sie dann herum, trinke irgendwo Kaffee und schaue sich um. Sie habe aber keine Ahnung, warum.

Auf meine Anregung hin erkundigte sie sich bei ihrer Tante nach dem Geburtsort ihrer bereits verstorbenen Mutter. Es war dies Mährisch-Ostrau, das heutige Ostrava. Auffällig war dabei, dass man in der Familie zwar wusste, dass die Mutter aus der »Tschechei«[2] stammte, sonst aber nichts, nicht einmal den Geburtsort, geschweige denn irgendwelche Erinnerungen an die Heimat oder die näheren Umstände der Vertreibung, die die Mutter in der frühen Pubertät erlitten haben musste. Die Kindheit der Mutter samt dem Vertreibungsschicksal war gleichsam totgeschwiegen worden. Bei Einladungen und Besuchen wurde peinlich darauf geachtet, dass die Verwandtschaften väterlicher- und mütterlicherseits nie aufeinander trafen. Der Vater stammte aus einer begüterten einheimischen Familie, in der man sich der nicht standesgemäß angeheirateten »armen« Verwandten aus dem Osten schämte. So fiel auch die Geschichte der Mutter der Scham zum Opfer, sie wurde verleugnet und geriet so zum unsäglichen Geheimnis.

Gefrorene Gefühle

Mit der Beziehungsstörung hatte es die Bewandtnis, dass sich die Probandin in ihren längerfristigen Beziehungen – einmal fünf, einmal sechs Jahre – jeweils Partnern zuwandte, die, herrisch und cholerisch, zu gewalttätigen Ausfällen neigten. Traf sie ausnahmsweise auf einen zugewandteren und liebevolleren Partner, so »schoss« sie ihn, wie sie es nannte, nach kürzerer Zeit »ab«, indem sie sich promiskuitiven Eskapaden, die sie als ich-fremd erlebte, hingab. Diese Beziehungen war ihr nichts wert, hier kehrte sie den Spieß ungerührt um. Tertium non datur. Gefühle überhaupt wurden gern ohne affektive Anteilnahme geschildert, sie wirkten wie anästhetisiert (zur Gefühlslähmung vgl. auch Fischer/Riedesser 1998, S. 45). Zerstörte Gefühle waren für Schuld und Trauer unzugänglich; Wut und Trauer blieben depressiv eingefroren.

Fraglos spielte hier auch ein deutliches Übertragungsagieren herein, und ebenso fraglos hat man eine Objektwahl nach dem väterlichen Vorbild, das von vergleichbarer, in Brachialität ausartender Affektinkontinenz war wie ihre Partner, zu gewärtigen. Aber wie klaglos und schicksalsergeben die

Patientin die immer wieder vorkommenden gewalttätigen Demütigungen sich gefallen ließ, legt die Einbeziehung einer weiteren Determinanten nahe. Die Mutter der Patientin war als »Flüchtlingsmädchen« von einem arrivierten Alteingesessenen zur Frau genommen worden. Das war in der Nachkriegszeit alles andere als selbstverständlich, eine solche Mesalliance galt als rechtfertigungsbedürftig. Zumeist hieß es, der grundsätzlich als deklassierend empfundene Partner sei wenigstens anständig, so als ob das Gegenteil die Regel wäre. Die Mutter der Patientin hatte vor diesem Hintergrund froh zu sein, so eine Partie gemacht zu haben. Sie hatte schön ruhig, moderierend im Hintergrund zu bleiben, dankbar, klaglos und schicksalsergeben – wie die Patientin in Anbetracht der internalisierten Beziehungskonfiguration der elterlichen Objekte.

Delegationen

Ich möchte dafürhalten, dass man ohne die Einbeziehung dieser identifikatorischen Aspekte des mütterlichen Vertreibungshintergrundes die Psychodynamik der Patientin verfehlte. Auch ihre Gleichgültigkeit, manchmal schon Rücksichtslosigkeit, Gefühlen gegenüber, ihre Neigung überhaupt, sich unter Wert zu verkaufen, ließen sich nicht angemessen verstehen. Zu einer ihren exzellenten organisatorischen Fähigkeiten entsprechenden Karriere musste man sie regelrecht tragen. Als Seiteneinsteigerin bekam sie den Zuschlag für eine Leitungsposition im Servicebereich. Ihre Bewerbung hierauf hatte eine Freundin abgeben müssen. Ich denke, es dürfte mehr oder weniger evident sein, wie hier das – verleugnete – mütterliche Vertreibungsschicksal seinen Schatten auf die nächste Generation wirft. Ein jüngerer Bruder der Patientin entwickelte eine ausgeprägte Borderline-Symptomatik, die in erster Linie wohl einem frühkindlichen Separationstrauma geschuldet ist. Ihn würde man im familiären Diskurs am liebsten hinter den Kulissen belassen, wie das Vertreibungsschicksal der Mutter. Insoweit spielt er diesen an ihn delegierten Part des dunklen Flecks in der Familienlegende, ein Beispiel für die nach Radebold (2000, S. 99, 113 f.) symptomatischen »delegierten Identitäten«.

Geschichtlichkeit als narzisstische Kränkung

Ich hoffe, einige Anhaltspunkte für Irritationen der Identität gegeben zu haben, die durch Vertreibungsschicksale hinterlassen und transgenerational tradiert werden. Ich halte es auch für untunlich, solcher lebensweltlicher Bezüge in der analytisch-therapeutischen Beziehung entraten zu wollen, eben weil sie ihre unbewusste Gravur hinterlassen und psychodynamisch virulent bleiben. Eine solche Perspektive scheint mir umso unabweisbarer zu sein, als nach meinem Verständnis der tiefere Sinn der Psychoanalyse nicht zuletzt auch in der Wiedergewinnung des Zugangs zur eigenen Biographie liegt. Von daher möchte ich mit meinen knappen Ausführungen auch nur zu einer gewissen Sensibilisierung für mögliche Vertreibungshintergründe in unserer psychoanalytischen Arbeit anregen, um nicht eine spezifische Psychodynamik als bloßen intrapsychischen Konflikt, sozusagen »hausgemacht«, zu missdeuten.

Mit meinem Plädoyer gegen die Entmächtigung der Geschichtlichkeit in Psychoanalysen glaube ich mich durchaus auch auf Sigmund Freud berufen zu können. Für ihn war eine analytische Beschäftigung mit der Geschichte seiner Patienten noch eine schiere Selbstverständlichkeit. Nicht nur betätigte er sich immer wieder – wenn auch bisweilen mit schlechtem Gewissen - als Psychohistoriker, auch in seiner therapeutischen Praxis bereitete es ihm Sorge, den kulturellen Hintergrund seiner ausländischen Patienten zu wenig zu kennen, um sie angemessen zu verstehen und analysieren zu können (Freud 1922/1972, S. 138). Sicher mag der Rekurs auf die realgeschichtliche Biographie die Gefahr der Flucht aus der analytischen Übertragungsbeziehung bergen, ich möchte aber zu bedenken geben, ob es nicht ebenso gut eine narzisstische Kränkung sein kann anzuerkennen, dass es eine Realität jenseits des analytisch-therapeutischen Diskurses gibt.

Anmerkungen

1 Eine Vignette bezieht sich auf den Referenten selbst als einen Vertreter der sog. zweiten Vertreibungsgeneration. Die andere veranschaulicht je unterschiedliche Verarbeitungsmodi, je nachdem, welche Bedeutung einem elterlichen Vertreibungsschicksal im familiären Diskurs zudiktiert wurde.

2 Die bereits vor dem Dritten Reich geläufige Bezeichnung wurde durch den national-sozialistischen Gebrauch kompromittiert, politisch vielleicht korrektere wie Böhmen sind dafür sachlich verfehlt.

Literatur

Fischer, G., Riedesser, P. (1998): Lehrbuch der Psychotraumatologie. München (Reinhardt).

Freud, S. (1972): Aus der Geschichte einer infantilen Neurose. In: GW XII. Frankfurt a. M., S. 27 ff.

Härtling, P. (1999): Große, kleine Schwester. Köln (Kiepenheuer & Witsch).

Julius, D. A. (1992): Biculturalism and international interdependence. In: Mind and Human Interaction 3, 53–56.

Kestenberg, J. S. (1990): Survivor Parents and their Children. In: Bergmann, M. S.; Jucovy, M. E. (Hg.): Generations of the Holocaust. New York, S. 83–101.

Radebold, H. (2000): Abwesende Väter. Folgen der Kriegskindheit in Psychoanalysen. Göttingen (Vandenhoeck & Ruprecht).

Volkan, V. D. (1972): The linking objects of pathological mourners. In: Archives of General Psychiatry 27. Chicago, 215–222.

Das Erleben von Krieg, Heimatverlust und Flucht in Kindheit und Jugend bei einem Kollektiv von bypassoperierten Herzinfarktpatienten

Tillmann Greb, Ursula Pilz, Ulrich Lamparter

Einleitung

Bei 70 im Rahmen einer internationalen multizentrischen Studie (Willner u. Rodewald 1990) in der kardiochirurgischen Abteilung der Universitätsklinik Hamburg Eppendorf bypassoperierten Patienten wurden neben dem psychopathologischen Befund und psychometrischen Befunden auch prä- und postoperative Interaktionsvariablen erhoben. (Lamparter, Götze u. Meffert 1990). Dabei wurde beobachtet, dass viele Patienten im Vorfeld der Operation spontan von bedrängenden und offenbar traumatischen Erlebnissen aus der Zeit des Zweiten Weltkrieges berichteten.

Wir stellten uns die Aufgabe, im Rahmen einer späteren Nachbefragung die Kriegserlebnisse dieser Patientengruppe in ihren biographischen Zusammenhängen systematisch zu erfassen und zu dokumentieren (Pilz 1995; Greb 1998).

Methode

Von den 70 bypassoperierten Patienten konnten insgesamt 46 Patienten nach der Entlassung aus dem Krankenhaus und der Rehabilitation unter dieser Fragestellung nachuntersucht werden. 14 Patienten hatten eine solches Interview abgesagt oder waren nicht damit einverstanden, unter ihnen auch einige Patienten, die bewusst nicht über Ihre Kindheit oder den Krieg sprechen wollten und die andeuteten, die Erlebnisse seien zu schlimm gewesen. Fünf Patienten waren verstorben und ein Patient war nicht zu erreichen gewesen. Ein Patient wurde aus der Stichprobe ausgeschlossen, weil er an einer Herzklappe und nicht wegen einer Koronarkrankheit operiert worden war. Zwei Patienten waren erst in der Nachkriegszeit geboren und ein Patient war schwer erkrankt.

Von ihnen waren am Ende des zweiten Weltkrieges 26 Patienten jünger als 15 Jahre. Diese 1931 und später geborenen Patienten hatten den Krieg also allenfalls als »passiv Betroffene« erlebt. Sie bilden die Untersuchungsgruppe der vorliegenden Arbeit. Darunter waren auch vier Frauen. Zwölf Patienten waren bei Kriegsausbruch mindestens fünf Jahre alt und hatten in der Regel noch bewusste Erinnerungen an die Kriegszeit. Sieben Patienten dieser Gruppe wurden während des Krieges in den Jahren 1939 bis 1943 geboren, haben die Kriegszeit also als Kleinkinder erlebt.

Wir suchten die Patienten, die weit verstreut in Hamburg und Schleswig Holstein wohnten, an Ihrem Wohnort auf. Die Interviews waren darauf angelegt, ein freies und unbefangenes Erzählen der gesamten Lebensgeschichte zu ermöglichen. Nach der »Kriegszeit« wurde dabei mit folgenden Worte gefragt: »Wie sind Sie durch den Krieg gekommen?« Nach jedem, mitunter mehrere Stunden dauernden Gespräch wurde aus den Schilderungen des Patienten ein ausführlicher Lebenslauf verfasst, eigentlich eine »kleine Novelle«, eine nacherzählende Darstellung des Erlebens des Patienten. In diese Erzählung wurde unter Verwendung charakterisierender wörtlicher Zitate möglichst viel von den lebensgeschichtlichen Momenten, Ereignissen und Erlebnissen aufgenommen, von denen der Patient berichtet hatte. Diese novellenartigen Nacherzählungen der Lebensgeschichte wurden nach einem eigens entwickelten Textauswertungsverfahren unter bestimmten historischen und thematischen Bezügen ausgewertet. Dabei wurden nicht trennscharfe Grobkategorien gebildet, denen einzelne Textelemente mit entsprechenden Inhalten zugeordnet wurden, nämlich die Kategorien Heimatverlust, Fluchterlebnisse, Bombenangriffe, materielle Not, Trauma, Verlust und Trennung.

Wir strebten an, auf diese Weise sowohl einen Überblick über die Anzahl entsprechender Erlebnisse in der Stichprobe zu gewinnen als auch ihre Anschaulichkeit zu erhalten.

Ergebnisse

1. Heimatverlust

Sieben Patienten verloren kriegsbedingt ihre Heimat. Sie stammten aus folgenden Gebieten beziehungsweise Städten: Oberschlesien, Ostpreußen, Pommern, Niederlausitz und Polen sowie den Städten Danzig und Stettin.
Textfragment (Code 33, Alter 13J., 1945): Herr H. geboren am 14.02.1932, wuchs in Danzig auf dem Bauernhof seiner Großeltern auf. Bis zum Kriegs-

beginn verlief seine Kindheit ruhig ... als im Jahre 1945 die Zwangsevakuierung und die Flucht über den Seeweg nach Dänemark erfolgte.

Zum Zeitpunkt des Heimatverlustes waren drei Patienten sieben Jahre alt, die anderen lagen im Alter zwischen elf und 13 Jahren. Es waren nur männliche Patienten der Untersuchungsgruppe von diesem Ereignis betroffen. Zwei der aufgeführten Patienten verließen aus Furcht vor den näherrückenden Kampflinien vorübergehend für zwei und sechs Monate ihr Zuhause. Doch bald darauf war die Heimat für immer verloren und die Jahre 1945 und 1946 bedeuteten Abschied und Neubeginn für diese Familien.

2. Flucht

Zu zwölf Patienten konnten Textfragmente, die ein Fluchterlebnis beschrieben, zugeordnet werden. Auch in diese Erlebniskategorie fielen nur Schilderungen männlicher Patienten. Bei sechs Patienten waren Heimatverlust und Flucht miteinander verbunden. Fünf Patienten flohen zweimal vor den feindlichen Truppen.

Textfragment (Code 23, Alter 6J., 1943): Die Überlebenden wurden auf einer Wiese versammelt und in Richtung Osten evakuiert. »Weil wir bei dem Fliegeralarm so überstürzt in den Keller geflüchtet waren und die Kleinen noch angezogen werden mussten, hatten wir die Koffer vergessen, sodass wir nur unser nacktes Leben besaßen. Unser Haus brannte, ohne dass wir irgend etwas retten konnten, bis auf die Grundmauern ab.« Für einige Monate kamen sie auf einem Bauerhof unter. Nach diesem Bombenangriff erhielt der Vater Sonder-Urlaub und besorgte für die Familie eine neue Wohnung in einem Vorort.

Textfragment (Code 58, Alter 13J., 1944): Im August 1944 mussten sie ihre Flucht antreten. (...) Auf dem Bahnhof waren dann Tausende von Menschen. Sie hatten Angst, dass sie verloren gehen würden. Doch mit dem letzten Zug, der den Bahnhof vor Ankunft der Russen verlassen konnte, sind sie mitgekommen. Für Herrn F. war dieses Erlebnis sehr schrecklich. Im Gespräch liefen ihm an dieser Stelle die Tränen und er erzählte: »Da lagen Soldaten, verwundet, um die hat sich keiner gekümmert. Die wurden nicht einmal verbunden. Jeder dachte nur an sich, im Gedränge auf dem Zug wurden sogar Leute tot gedrückt! Die kriegsgefangenen Russen fingen in Siegerlaune an zu plündern. Die kannten auch kein Erbarmen mehr.«

Sechs Patienten hatten auf der Flucht traumatische Erlebnisse, zwei wurden durch die Ausbombung, die Ursache für die anschließende Evakuierung, traumatisiert. Bei diesen acht Patienten fielen die traumatischen

Ereignisse in eine Zeit, in der sie ohnehin um ihr Leben bangten und großer Gefahr sowie Angst ausgesetzt waren.

3. Bombenangriffe

Einundzwanzig Patienten berichteten von Bombenangriffen, denen sie während der Kriegsjahre ausgesetzt waren. Entsprechend ihrer Geburtsjahrgänge waren die Patienten damals zwischen zwei und vierzehn Jahre alt. Auch die nacherzählten Biographien aller Frauen wiesen entsprechende Textfragmente auf. Unter anderem wurde geschildert: die Angriffe auf die Städte: Hamburg, Berlin, Stettin, Regensburg, Herzberg, Düsseldorf, Lübeck und Flensburg.

Ein Patient verlor bei dem Angriff auf die Stadt Düsseldorf seinen Vater. Dies war der einzige geschilderte Verlust einer Zivilperson durch einen Bombenangriff in der untersuchten Patientengruppe. Eigene Verletzungen erwähnten zwei Patienten, einer durch einen Granatsplitter, der andere durch die Explosion einer Luftmine.

Textfragment (Code 68, 10J.,1943): Auf dem Weg dorthin sprang er über eine Luftmine, die bei dem Angriff mitten im Hof, ohne zu zünden, gelandet war. »Nach weiteren fünfzehn Metern schleuderte mich eine Riesenfaust bis an die Wand des Nachbarhauses. Mir wurde die Luft aus der Lunge gepresst und ganz schwarz vor Augen. Im Hof war an der Stelle der Luftmine ein kleiner Krater.« Der vermeidliche Blindgänger war doch noch explodiert.

Außer Bombenangriffen und Tieffliegeralarm mit einer Flucht in den Bunker und einer taghellen Stadt in der Nacht berichteten sieben Patienten, dass sie selbst, als Zivilpersonen, zu direkten Zielobjekten feindlicher Fliegerangriffe wurden. Zwei von ihnen waren damals Reisende in einem Zug, die anderen waren auf dem Weg zur Schule, als sie vom Feind überrascht wurden.

Textfragment (Code 48, 12 J., 1943): Herr S. ging inzwischen in die siebte Klasse, ... Auf dem neuen Schulweg hörten Herr S. und sein Bruder eines Tages, dass sich ihnen Flugzeugmotorengeräusche näherten. »Ich schleuderte meinen Bruder vom Weg in den Graben, warf mich selber hinein, da war das Flugzeug schon über uns.« Den Kindern wurde zunächst nicht geglaubt, dass Tiefflieger sie beschossen hatten. Die Lehrer gingen zurück und sahen, dass der Weg zwanzig Zentimeter tief von den MGs aufgegraben war.

Bei sieben Patienten wurde durch eine oder mehrere Bombendetonationen das Wohnhaus der Familie getroffen. Fünf Patienten wurden vollständig ausgebombt, und die Familie verlor auf diese Weise ihren gesamten Besitz.

Textfragment (Code 4, 5 J., 1944): 1944 bei einem Bombenangriff auf Berlin wurden sie, Herr L., seine Mutter und seine drei Jahre ältere Schwester, obdachlos. Ihr Mietshaus war durch eine Bombe unbewohnbar geworden. Die Trümmer begruben ihre Habseligkeiten. Darunter natürlich auch die Spielsachen von Herrn L. »Durch ein Loch konnte ich meine Spielsachen erspähen. Ich seh' sie noch, wie sie da unten liegen.«

Aus den novellenartigen Nacherzählungen ging hervor, dass mindestens 16 Patienten schwere Traumata durch Einzelerlebnisse dieser Kategorie erlitten, andere wurden zusätzlich oder in erster Linie durch das ständige Bedrohtsein, die große Ungewissheit und durch das Erleben von Angst bei Alarm sowie Beschuss traumatisiert.

Textfragment (Code 55, 8 J., 1943): Beim großen Brand von Hamburg hatte sie die größte Angst. Sie erzählte: »Ich bekam vor lauter Furcht Durchfall, der ununterbrochen zwei Tage dauerte.« Oft nahmen sie auch Flüchtlinge auf, die ausgebombt worden waren und von entsprechenden Erlebnissen berichteten, sodass Frau K. allein von deren Schilderungen Angst bekam.

Insgesamt wurden 52 Textfragmente unter dieser Kategorie erfasst. Sie stellen vermutlich nur einen unvollständigen Teil der Bombardierungserlebnisse dieser Patienten dar.

4. Materielle Not

Es wurden hier Textfragmente aufgenommen, die beschrieben, dass die Patienten unter Hunger und Kälte litten, ihnen Kleidung und Heizung fehlten, sie keinen eigenen Wohnraum zur Verfügung hatten oder nicht ausreichend bzw. in behelfsmäßigen Wohnverhältnissen leben mussten. Als materielle Not wurden auch Lebensverhältnisse angesehen, in denen nur das Nötigste vorhanden war, zum Beispiel wenn jemand für körperliche Arbeit im Gegenzug eine Schlafgelegenheit und Essen gestellt bekam. Es zeigte sich, das vierzehn Patienten der Untersuchungsgruppe Zeiten materieller Not erlitten, ein großer Teil, zwölf von diesen, für eine Zeitspanne von bis zu fünf Jahren.

Textfragment (Code 56, 8–22 J., 1946–1960): 1946, mit acht Jahren wurde Herr P. in die erste Klasse eingeschult. (...) Die drei Jungen besuchten nun die Schule, und die Mutter, die keinen Beruf erlernt hatte, versuchte durch Austragen von Zeitungen ihre finanzielle Notlage etwas aufzubessern. Bis 1960 bewohnten sie gemeinsam ein Zimmer in der ihnen zugewiesenen Wohnung.

5. Trauma

Unter dieser Kategorie wurden Textfragmente gesammelt, die sich auf Erlebnisse bezogen, die auf das Individuum von außen einwirkten, denen es nicht ausweichen konnte und auf die es keinen Einfluss nehmen konnte und die Persönlichkeit des Patienten in ihren Grundfesten erschütterte und einen Angriff auf das Sicherheitsbedürfnis oder gar das Leben darstellten. 46 im Textmaterial geschilderte Ereignisse ließen sich folgenden Unterkategorien zuordnen:

Traumen in Zusammenhang mit: 1. Bombenangriffen, 2. dem Sehen und Erleben von Sterben und Tod, 3. Erkrankung, sowie Traumen durch 4. Trennung und 5. dem Erleben menschlicher Gewaltbereitschaft.

20 Patienten erfuhren mindestens eine solche Traumatisierung zwischen ihrem zweiten bis 13. Lebensjahr.

Unterkategorie: Bombenangriff

Textfragment (Code 66, 6 J., 1945): Während sie im Keller auf Entwarnung warteten setzten bei der Mutter die Wehen ein. ... Die Kinder befanden sich im Luftschutzbereich des Kellers, wohin zwar die Stimmen der Eltern herüberdrangen, sie die Geburt ihres Bruders nicht mitverfolgen konnten. Die Mutter gebar in dieser Nacht ein gesundes Kind mit einer kräftigen Stimme, die, so befürchtete Frau H., derart laut und durchdringend war, dass durch sie ihr Versteck verraten werden würde. »Ich bildete mir tatsächlich ein, dass die Flieger ihn hören würden.«

Unterkategorie: Sehen und Erleben von Tod

Textfragment (Code66, 4–6J., 1943–1946): Es war wieder Fliegeralarm und die Familie hatte mit dem Vater im Keller Zuflucht genommen. Plötzlich verspürten sie die Erschütterungen einer in unmittelbarer Umgebung niedergegangenen Bombe und hörten eine schrecklich laute Detonation. Das Nachbarhaus war getroffen worden. Als sie die Kellerräume verließen, sahen sie das völlig zerstörte Haus vor sich, unter dessen Trümmern die Nachbarn begraben worden waren. In einen Wagen war der Leichnam eines kleinen Jungen getragen worden. Er muss etwa im selben Alter wie Frau H. gewesen sein, denn er war ihr Freund (...) Alles, was sie nun noch von ihm erblickte, war sein Fuß, der von einer als Leichentuch dienenden Decke unverhüllt geblieben war. Die Familie versuchte ihre Nachbarn unter den eingestürzten

Mauern zu bergen. Dabei vernahm sie die hoffnungsvollen Klopfsignale der Überlebenden.

Unterkategorie: Erleben menschlicher Gewaltbereitschaft

Von Hinrichtungen beziehungsweise Ermordung berichteten drei Patienten:

Textfragment (Code 58, 10–14J., 1941–1945): Nochmals befragt, was für ihn das Schlimmste im Krieg gewesen sei, antwortete Herr F. : »Ach, die Fliegeralarme und die Bombenangriffe, das kann man gar nicht erzählen. All die Toten. Ich habe deutsche Soldaten und auch Russen hängen sehen. Ich habe selbst erlebt, wie Deserteure erschossen wurden. Das kann man heute gar nicht erzählen.« Damit brach er ab, und es wurde deutlich, dass er sehr bewegt war und nur mühsam seine Trauer über die damalige Zeit zurückhalten konnte.

6. Verlust

Als Verlusterlebnisse wurden Textfragmente zugeordnet, die den Tod von Bezugspersonen der Patienten zum Inhalt hatten. Bis zu ihrem dreißigsten Lebensjahr hatten neunzehn Patienten Verluste naher Bezugspersonen hinnehmen müssen. Diese Patienten verloren zusammen 32 Menschen. Sieben Menschen davon starben durch den Krieg und dessen unmittelbare Folgen für die Zivilbevölkerung. Kriegsbedingte Todesfälle betrafen nur die Väter und den Bruder eines Patienten

Textfragment (Code 14, 7 J., 1941): (...) eine Bombe fiel auf das städtische Krankenhaus und machte den Leiden des Vaters ein unerwartetes Ende. Die Mutter von Herrn K. konnte den Tod ihres Mannes nie überwinden.

Sieben Patienten verloren ihre Mutter, zwölf ihren Vater. Fünf Todesfälle betrafen Geschwister, bei sieben Patienten starben die Großeltern und eine Frau verlor im Alter von 22 Jahren ihren Mann.

Bis zu ihrer Volljährigkeit waren bereits zehn Patienten vaterlos; sechs verloren ihn in den ersten 10 Lebensjahren. Sie waren bis auf den bereits erwähnten als Soldaten an der Front gefallen oder gelten bis heute als vermisst.

7. Trennung

Hier wurden alle Textfragmente aus der »novellenartigen Nacherzählung« zugeordnet, die Trennungserlebnisse von wichtigen Bezugspersonen der

Patienten beschrieben. Es wurden sowohl Textpassagen aufgenommen, die Trennungen durch den Krieg und seine Folgen wiedergaben, als auch Trennungserlebnisse, die keinen Bezug zum historischen Kontext Zweiter Weltkrieg aufwiesen. Die häufigsten genannten Bezugspersonen waren Eltern, Geschwister, Großeltern. Zumeist hatten die Betroffenen keinen Einfluss auf die Geschehnisse (Vater wurde eingezogen, Trennungsschicksal bei einer Evakuierung). Alle sechsundzwanzig Patienten der Untersuchungsgruppe hatten Trennungserlebnisse. Aus den Nacherzählungen der Lebensgeschichten konnten 54 Textfragmente für diese Kategorie gefunden werden. Von diesen hatten 32 Fragmente kriegsbedingte Trennungen zum Inhalt. 20 Textstellen betrafen die Trennung vom Vater, der als Soldat (bei 18 Vätern, fünf davon mit Gefangenschaft) an der Front oder als Arbeitskraft beim Gütertransport bzw. Seestraßenausbau verpflichtet worden war und so Bestandteil der Kriegsmaschinerie Hitlers wurde. Zwei Trennungen thematisierende Textfragmente bezogen sich auf den Militärdienst eines Bruders und den Einsatz einer Mutter als Flakhelferin. Die weiteren zehn Textfragmente bezogen sich auf mittelbar kriegsbedingte Trennungen, davon standen fünf mit Fluchterlebnissen in Verbindung. Weitere Textfragmente bezogen sich auf Schicksale wie das der Trennung von der Mutter eines Patienten, die als Polin mit einem Deutschen verheiratet, 1944 verhaftet und für elf Jahre in die Verbannung geschickt wurde. Ein Vater wurde 1945 nach Entlassung aus dem Kriegsdienst und wohlbehaltener Ankunft bei der Familie von der Siegermacht festgenommen und als Kriegsgefangener deportiert. Die Textfragmente schilderten weiter eine Trennung nach Ausbombung mit anschließender Evakuierung, eine Kinderlandverschickung (als Schutz vor Bombenangriffen in der Großstadt) sowie eine getrennte Unterbringung der Familie bei Verwandten nach Ausbombung.

Diskussion

Unstrittig war die hier dargestellte Gruppe von »passiven Kriegsteilnehmern« gekennzeichnet durch schwere und zumeist längere Belastungen und Traumen während des Krieges und der Zeit danach., die sie als Kinder und Jungendliche erlebt hatten. Von den 26 untersuchten Patienten erlebten 21 Bombenangriffe, zwölf verloren ihre Heimat, sieben hatten Fluchterlebnisse und 14 litten materielle Not. Kriegsbedingte Trennungen (direkt oder indirekt) und/oder Verluste wiesen 22 Patienten auf. Nur ein Patient der Gruppe, der sich als Kind in seinem Heimatland Indien befand, war vom Krieg und dessen Folgen verschont geblieben.

Durch die hier gewählte Methode einer kategorialen Ordnung von Textfragmenten von Interviewmaterial wird das Ausmaß der Traumatisierung noch eher unterschätzt, da viele der untersuchten Patienten im Krieg noch zu jung waren, um bewusst zugreifbare Erinnerungen zu bilden, um diese im Untersuchungsgespräch berichten zu können. Oft ereigneten sich die unterschiedlichsten traumatischen Erlebnisse zeitlich eng aufeinander oder waren sogar miteinander kausal verknüpft. Auch diese besonderen Zusammenhänge bleiben im Rahmen unserer Methode noch unberücksichtigt.

Die meisten Patienten berichteten spontan oder auf Nachfrage von Todesängsten. In der Gegenübertragung waren einzelne Gesprächssequenzen kaum auszuhalten. Die Patienten sagten jedoch nicht, dass die Belastungen unerträglich waren. Es ist vermutlich so, dass gerade diese Unerträglichkeit im Massenschicksal untergeht, da die Bewertung von Belastungen und Traumen immer einen Vergleich mit anderen bedeutet. Dass die Patienten viel tiefer seelisch traumatisiert sind, als sie eigentlich dachten, zeigt sich erst nach dem Zusammenbruch der Abwehr, zum Beispiel nach einem Herzinfarkt oder im Laufe der Altersregression.

Bei unserer Untersuchung wurden uns die subjektiven und individuellen Aspekte eines Massenschicksals sichtbar. Obwohl zu dieser Zeit fast alle Menschen in irgendeiner Form vom Krieg betroffen waren und fast jeder dieser Generation über Kriegserlebnisse berichten kann, war das persönliche Schicksal mit seiner individuellen Verarbeitung bei jedem Menschen äußerst verschieden und hat eine eigene psychische Wirksamkeit entfaltet.

Es ist zu vermuten, dass sich diese nur auffinden lassen bei einer psychosomatischen Herangehensweise, welche die konkreten Umstände der Zeitgeschichte einbezieht (Lamparter 1994). Sie wäre auch in der Lage, zeitgeschichtlich gebundene Faktoren aufzudecken, die zur Genese der koronaren Herzkrankheit bzw. eines späteren Herzinfarktes beitragen. In der Untersuchung des Teil der Gesamtprobe, der den Krieg als aktive Kriegsteilnehmer, in der Regel als einfache Soldaten, mitgemacht hatten, fanden wir viele Patienten, deren späteres »Typ-A-Verhalten« als ein im Krieg unter traumatischen Umständen eingeeichtes Reaktionsmuster erschien (Pilz 1995). Auch in der hier dargestellten Stichprobe haben Krieg und Vertreibung eine Vielzahl traumatischer Erlebnisse bedingt. Sie können – im inneren Erleben gleichsam eingekapselt persistierend – sowohl zur Ausbildung einer generellen Gefühlsabwehr im Sinne der so genannten Alexiythymie führen, als sie auch später die Wahrnehmung körperlicher Signale erschweren mit der Konsequenz, dass die Patienten schlecht für sich und ihren Körper sorgen.

All dies kann zur Entwicklung einer koronaren Herzkrankheit beitragen. Die systematische Erfassung generationstypischer Wirkzusammenhänge, hier zum Beispiel der intrapsychischen Folgen des Bombenkrieges, gehört zu den unerledigten Aufgaben der Psychosomatischen Medizin. Systematische Untersuchungen sind dringlich.

Literatur

Greb, T. (1998): Das Erleben von Krieg, Heimatverlust und Flucht in der Kindheit und Jugend bei einem Kollektiv von Herzinfarktpatienten. Med. Dissertation, Universität Hamburg.

Lamparter, U., Götze, P., Meffert H. (1990): Psychodynamic Prediction of Postoperative Mental Vulnerability. In: Willner, A. E., Rodewald, G. (Hg.): Impact of Cardiac Surgery on the Quality of Life. New York, London (Plenum Press).

Lamparter, U. (1994): Phänomene der Zeitgeschichte in der praktischen psychoanalytischen Psychosomatik In: Strauß, B., Meyer, A. E. (Hg.): Psychoanalytische Psychosomatik. Theorie, Forschung und Praxis. Stuttgart, New York (Schattauer), S. 56–64.

Pilz, U. (1995): Das Erleben von Krieg, Gefangenschaft und Flucht in einem Kollektiv von Herzinfarktpatienten. Med. Dissertation, Universität Hamburg.

Willner A. E., Rodewald, G. (1990): Impact of Cardiac Surgery on the Quality of Life. New York, London (Plenum Press).

Ausgebombt, vertrieben, vaterlos – Langzeitfolgen bei den Geburtsjahrgängen 1930–1945 in Deutschland

Elmar Brähler, Oliver Decker, Hartmut Radebold

Zusammenfassung

Im Rahmen einer bevölkerungsrepräsentativen Befragung zur Normierung verschiedener Testverfahren wurde 2002 bei der Teilstichprobe der 1930 bis 1945 Geborenen untersucht, ob Ausbombung, Vertreibung oder die mehr als zweijährige Abwesenheit des Vaters in der Kindheit Auswirkungen auf die gesundheitliche Lage heute hat. Während sich bei der Abwesenheit des Vaters keine Auswirkungen nachweisen ließen, zeigten Ausbombung und Vertreibung teilweise massive Auswirkungen auf die Lebenszufriedenheit, die mit der neuen Version des SF-36 erfasst wurde.

Die Ausbombung hatte massive Auswirkungen auf die Zahl der Panikattacken und die psychosoziale Funktionsfähigkeit, die mit dem PHQ-D-Gesundheitsfragebogen erfasst wurden.

Im Rahmen einer weiteren bevölkerungsrepräsentativen Befragung zur Normierung weiterer Testverfahren 2003 wurde bei der Teilstichprobe der 1930 bis 1945 Geborenen untersucht, ob das überwiegend vaterlose Aufwachsen Auswirkungen auf die gesundheitliche Lage heute hat.

Bei den vaterlos Aufgewachsenen zeigen sich durchweg negativere Befunde als bei den nicht vaterlos Aufgewachsenen. Sie zeigen sehr viel stärker Symptome, leiden mehr an Fatique und zeigen mehr negative Affektivität und soziale Inhibition.

1. Einleitung

Die Geburtsjahrgänge 1930 bis 1945 umfassen diejenigen, die als Kinder und/oder Jugendliche den 2. Weltkrieg (Beginn, Verlauf, Ende und direkte Nachkriegszeit) durchlebten. Zur Erinnerung: die 1930 Geborenen waren 1939 bei Kriegsbeginn 9 Jahre und 1945 bei Kriegsende 15 Jahre alt – die nachfolgenden Jahrgänge entsprechend jünger. Die insgesamt wenigen statistischen und dazu nur Teilbereiche erfassenden Daten (Fischer et al 1985, Grundmann

1992, Dörr 1998, Overmans 2000, siehe auch Zusammenfassung Radebold 2000) weisen auf auffallend unterschiedliche Kindheits- und Jugendverläufe in diesem Zeitraum hin, so auf

- ungestört aufgewachsene Kinder mit anwesendem Vater (sichere stabile familiale, soziale, materielle und wohnliche Verhältnisse) (45–55 %);
- Kinder mit zeitweiliger väterlicher Abwesenheit und zeitweiligen eingeschränkten Lebensbedingungen (25–30 %)
- Kinder mit lang anhaltender oder ausdauernder väterlicher Abwesenheit bei in der Regel gleichzeitig lang anhaltenden beschädigten bzw. eingeschränkten Lebensumständen (20–25 %)

Als potentiell schädigende, sogar traumatisierende Einflüsse werden insbesondere angesehen:

- Erleben ständiger Bombenangriffe (Verlust von Wohnung bzw. Haus);
- Evakuierung/Kinderlandverschickung mit häufig lang anhaltender Trennung von der Mutter und den vorhandenen Geschwistern,
- lang anhaltender (Krieg, Gefangenschaft) oder dauernder (gefallen, vermisst, später aufgrund von Verletzungen/Erkrankungen verstorben) Verlust des Vaters, somit Halbwaise oder in geringerem Umfang Vollwaise auf Grund des Verlustes beider Elternteile;
- lang anhaltende ungünstige Lebensumstände (Hunger und Unterernährung, Verarmung/Armut, nicht behandelbare Erkrankungen etc.) und
- Vertreibung (Flucht, Verlust der Lebensgrundlage und Existenz mit nachfolgendem Flüchtlingsstatus).

Die Situation und Entwicklung dieser Jahrgänge fand in der direkten Nachkriegszeit kaum Beachtung – vor dem Hintergrund der damaligen katastrophalen Lebens- und Versorgungssituation bei Kriegsende und in der direkten Nachkriegszeit, sowie der hohen Bevölkerungsverluste (Soldaten, Zivilpersonen) wird dies erklärlich. Die wenigen familiensoziologischen Untersuchungen (Thurnwald 1948, Baumert 1954) befassten sich weitgehend mit der zerstörten Familienstruktur und weniger mit der Situation oder der Entwicklung dieser Kinder und Jugendlichen. Die erste und einzige umfassende Untersuchung 1952 von damaligen Schulanfängern und Schulentlassenen (Thomae, Coerper & Hagen 1954) wie auch einer Teilgruppe von Flüchtlingskindern (Brandt 1964) aus diesem Sample zeichnete ein Bild eher ungestörter psychischer, sozi-

aler und körperlicher Entwicklung. Sie wurde als Ausdruck hoher Adaptions-
fähigkeit und damit insgesamt kaum beeinträchtigter Entwicklung gewertet.

Rückwirkend lässt sich vermuten, dass diese Kinder/Jugendlichen
aufgrund ihrer Erziehung (körperliches und psychisches Leit- und Idealbild),
ihrer Parentifizierung, der familiär und sozial auferlegten Delegationen und
angesichts des insgesamt erlebten Leides/der ablaufenden Veränderungen
»funktionierten«, d. h. relativ wenige Verhaltensauffälligkeiten, Symptome
oder Störungen zeigten und selbst gezeigte kaum auffielen. Angesichts des
hohen Ausmaßes an erschreckenden- sich teilweise noch kumulierenden –
Erlebnissen und beeinträchtigenden bzw. traumatisierenden Ereignissen
wurde vermutlich von diesen Jahrgangsgruppen die damalige Lebenssituation als »Normalität« eingestuft. In Wirklichkeit handelte es sich um eine
»pathologische« Normalität, die nur um den Preis eines hohen Maßes an
Verdrängungsleistung aufrechterhalten werden konnte.

Diese Sicht wurde lange beibehalten, wenn auch die allmählich zunehmenden (auto-) biographischen Berichte (Zusammenfassungen bei Heinitz
1985, Radebold 2000) und einzelne psychotherapeutische Behandlungen auf
deutliche und lang anhaltende Folgen von beschädigten bzw. traumatisierten Kindheiten/Jugendzeiten dieser Jahrgänge hinwiesen (zum insgesamt
geringen Kenntnisstand über die langfristigen Folgen so genannter
Kriegskindheiten s. Fischer, Riedesser 1998, S. 228–292). Inzwischen zeigen
auf unterschiedlichem Weg gewonnene (s. u.) Befunde, dass bei erlebten
Kriegserfahrungen und Beschädigungen bzw. Traumatisierungen bei diesen
spezifischen Jahrgängen folgende – offensichtlich langfristig anhaltende –
Folgen auftreten können:

– Ängste, depressive Züge mit Rückzugs- und Abkapselungstendenzen
  bei eher misstrauischer Einstellung bei insgesamt deutlicher psychogener Beeinträchtigung; teilweise deutlich ausgeprägt, häufiger in
  diskreter Form vorliegend;
– diffuse funktionelle Symptomatik;
– sich wiederholende Bindungsschwierigkeiten bzw. Bindungskonflikte;
– eingeschränkte und unsichere psychosexuelle und psychosoziale Identität als Mann oder Frau und
– Auswirkungen auf körperliche Erkrankungen (Mitursache z. B. von
  Herz- und Kreislauferkrankungen);
– gestörtes Gesundheits- und Krankheitsverhalten insbesondere bezüglich eigener Fürsorge, rechtzeitiger und systematischer Durchführung
  von Behandlungsmaßnahmen etc.)

Die wenigen durchgeführten Untersuchungen verdeutlichen darüber hinaus die Beschränktheit der bisher eingesetzten Forschungsstrategien. Zugang boten bisher:

- akkumulierende (insbesondere psychoanalytische) Behandlungen (d. h. durch den selben Untersucher mit den selben Erfahrungshintergrund mit der Auswertungsmöglichkeit nach übereinstimmenden Kriterien, z. B. bei Radebold 2000, aufgrund von insgesamt 10 Psychoanalysen von Patienten dieser Jahrgänge).
- Suche einer bestimmten (dadurch allerdings nicht repräsentativen) Teilgruppe mit Hilfe von Medien (z. B. von Jugendlichen, die als 14/15jährige Vertreibung und insbesondere Flucht erlebten, Teegen, Meister 2000).
- Untersuchung des Einflusses einzelner Variablen aufgrund von Sekundäranalysen von repräsentativen Studien zur Entwicklung während des Erwachsenenalters, hier z. B. über die Bedeutung einer mehr als 6monatigen Abwesenheit des Vaters in den prägungssensiblen ersten Lebensjahren (Franz et al 1999).

Folgende Forschungsstrategien wurden bisher nicht angewandt

- Repräsentative Bevölkerungsstudien (bei »Einbeziehung« dieser Jahrgänge mit Hilfe bestimmter Suchfragen);
- konsekutive Untersuchung von körperlich und/oder psychisch Erkrankten dieser Jahrgänge.

Für die Auswertung der zitierten Studien bestand die zusätzliche Schwierigkeit, dass bei den bisherigen Untersuchungen in der Regel die hier interessierende Frage der möglichen Auswirkungen einer Kriegskindheit nicht primäres Forschungsinteresse bzw. primäre Forschungsfragestellung war. Die Bedeutung einer derartigen Fragestellung, d. h. die systematische Einführung einer psycho-historischen Perspektive erfolgte erst im Verlauf der Untersuchung bzw. ergab sich sekundäranalytisch. Die einzige Ausnahme stellt bisher die Untersuchung der Flüchtlingskinder (Teegen, Meister 2000) dar.

In der vorliegenden Arbeit wurde im Rahmen zweier größerer bevölkerungsrepräsentativer Untersuchungen bei den Geburtsjahrgängen 1930 bis 1945 untersucht, a) in welchem Ausmaß sich Vertreibung und Ausbombung auf den heutigen Gesundheitszustand auswirken und in welchem Ausmaß

Ängstlichkeit und Depressivität bei Vertriebenen bzw. Ausgebombten heute noch erhöht sind und b) in welchem Ausmaß das Aufwachsen ohne Vater Auswirkungen auf das heutige Befinden hat.

2. Stichproben und Methoden

Stichprobe

Die Daten der vorliegenden Untersuchungen entstammen zwei bevölkerungs-repräsentativen Erhebungen, die im Dezember 2002 bzw. Herbst 2003 im Auftrag der Universität Leipzig durchgeführt wurden. Insgesamt wurden in der ersten Erhebung N = 2.043 Personen (960 Männer und 1.063 Frauen) zwischen 14 und 93 Jahren befragt, in der zweiten Erhebung N = 2.455 Personen (1.105 Männer und 1.350 Frauen). Detaillierte Angaben zur hier im Mittelpunkt stehenden Teilstichproben der Geburtsjahrgänge 1930 bis 1945 sind Tabelle 1 und 2 zu entnehmen. Die Erhebung der Untersuchungsdaten erfolgte durch ein Meinungsforschungsinstitut in Form einer Mehrthemenumfrage (96 Sample-Points in den neuen Bundesländern und 105 in den alten). Die in die Studie aufgenommenen Personen wurden von geschulten Interviewern zu Hause aufgesucht und dort befragt (Face-to-face-Interviews). Im Rahmen dieser Inter-views beantworteten die Probanden selbständig Fragebögen. Die Zufallsauswahl der Haushalte erfolgte nach dem Random-Route-Verfahren. Die im Haushalt zu befragende Zielperson wurde dabei ebenfalls nach dem Zufallsprinzip ermittelt. Die Repräsentativität der Stichprobe konnte durch die Ziehung von ADM-(Arbeitskreis Deutsche Meinungsforschungsinstitute) – Stichproben und durch Vergleiche mit den Angabe des Statistischen Bundesamtes gesichert werden. Das ADM-Stichprobenverfahren (vgl. Koch, 1977) basiert auf Daten der Wahlbezirksstatistik des Statistischen Bundesamtes und sieht eine dreistufige geschichtete Zufallsauswahl mit den Auswahlstufen »Wahlbezirke«, »Haushal-te« und »Zielpersonen« vor. Prinzipiell ist es zur Repräsentation jeder Grund-gesamtheit geeignet, die in Privathaushalten identifiziert werden kann. Für unsere Erhebung stellte die in Privathaushalten lebende deutsche Wohnbevöl-kerung ab 14 Jahren die Grundgesamtheit dar. Die Ausschöpfungsquote der Erhebung lag bei ca. 67 % bei der ersten bzw. 66 % bei der zweiten Erhebung.

Die Teilstichprobe der Geburtsjahrgänge 1930 bis 1945 umfasste in der ersten Erhebung 572 Personen, davon 279 Männer und 293 Frauen. 84 Personen, 43 Männer und 41 Frauen, waren Vertriebene aus den deutschen Ostgebieten, 175 Personen, 65 Männer und 60 Frauen, waren im Krieg ausgebombt mit Wohnungsverlust. Die Mehrzahl der Männer und Frauen musste in der Jugend mindestens 2 Jahre den Vater entbehren

Weitere soziodemographische Angaben finden sich in Tabelle 1.

Variable	Männer N = 279 48,8 %	Frauen N = 293 51,2 %	Gesamt N = 572
Altersgruppe	57-72	57-72	57-72
	64,4	64,1	64,2
Region			
Ostdeutschland	144 (51,6)	153 (52,2)	297 (51,9)
Westdeutschland	135 (48,4)	140 (47,8)	275 (48,1)
Familienstand			
Mit Ehepartner zusammenlebend	224 (80,3)	135 (46,1)	359 (62,8)
Vom Ehepartner getrennt lebend	4 (1,4)	1 (0,3)	5 (0,9)
Ledig	7 (2,5)	9 (3,1)	16 (2,8)
Geschieden	17 (6,1)	41 (14,0)	58 (10,1)
Verwitwet	27 (9,7)	107 (36,5)	134 (23,4)
Partnerschaft			
Ohne Partner	48 (17,2)	153 (52,2)	201 (35,1)
Mit Partner	231 (82,8)	140 (47,8)	371 (64,9)
Schulabschluss			
Ohne Abschluss	8 (2,7)	12 (4,1)	20 (3,5)
Hauptschule/8. Klasse	181 (68,9)	204 (69,6)	385 (67,3)
Realschule/10. Klasse	32 (11,5)	29 (9,9)	61 (10,7)
Polytechn. Oberschule (Ost)	17 (6,1)	13 (4,4)	30 (5,2)
Fachhochschulreife	14 (5,0)	14 (4,8)	28 (4,9)
Abitur	3 (1,1)	6 (2,1)	9 (1,6)
Anderer Abschluss	24 (8,6)	15 (5,1)	39 (6,8)
Haushaltseinkommen			
< 750 €	9 (3,3)	33 (11,8)	42 (7,7)
750-1250 €	70 (25,9)	118 (42,3)	188 (34,2)
1250 bis unter 2000 €	13 (49,6)	95 (34,5)	229 (41,7)
> 2000 €	57 (21,1)	33 (11,8)	90 (16,4)
Flüchtling			
Ja	43 (16,2)	41 (14,6)	84 (15,4)
Nein	223 (83,8)	240 (85,4)	463 (84,6)
Vater in Kindheit mehr als 2 Jahre abwesend			
Ja	167 (63,3)	159 (57,0)	326 (60,0)
Nein	97 (36,7)	120 (43,0)	217 (40,0)
ausgebombt mit Wohnungsverlust			
Ja	65 (24,5)	60 (21,4)	125 (22,9)
Nein	200 (75,5)	220 (78,6)	420 (77,1)

Tab. 1: Soziodemographische Merkmale der Stichprobe 2002

In der zweiten Untersuchung umfasste die Teilstichprobe der Geburtsjahrgänge 1930 bis 1945 675 Personen, davon 330 Männer und 345 Frauen. 60 Männer und 55 Frauen sind überwiegend ohne Vater aufgewachsen. Weitere soziodemographische Angaben finden sich in Tabelle 2.

(% in Klammern)	Männer N = 330 48,9 %		Frauen N = 345 51,1 %		Gesamt N = 675	
Alter						
Spanne	57 - 73		57 - 73		57 - 73	
Mittelwert	64,7		64,9		64,8	
Region						
Ostdeutschland	53	(16,1)	86	(24,9)	139	(20,6)
Westdeutschland	277	(83,9)	259	(75,1)	536	(79,4)
Familienstand						
Mit Ehepartner zusammenlebend	240	(72,7)	182	(52,8)	422	(62,5)
Vom Ehepartner getrennt lebend	5	(1,5)	4	(1,2)	9	(1,3)
Ledig	20	(6,1)	10	(2,9)	30	(4,4)
Geschieden	27	(8,2)	33	(9,6)	60	(8,9)
Verwitwet	38	(11,5)	116	(33,6)	154	(22,8)
Partnerschaft						
Ohne Partner	79	(23,9)	156	(45,2)	235	(34,8)
Mit Partner	251	(76,1)	189	(54,8)	440	(65,2)
Schulabschluss						
Ohne Abschluss	5	(1,5)	13	(3,8)	18	(2,7)
Hauptschule/8. Klasse	217	(65,8)	247	(71,6)	464	(68,7)
Realschule/10. Klasse	51	(15,5)	43	(12,5)	94	(13,9)
Polytechn. Oberschule (Ost)	7	(2,1)	11	(3,2)	18	(2,7)
Fachschulabschluss	7	(2,1)	11	(3,2)	18	(2,7)
Abitur	8	(2,4)	3	(0,9)	11	(1,6)
Abgeschloss. Hochschulstudium	35	(10,6)	17	(4,9)	52	(7,7)
Haushaltseinkommen						
weniger als 750 €/Monat	10	(3,2)	26	(7,8)	36	(5,6)
750 bis 1250 €/Monat	69	(22,1)	128	(38,3)	197	(30,5)
1250 bis 2000 €/Monat	155	(49,7)	128	(38,3)	283	(43,8)
ab 2000 €/Monat	78	(25,0)	52	(15,6)	130	(20,1)
Sind Sie überwiegend ohne Vater aufgewachsen?						
Ja	60	(20,1)	55	(17,0)	115	(18,5)
Nein	239	(79,9)	269	(83,0)	508	(81,5)

Tab. 2: Soziodemographische Merkmale der Stichprobe 2003

Instrumente in der Befragung 2002

(1) SF-36 Fragebogen zum Gesundheitszustand.

Zur Erfassung des subjektiven Gesundheitszustandes wurde in der ersten Befragung der SF-36 in seiner Selbstbeurteilungsform (Zeitfenster 4 Wochen) eingesetzt. Der SF-36 stellt das am weitesten verbreitete Instrument zur Erfassung von subjektiver Gesundheit bzw. der gesundheitsbezogenen Lebensqualität dar. Er besteht aus acht Skalen, die folgende Bereiche umfassen:

- »Körperliche Funktionsfähigkeit« (PFI) (Mobilität, Alltagsaktivitäten)
- »Körperliche Rollenfunktion« (ROLPH) (Einschränkungen des körperlichen Rollenverhaltens aufgrund körperlicher Funktionsbeeinträchtigung)
- »Körperliche Schmerzen« (PAIN)
- »Allgemeine Gesundheitswahrnehmung« (GHP)
- »Vitalität« (VITAL) und körperliche Energie
- »Soziale Funktionsfähigkeit« (SOC)
- »Emotionales Rollenverhalten« (ROLEM) (Einschränkungen des emotionalen Rollenverhaltens aufgrund seelischer Funktionsbeeinträchtigungen)
- »Psychisches Wohlbefinden« (MHI)
- In der vorliegenden Untersuchung kam eine leicht modifizierte Form des SF-36 zum Einsatz.

Diese neue Version des SF-36 soll die bislang bestehenden Schwächen bezüglich der Skalierung beheben und langfristig die bestehende Form ablösen (Bullinger, mündliche Mitteilung).

(2) Der PHQ-D-Fragebogen

Gesundheitsfragebogen für Patienten

Der Gesundheitsfragebogen für Patienten (PHQ-D) wurde entwickelt, um die Erkennung und die Diagnostik der häufigsten psychischen Störungen in der Primärmedizin zu erleichtern (Löwe, Spitzer, Zipfel & Herzog 2001).

Die in der vorliegenden Untersuchung eingesetzte Kurzfassung erfasst depressive Störungen, die Panikstörung und die psychosoziale Funktionsfähigkeit.

Instrumente in der Befragung 2003

(1) SCL-27

Der SCL-27 ist eine Kurzform der SCL-90-R. 27 Items werden zu 6 Skalen zusammengefasst (Vgl. Hardt et al. 2004).

– Depressive Symptome
– Dysthyme Symptome
– Vegetative Symptome
– Agoraphobische Symptome
– Sozialphobische Symptome
– Misstrauen anderen Menschen gegenüber

(2) Der PHQ-D-Fragebogen

In dieser Untersuchung wurde die Langform des PHQ-D eingesetzt. Diese erfasst u. a.

– Somatische Symptome
– Depressivität
– Stress
– Angstattacken

(3) Der FAQ

Der Fragebogen FAQ erfasst Fatique-Symptome in folgenden Facetten (Vgl. Glaus 1997):

– Physische Müdigkeit
– Kognitive Müdigkeit
– Affektive Müdigkeit
– Gesamtwert

(4) DS-14: Distressed personality type

Der DS-14 erfasst die beiden Dimensionen (Vgl. Herrmann-Lingen et al. 2002):

– Negative Affektivität
– Soziale Inhibition

Ergebnisse der ersten Studie

Zunächst ist anzumerken, dass die Tatsache, dass der Vater mehr als 2 Jahre abwesend war, keinen signifikanten Einfluss auf eine der Skalen des SF-36 und des PHQ-D hat.

Tabelle 3 zeigt die Ergebnisse der Dreiwegvarianzanalysen für den SF-36 und den PHQ-D. analysiert wurde der Einfluss von Ausbombung, Vertreibung und Geschlecht, das Alter wurde als Kovariate einbezogen. Die Pfeile markieren die Belastungsausprägung: So hat etwa das Alter, das Geschlecht und der Umstand der Vertreibung in der Kindheit Einfluss auf eine geringere körperliche Funktionsfähigkeit.

Die meisten Skalen erweisen sich als alters- und geschlechtsabhängig: Ältere eher als nicht ganz so alte und Frauen eher als Männer zeigen eine niedrigere Lebenszufriedenheit.

Abbildung 1 zeigt die Ergebnisse für die Skala Körperliche Funktionsfähigkeit in Abhängigkeit von Geschlecht und Vertreibung. Die Skala Körperliche Funktionsfähigkeit beinhaltet anstrengende oder mittelschwere Tätigkeiten, Treppensteigen, weitere Strecken zu Fuß gehen, sich baden und anziehen etc. Die Items werden für die Auswertung zusammengefasst und aus den Werten ein Prozentrang gebildet. Im folgenden stellen wir die mittleren Prozenträge unserer Teilstichprobe dar. Ein geringerer Prozentrang kennzeichnet eine höhere Belastung. Die Körperliche Funktionsfähigkeit wird von den Vertriebenen und von Frauen als stärker eingeschränkt erlebt, wobei sich die Effekte kumulieren: Vertriebene Frauen zeigen die schlechtesten Werte.

Abbildung 2 zeigt die Lebenszufriedenheit für die Skala Körperliche Rollenfunktion getrennt nach Geschlecht und Vertreibung. Die Skala

SF-36	Körperliche Funktionsfähigkeit	Alter ↓ ***, Geschlecht ♀ ↓ ***, Vertreibung ja ↓ *
SF-36	Körperliche Rollenfunktion	Alter ↓ ***, Geschlecht ♀ ↓ * Vertreibung ja ↓ *, Geschlecht Ausbombung *
SF-36	Körperliche Schmerzen	Alter ↓ **, Geschlecht ♀ ↓ ***, Interaktion Geschlecht x Ausbombung
SF-36	Allgemeine Gesundheitswahrnehmung	Alter ↓ ***, Geschlecht ♀ ↓ **
SF-36	Vitalität	Alter ↓ *, Geschlecht ♀ ↓ *** Interaktion Geschlecht x Vertreibung Interaktion Geschlecht x Ausbombung
SF-36	Soziale Funktionsfähigkeit	Geschlecht ♀ ↓ * Ausbombung ja ♀ *
SF-36	Emotionales Rollenverhalten	Alter ↓ **, Geschlecht ♀ ↓ **
SF-36	Psychisches Wohlbefinden	Geschlecht ♀ ↓ *** Ausbombung ja ↓ **
PHQ-D	Psychische Beschwerden	Geschlecht ♀ ↑ *
PHQ-D	Panikattacken	Geschlecht ♀ ↑ *** Ausbombung ja ↑ ***
PHQ-D	Psychosoziale Funktionsfähigkeit	Geschlecht ♀ ↓ * Ausbombung ja ↓ ***

* $p < 0.05$ ** $p < 0.01$ *** $p < 0.001$

Tab. 3: SF-36 und PHQ-D der 1930 bis 1945 Geborenen in Abhängigkeit von Vertreibung, Ausbombung, Geschlecht und Alter

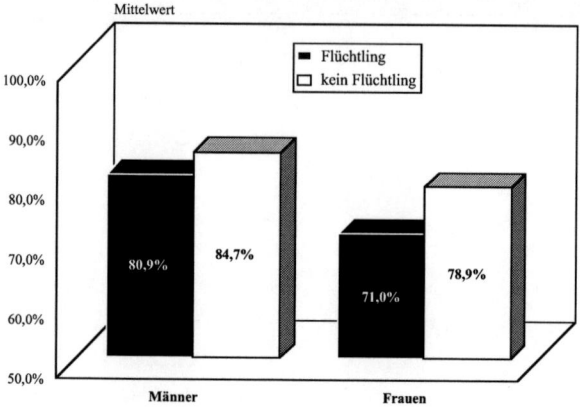

Abb. 1: SF36 - Körperliche Funktionsfähigkeit nach Geschlecht und Flüchtlingsstatus

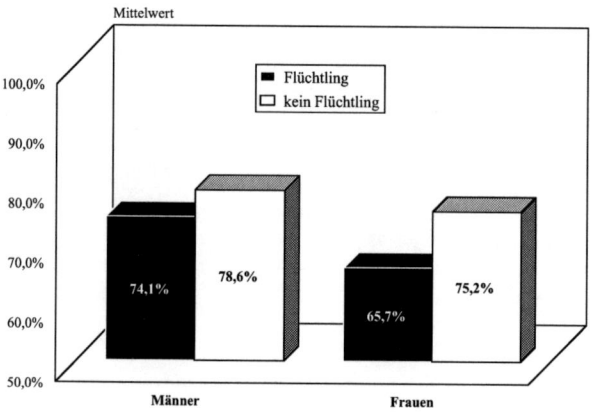

Abb. 2: SF36 - Körperliche Rollenfunktion nach Geschlecht und Flüchtlingsstatus

Körperliche Rollenfunktion beinhaltet Fragen nach Funktionseinschränkungen (ich konnte nur bestimmte Dinge tun, ich konnte nicht so lange wie üblich tätig sein, ich musste mich besonders anstrengen etc.). Hier zeigen Frauen und Vertriebene wiederum schlechtere Werte, die Einflüsse kumulieren, so dass auch hier Frauen, die eine Vertreibung erleiden mussten, die geringste Lebenszufriedenheit haben.

Abbildung 3 zeigt die Ergebnisse für die Körperliche Rollenfunktion aufgeschlüsselt nach Geschlecht und Ausbombung. Die signifikante Inter-

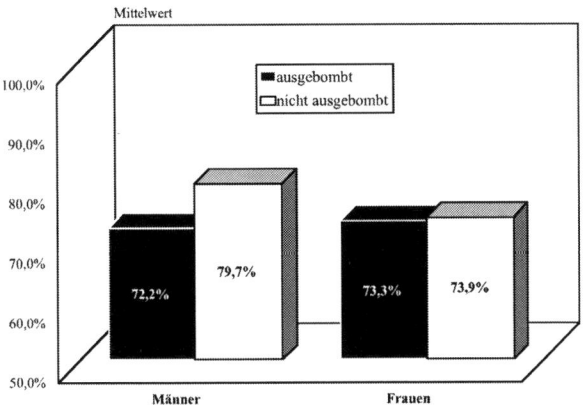

Abb. 3: SF36 - Körperliche Rollenfunktion nach Geschlecht und Wohnungsverlust

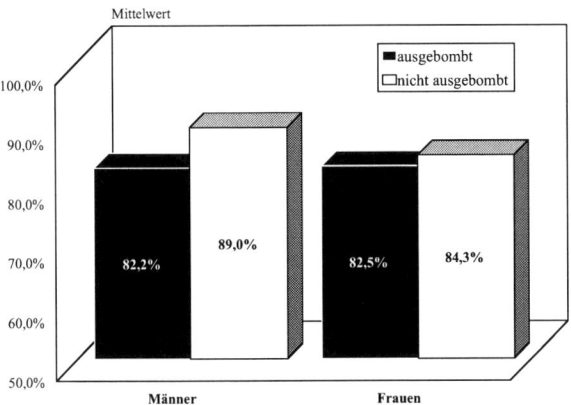

Abb. 4: SF36 - Soziale Funktionsfähigkeit nach Geschlecht und Wohnungsverlust

aktion basiert darauf, dass die Ausbombung bei den Männern deutliche Auswirkungen zeigt, nicht jedoch bei den Frauen.

Abbildung 4 zeigt die Lebenszufriedenheit für die Skala Soziale Funktionsfähigkeit getrennt nach Geschlecht und Ausbombung. Hier wird gefragt nach der Beeinträchtigung von Kontakten zu bzw. Besuche von Freunden, Familienangehörigen, Nachbarn oder Bekanntenkreis. Die Ergebnisse zeigen vor allem bei den Männern eine größere Differenz zwischen ausgebombten und nicht ausgebombten.

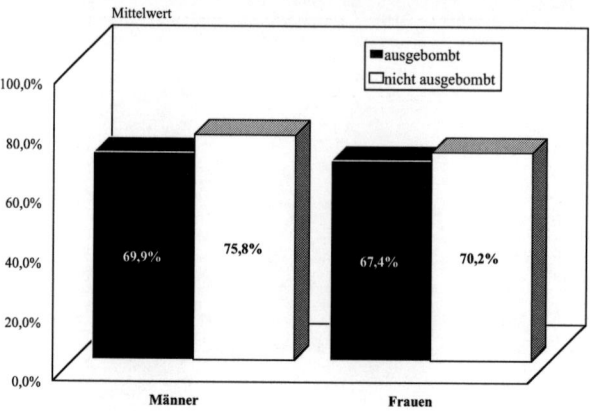

Abb. 5: SF36 - Psychisches Wohlbefinden nach Geschlecht und Wohnungsverlust

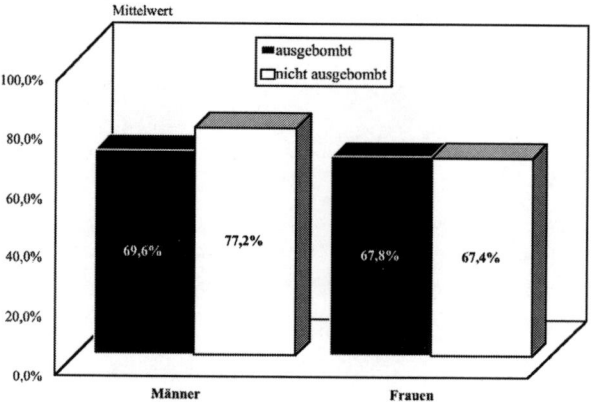

Abb. 6: SF36 - Körperliche Schmerzen nach Geschlecht und Wohnungsverlust

Abbildung 5 zeigt die Ergebnisse für die Skala Psychisches Wohlbefinden, die nach Stimmungen fragt (nervös, niedergeschlagen, glücklich, traurig, ruhig). Die Ergebnisse zeigen ein reduziertes psychisches Wohlbefinden bei dem Ausgebombten und bei den Frauen. Das schlechteste Wohlbefinden haben die Frauen, die ausgebombt wurden.

Abbildung 6 zeigt die Ergebnisse für die Skala Körperliche Schmerzen aufgeschlüsselt nach Geschlecht und Ausbombung. Hier zeigen die nicht

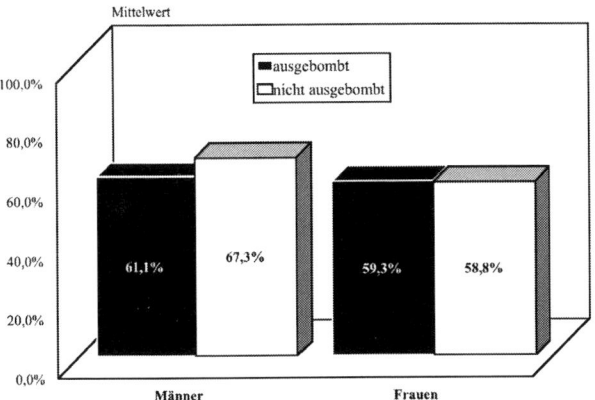

Abb. 7: SF36 - Vitalität nach Geschlecht und Wohnungsverlust

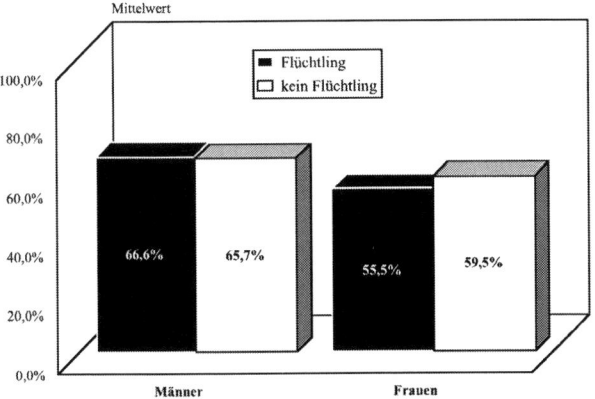

Abb. 8: SF36 - Vitalität nach Geschlecht und Flüchtlingsstatus

ausgebombten Männer die wenigsten Schmerzen, während bei den Frauen die Ausbombung keine Rolle spielt.

Die Abbildungen 7 und 8 zeigen die Ergebnisse für die Skala Vitalität (Schwung, Energie, erschöpft, müde) einmal nach Geschlecht und Flüchtlingsstatus und nach Geschlecht und Ausbombung. Die geringste Vitalität zeigen Frauen, die vertrieben wurden, bei den Männern sind die ausgebombten mehr beeinträchtigt als die nicht ausgebombten.

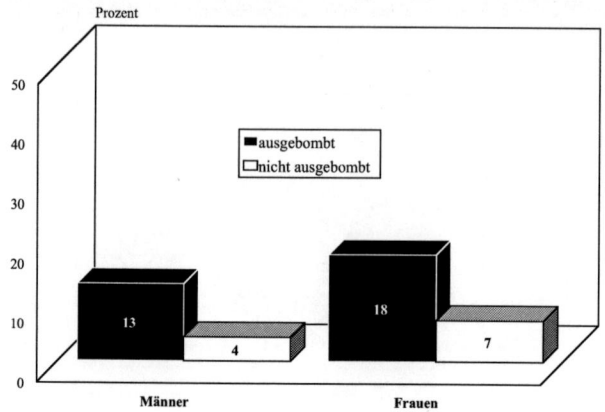

Abb. 9: Panikattacken in Abhängigkeit von Geschlecht und Wohnungsverlust

Abbildung 9 zeigt die Ergebnisse für die Frage des PHQ-D: »Hatten Sie in den letzten 4 Wochen eine Panikattacke?« aufgeschlüsselt nach Geschlecht und Ausbombung. Die Ergebnisse zeigen einen sehr starken Einfluss der Ausbombung ($p < 0.001$): 13 % der ausgebombten Männer bzw. 18 % der ausgebombten Frauen zeigen Panikattacken gegenüber nur 4 % der nicht ausgebombten Männer und 7 % der nicht ausgebombten Frauen. Bei dem Punktwert für die psychischen Beschwerden aus dem PHQ-D zeigen sich die signifikanten Differenzen zugunsten der Frauen. Andere Einflüsse sind jedoch nicht signifikant.

Abbildung 10 zeigt die Ergebnisse für die psychosoziale Funktionsfähigkeit aus dem PHQ-D (Schwierigkeiten, Ihre Arbeit zu tun, Ihren Haushalt zu regeln und mit anderen Menschen zurecht zu kommen?), aufgeschlüsselt nach Geschlecht und Ausbombung. Die Probanden konnten mit »nie« (wert »0«) bis »fast immer« (Wert »5«) antworten. Generell war die Stichprobe also gering belastet. Die Ergebnisse zeigen aber eine signifikant stärkere Einschränkung bei den Frauen und den Ausgebombten, die additiv ist, d. h. Frauen nach Ausbombung haben die schlechtesten Werte.

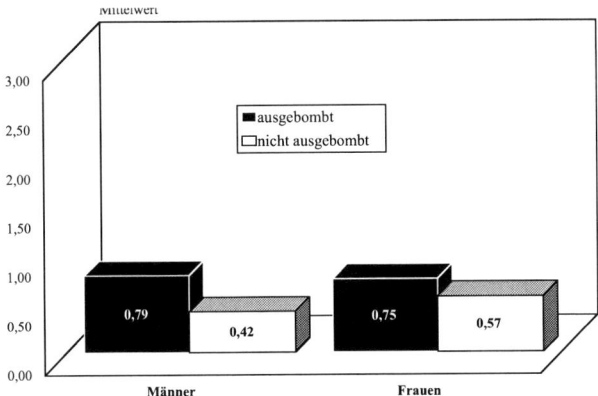

Abb. 10: Psychosoziale Funktionsfähigkeit nach Geschlecht und Wohnungsverlust

Ergebnisse der zweiten Studie

Die Abbildungen 11, 12, 13, 14 und 15 zeigen die Ergebnisse der zweifaktoriellen Varianzanalysen für die Skalen des SCL-27. Der Fragebogen sieht Anwortmöglichkeiten auf einer Skala von »0« bis »4« vor (überhaupt nicht – sehr stark). Nicht abgebildet sind die Ergebnisse für die agoraphobischen Symptome. Hier zeigten sich keine Effekte von Geschlecht und vaterlos aufgewachsen sein. Bei vier Bereichen des SCL-27 depressive, dysthyme und sozialphobische Symptome sowie ›Misstrauen anderen Menschen gegenüber‹ zeigt sich ein einheitliches Bild. Personen, die vaterlos aufgewachsen sind, zeigen deutlich stärkere Symptome als Personen, die mit dem Vater aufgewachsen sind. Bei den vegetativen Symptomen betrifft es eher nur die Frauen. Frauen, die vaterlos aufgewachsen sind, zeigen mehr vegetative Symptome als Frauen, die nicht vaterlos aufgewachsen sind.

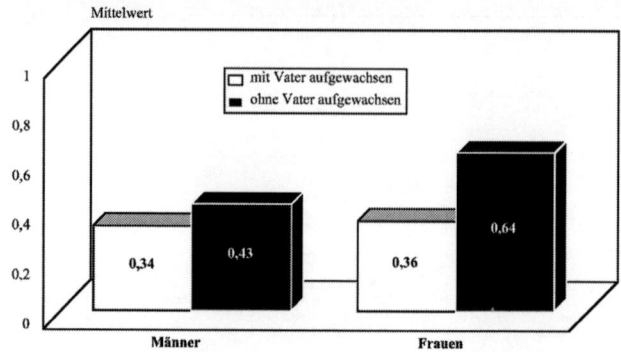

Abb. 11: SCL-27 - depressive Symptome (nach Geschlecht und Vaterstatus (p < 0.01))

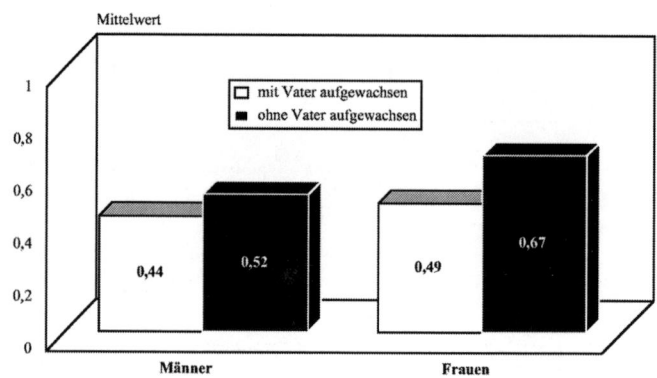

Abb. 12: SCL-27 - dysthyme Symptome (nach Geschlecht und Vaterstatus (p < 0.05))

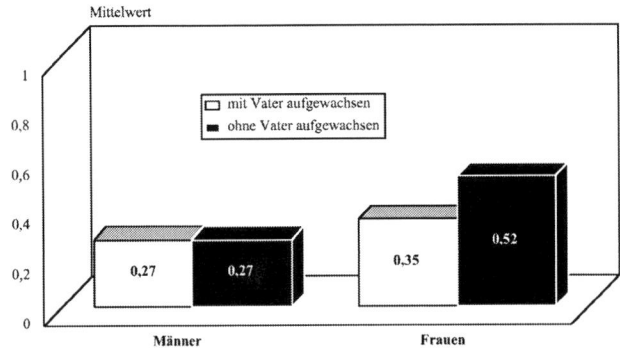

Abb. 13: SCL-27 - vegetative Symptome (nach Geschlecht und Vaterstatus
  (p < 0.01))

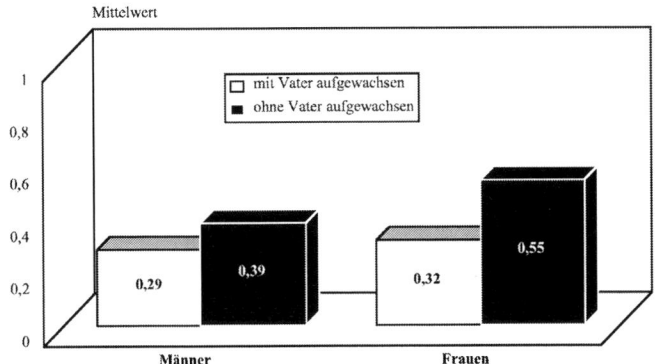

Abb. 14: SCL-27 - sozialphobische Symptome (nach Geschlecht und Vaterstatus
  (p < 0.01))

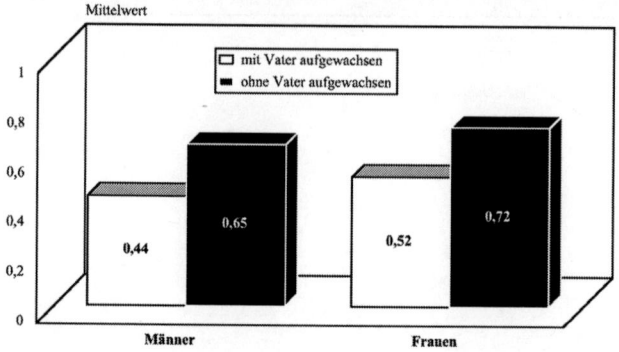

Abb. 15: SCL-27 - Misstrauen anderen Menschen gegenüber (nach Geschlecht und Vaterstatus (p < 0.01))

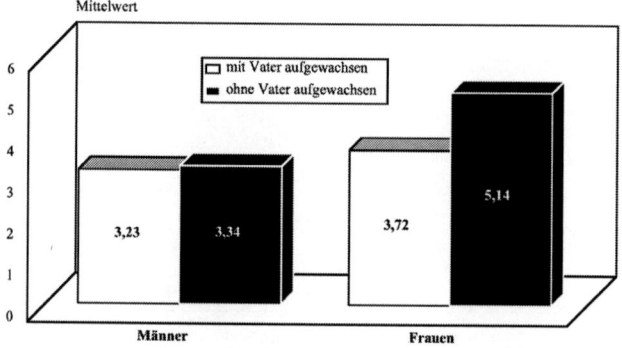

Abb. 16: PHQ - Somatische Symptome (nach Geschlecht und Vaterstatus (p < 0.05))

Ein ähnliches Bild ergibt sich bei den Dimensionen des PHQ. Der Fragebogen erfasst die gesundheitliche Belastung, in dem nach der Häufigkeit von Einzelsymptomen gefragt wird. Die Werte der Einzelitems (bei Fragen zur Depressivität »0« überhaupt nicht bis »3« jeden Tag; bei Fragen zum Stress »0« nicht beeinträchtigt bis »2« stark beeinträchtigt) werden durch Summation zu Skalen zusammengefasst. In allen drei Bereichen ›somatische Symptome‹, ›Depressivität‹ und ›Stress‹ zeigen vaterlos Aufgewachsene deutlich höhere Werte als nicht vaterlos Aufgewachsene. Bei den somatischen Symptomen und Depressivität zeigen vor allem die vaterlos aufgewachsenen Frauen deutlich höhere Werte als die nicht vaterlos aufgewachsenen Frauen.

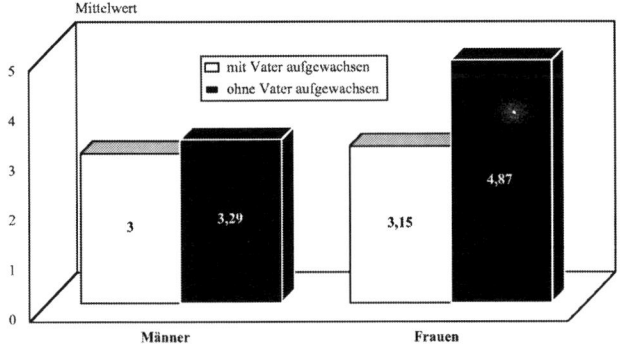

Abb. 17: PHQ - Depressivität (nach Geschlecht und Vaterstatus (p < 0.01))

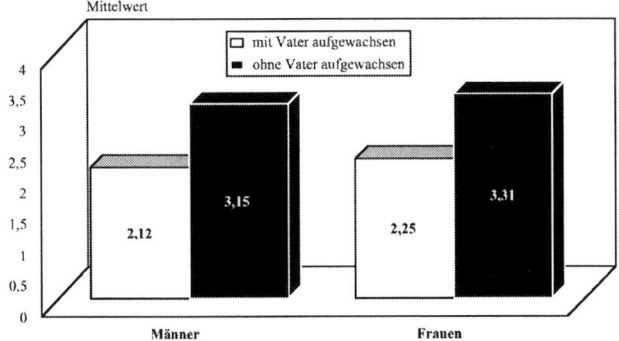

Abb. 18: PHQ - Stress (nach Geschlecht und Vaterstatus (p < 0.001))

Bei den Skalen zu Fatique (FAQ) werden die Einzelitems ebenfalls durch Summation zu Skalen zusammengefasst. Es zeigt sich in den Abbildungen 19 bis 22 wiederum ein einheitliches Bild. Vaterlos Aufgewachsene zeigen, sowohl bei Männer als auch bei Frauen, deutlich höhere Fatiquewerte als nicht vaterlos Aufgewachsene. Das bezieht sich sowohl auf den Gesamtwert, aber auch auf die einzelnen Bereiche ›physische Müdigkeit‹, ›kognitive Müdigkeit‹ und ›affektive Müdigkeit‹.

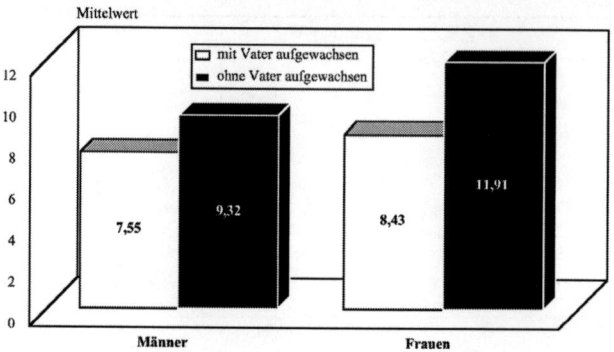

Abb. 19: FAQ - Subskala Physische Müdigkeit (nach Geschlecht und Vaterstatus (p < 0.001))

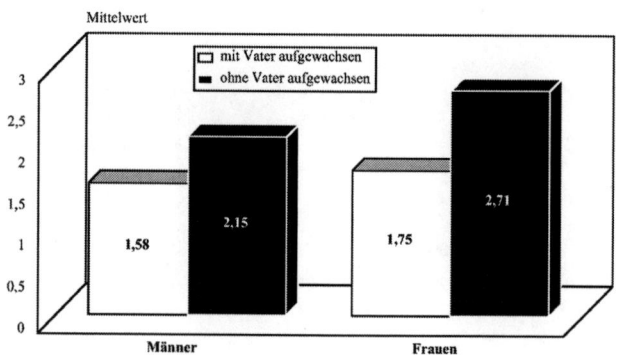

Abb. 20: FAQ - Subskala Kognitive Müdigkeit (nach Geschlecht und Vaterstatus (p < 0.001))

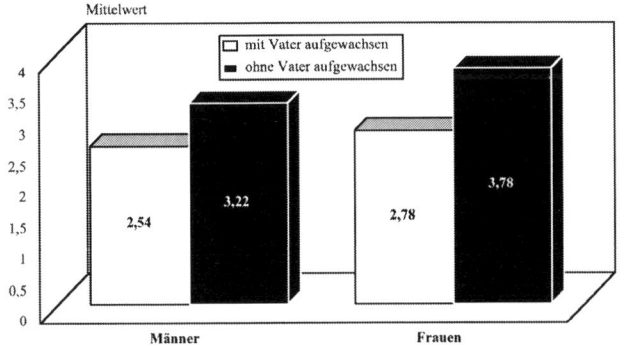

Abb. 21: FAQ - Subskala Affektive Müdigkeit (nach Geschlecht und Vaterstatus
(p < 0.001))

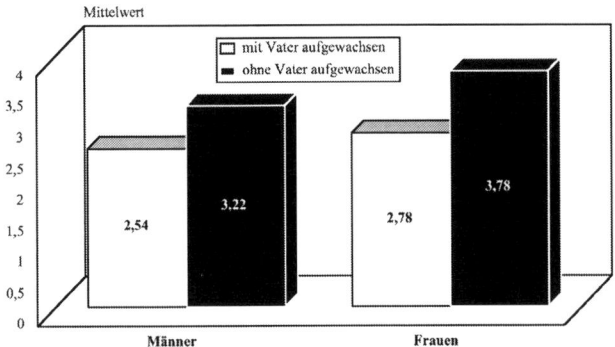

Abb. 22: FAQ - Müdigkeit Gesamt (nach Geschlecht und Vaterstatus (p < 0.001))

Die Tabellen 23 und 24 zeigen die Ergebnisse im DS-14, die Abbildungen zeigen die Summenwerte der zu Skalen zusammengefassten Einzelitems (Skala von »0« bis »4«). Vaterlos Aufgewachsene zeigen sowohl stärkere negative Affektivität und größere soziale Inhibition als nicht vaterlos Aufgewachsene.

Insgesamt zeigen die Ergebnisse eine negativere Befindlichkeit und höhere Symptombelastung und stärkere soziale Einschränkungen bei vaterlos Aufgewachsenen.

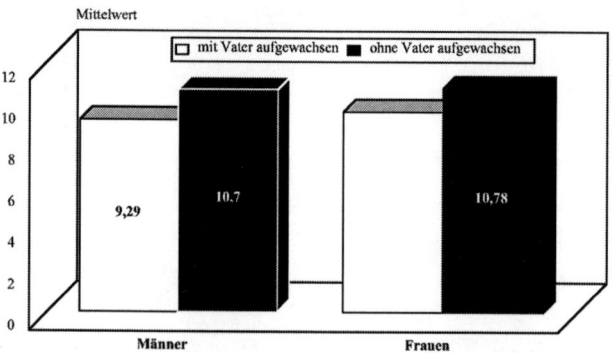

Abb. 23: DS14 - negative Affektivität (nach Geschlecht und Vaterstatus ($p < 0.05$))

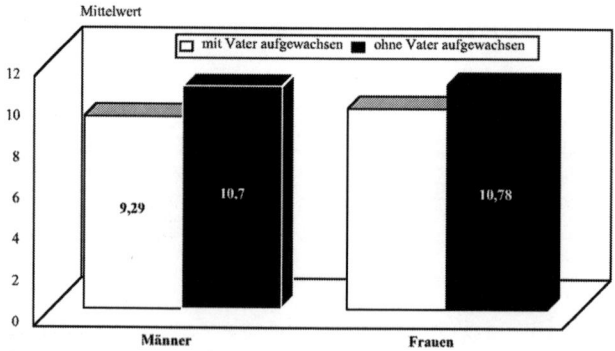

Abb. 24: DS14 - soziale Inhibition (nach Geschlecht und Vaterstatus ($p < 0.05$))

Diskussion

Mit dieser Erhebung tritt deutlicher hervor, wie belastend die Erlebnisse als Kind oder Jugendlicher im II. Weltkrieg in seinen extremen Ausprägungen mit Ausbombung und/oder Flucht bzw. vaterlos aufgewachsen waren. Die Folgen dauernder väterlichen Abwesenheit – inzwischen als Risikofaktor für die psychosoziale Entwicklung erkannt und anerkannt – konnte nachgewiesen werden, während eine vorübergehende Abwesenheit des Vaters keine so deutliche Auswirkung zeigt.

Diese jetzt noch über 50 Jahre nach Kriegsende erfassbaren, ausgeprägten – also nicht nur unterschwellig vorhandenen – Symptome ermöglichen eine zentrale Feststellung: Die Kriege des 20. Jahrhunderts – beginnen mit dem I. Weltkrieg – hinterließen weitreichende psychosoziale Folgen auch bei den davon betroffenen Kindern und Jugendlichen. Individuell erlebt und individuell wirksam können sie – bei fehlenden protektiven Einflüssen – Verhalten und Lebensqualität lebenslang beeinträchtigen. Dazu kommt dieser Feststellung anläßlich der jetzt geführten Kriege aktuelle Bedeutung zu. Die von Krieg und Vertreibung betroffenen Kinder und Jugendlichen bedürfen sowohl kurzfristig materieller und psychosozialer Unterstützung, als auch im Bedarfsfall längerer begleitender Hilfestellung. Sonst lassen sich Jahrzehnte später wiederum derartige schwerwiegende Folgen beobachten – von ihrer Weitergabe an die nachfolgende Generation ganz zu schweigen!

Literatur

Baumert, G. (1954): Deutsche Familien nach dem Krieg. Darmstadt.

Brandt, U. (1964): Flüchtlingskinder. München (Ambrosius Barth).

Bullinger, M., Kirchberger, I. (1998): Der SF-36-Fragebogen zum Gesundheitszustand. Handanweisung. Göttingen (Hogrefe).

Dörr, M. (1998): »Wer die Zeit nicht miterlebt hat …«. Frauenerfahrungen im Zweiten Weltkrieg und in den Jahren danach. Frankfurt (Campus).

Fischer, G. & Riedesser, P. (1998): Lehrbuch der Psychotraumatologie. München (Reinhardt).

Franz, M. Lieberz, K., Schmitz, N., Schepank, H. (1999): Wenn der Vater fehlt. Epidemiologische Befunde zur Bedeutung früher Abwesenheit des Vaters für die psychische Gesundheit im späteren Leben. Zsch. psychosom. Med., 45, 260–278

Glaus, A. (1998): Fatigue in patients with cancer. Berlin (Springer).

Grundmann, M. (1992): Familienstruktur und Lebensverlauf. Historische und gesellschaftliche Bedingungen individueller Entwicklung. Frankfurt (Campus).

Hardt, J., Egle, U. T., Kappis, B., Hessel, A. und Brähler, E. (2004): Die Symptom-Checkliste SCL-27. Ergebnisse einer deutschen Repräsentativbefragung. Psychotherapie Psychosomatik Medizinische Psychologie, 54, 214–223.

Heinritz, Ch. (1985): Schlüsselszenen in Autobiographien der 1929–1940 Geborenen. In: Fischer, A., Fuchs, W., Zinnecker, J. (Hg.): Jugendliche + Erwachsene '85 – Generationen im Vergleich. Opladen (Leske + Budrich).

Hermann-Lingen, Chr., Grande, G., Jordan, J. & Denollet, J. (2002): Die deutsche DS14 – ein kurzes Selbstbeurteilungsverfahren zur Erfassung des prognoserelevanten »distressed personality type« (Typ D-Persönlichkeit). Zeitschrift für Psychotherapie, Psychosomatik, 52, 92.

Koch, A. (1977): ADM-Design und Einwohnermelderegister-Stichprobe. Stichproben bei mündlichen Bevölkerungsumfragen. In: Gabler, S. & Hoffmeyer-Zlotnik, J. H. P (Hg.): Stichproben der Umfragepraxis. Opladen (Westdeutscher Verlag).

Löwe, B., Spitzer, R. L., Zipfel, St., Herzog, W. (2001): PHQ-D. Gesundheitsfragebogen für Patienten. 2. Auflage. Karlsruhe (Pfizer).

Overmans, R. (2000): Deutsche militärische Verluste im Zweiten Weltkrieg. München (Oldenbourg).

Radebold, H. (2000): Abwesende Väter. Folgen der Kriegskindheit in Psychoanalysen. Göttingen (Vandenhoeck & Ruprecht).

Teegen, F., Meister, V. (2000): Traumatische Erfahrungen deutscher Flüchtlinge am Ende des II. Weltkrieges und heutige Belastungsstörungen. ZfGP, 13, 112–124.

Thomae, H., Coerper, C. & Hagen, W. (Hg.) (1954): Deutsche Nachkriegskinder. Methoden und erste Ergebnisse der deutschen Längsschnittuntersuchung an Kindern. Stuttgart (Thieme).

Thurnwald, H. (1948): Gegenwärtige Probleme Berliner Familien. Berlin.

Zinnecker, J. (1987): Jugendkultur 1940–1985. Opladen (Leske + Budrich).

Transgenerationelle Prozesse von NS-Traumatisierungen

Ein Fallbericht

Dagmar Soerensen-Cassier

Zur Einführung

Während der Vorbereitungen zu dieser Arbeit über die NS-Erbschaft und deren transgenerative Weitergabe an die nachfolgenden Generationen überkamen mich bei der Literaturrecherche und Lesen einschlägiger Texte sporadisch immer wieder starke Gefühle von Zweifel und »Unwirklichkeit« . Mein Vorhaben erschien mir sogar teilweise anachronistisch in dem Sinne, dass die NS-Vergangenheit doch bereits 57 Jahre zurückliegt und im »Hier und Jetzt« der bundesrepublikanischen Gesellschaft eigentlich alle Kräfte für dringende Reformen und neue Perspektiven benötigt werden. Die Frage, inwiefern uns, die zweite und dritte Generation nach der Tätergeneration weitere Konfrontation und Auseinandersetzung mit Kriegstraumatisierungen, Schuld und Scham noch weiterbringen könnte, erschien mir umso zweifelhafter insbesondere angesichts der überraschenden Erfahrung, dass Literatur über dies Thema überwiegend sehr fachgruppenspezifisch in für die breite Öffentlichkeit nur wenig zugänglichen Quellen und Fachzeitschriften zu finden war. Essentielles erwies sich als »gut versteckt«, so dass auch Insider sich zu einer mühsamen Literaturrecherche gezwungen sehen. Populärere Literatur wie z. B. das 1988 erschienene Buch des Psychotherapeuten Müller-Hohagen »Verleugnet, verdrängt, verschwiegen« wird vom Verlag nicht mehr verlegt. Es überrascht auch die relativ geringe Anzahl von Publikationen von psychoanalytischen Fallgeschichten in den letzten Jahren. Der Psychoanalytiker Bohleber (1997a) fragt hier nach der Bedeutung eines möglichen Nichtwissenwollens der Psychoanalyse im Sinne einer Weigerung, die historische Dimension von Fallmaterial begrifflich zu fassen und erklärt diesen Befund als eine fehlende Konzeptualisierung des NS-Erbes. Hatte mich die »Weigerung«, sich mit der traumatischen Dimension des NS-Erbes näher zu befassen, auch in dieser Bedeutung ergriffen und könnte mein innerer Widerstand auch Ausdruck der Abwehr einer kollektiv empfundenen Schuld sein, einer Schuld, die ich als Vertreterin der zweiten Generation real nicht auf mich geladen habe?

Trotz dieses immer wiederkehrenden Eindrucks von der Thematik inhärenter Verwirrung, Zweifel und Unwirklichkeit, von dem vermutlich jeder Deutsche, der mit dem Thema befasst ist, sich belastet fühlt, halte ich die weitere Auseinandersetzung mit dem NS-Erbe, nach der Holocaust-Forschung jetzt auch mit den Leiden der Deutschen für notwendig und unverzichtbar. Notwendig vor allem deswegen, weil die traumatische historische Vergangenheit erst dann bewältigt werden kann, wenn das gesamte Ausmaß der Traumatisierung sowohl auf der Seite der Opfer als auch auf Seiten der Täter erforscht und aufgeklärt ist. Erst eine solchermaßen hergestellte Gesamtübersicht wäre eine notwendige Voraussetzung von Klärung, Differenzierung und Neubewertung der Gesamtsituation. Was in gemeinschaftlicher Anstrengung bestenfalls erreicht werden kann, wäre, dass das Trauma aus dem Schweigen befreit und besprechbar werden kann so dass, mit dem Psychoanalytiker Bion (1992) gesprochen, »aus diffusen Elementen gerichtete Elemente entstehen können«.

Zur Bedeutung des historischen Kontextes

In dieser Arbeit möchte ich nun anhand von Fallmaterial aus meiner klinisch-psychotherapeutischen Arbeit der These nachgehen, dass in psychoanalytischen Behandlungen oft erst die Aufklärung des historischen Kontextes, nämlich die transgenerationelle Verwicklung des Patienten in unbewusst weitergegebene traumatische NS- und Kriegserfahrungen der Elterngeneration, zu einem tieferen Verständnis ihres Leidens führen. Bleiben derartige transgenerative Prozesse unerkannt , dann führt dies zu einer schwer aufzulösenden »Verklammerung der Generationen« (Bohleber 1997b) . Wenn das Trauma der Eltern unerkannt, unbenannt und unbesprochen bleibt, kann es von den Kindern nicht »geortet«, verbalisiert und symbolisiert werden. Somit bleiben die Generationengrenzen durchlässig. In der Folge können die Kinder dieser traumatisierten Eltern keine klare Abgrenzung zur Elterngeneration finden und bleiben unaufgelöst über das »Verschwiegene« mit ihnen verbunden. Ein Fallbeispiel von vielen aus meiner klinischen Arbeit mag an dieser Stelle das Problem illustrieren:

Vor einigen Monaten meldete sich eine 37-jährige Patientin zur Psychotherapie an. Sie litt unter diffusen seelischen Zuständen von Leere und Orientierungslosigkeit. Mit 37 Jahren fühle sie sich oft wie ein »Nichts«, dementsprechend habe sie nur sehr wenig aus ihrem Leben gemacht. Das liege an ihrer Unfähigkeit, Interessen und Perspektiven für ihr Leben zu entwickeln. Anlass, in die Therapie zu gehen, ist ihre ambivalente Bindung an einen Mann, mit dem ihr Kinderwunsch nicht erfüllt werden kann.

Auf den ersten Blick eine unauffällige Pathologie. Das es sich bei dieser Patientin um eine Verwicklung in die vom NS geprägte Lebensgeschichte der Eltern handeln könnte, lag zunächst nicht auf der Hand. Als die Patientin jedoch wie nebenbei erwähnte, dass sich ihre 15 Jahre älteren Zwillingsschwestern 18-jährig der Baghwan-Sekte angeschlossen hatten, erinnerte mich dieses Detail an zwei frühere Patientinnen mit einem ausgeprägten NS-Hintergrund, deren Töchter zum Baghwan gingen. Die Verknüpfung brachte mich dazu, sie nach der NS-Vergangenheit der Eltern zu fragen und erfuhr, dass die Mutter der Patientin Tochter eines bekannten NS-Parteifunktionärs und SS-Offiziers ist. Dieser Großvater beging bei Kriegsende Suizid, offiziell aus dem Grund, dass er keine Rente zu erwarten hatte. Während der Arbeit mit der Patientin erschien es mir als symptomatisch, dass ich immer wieder die Zugehörigkeit des Großvaters zur Waffen-SS vergaß. Indem auch ich die vermutliche Verwicklung des Großvaters in NS-Verbrechen verschwieg, war ich mit dem Tabu der Mutter der Patientin identifiziert.

Eine klare Abgrenzung zur Elterngeneration war dieser Patientin nicht möglich, sie ist transgenerationell in einer innerpsychischen Verwirrung und Verwicklung mit der Mutter, die vermutlich nicht zuletzt durch den Suizid ihres Vaters traumatisiert ist, stecken geblieben. Das Trauma der Mutter wurde mit der Patientin nicht besprochen und konnte daher von ihr nicht in einem inneren psychischen Raum symbolisiert werden. In diesem wesentlichen Punkt bleibt die Patientin unabgegrenzt mit der Mutter identifiziert. Transgenerationelle Folge ist, dass das Eigene der Patientin (die eigene Lebensgeschichte, die eigenen Triebwünsche) nicht vom Fremden, das per Identifikation mit der Mutter übernommen wurde, unterschieden werden kann. Die Autonomieentwicklung der Patientin bleibt durch das »Ungesagte« in der Beziehung zur Mutter blockiert.

Kinder von Eltern, die ihre Traumatisierungen und Leiden nicht kommunizieren, sind auf ihre Phantasien und Vermutungen über die unbewusst erspürten Verletzungen angewiesen. Der israelische Psychotherapeut Bar On (1993) hat in Gesprächen mit Kindern von NS-Tätern gezeigt, dass das Schweigen über die NS-Erfahrungen die stärkste transgenerationelle Wirkung zeigt. Heimannsberg und Schmidt (1988) schreiben über die Symptomatik der NS-Erbschaft:

>»Eine heutzutage verbreitete Symptomatik ist das Schweigen in den Familien –
es gibt zwischen den Generationen keine unbefangene Erzähltradition, die
Fragen der Kinder an ihre Eltern »Was habt ihr damals gemacht?« finden keine
Antwort und die Kinder haben früh gelernt, solcherlei prekäre Fragen gar nicht
erst zu stellen. Das Schreckliche, die Schuld oder das Leiden, ist schwer zu ertragen, kaum zu benennen. Aber das Schweigen ist lähmend, und das Verschwiegene, Verdrängte kehrt wieder in unterschiedlicher Gestalt. (...) Diffuse Ängste
und Schuldgefühle mögen halb verwischte Spuren der Nazivergangenheit in der
Psyche der Nachgeborenen sein.«

Die Kinder solcher Eltern sind also mit den diffusen Folgen der traumatisierten Eltern beschäftigt und übernehmen per unbewusster Identifikation
das Verschwiegene in den eigenen inneren Raum hinein. Da das Verschwiegene jedoch nicht verortet, also benannt, verstanden und somit symbolisiert
werden kann, erfolgt bei den Kindern oftmals aus der Not des Nichtwissens
heraus eine Tendenz zum Konkretismus: die Kinder dieser Eltern fragen sich
vielleicht, warum der Vater, der ansonsten ein ganz normaler, psychisch nicht
auffälliger Vater ist, nachts schreit – von Alpträumen geplagt ist, nicht schlafen kann oder ganz plötzlich in unerklärliche Erregungszustände gerät. Die
Kinder, die sowohl auf Identifikation mit den Eltern als auch auf Abgrenzung von deren Geschichte angewiesen sind, füllen fehlende Bruchstücke der
Geschichte der Eltern mit ihrer Phantasie aus und inszenieren in ihrem eigenen Leben den Phantasien entsprechende Situationen, immer auf der Suche
nach Erklärungen für das unbewusst gespürte Geheimnis der Eltern.

Eine exemplarische Behandlung

Diese Zusammenhänge möchte ich aus der Vielfalt von Fallbeispielen exem-
plarisch anhand der Behandlung einer 1935 geborenen, jetzt also 67-jährigen
Frau belegen. Ihre Lebensgeschichte schien mir in besonders eindrücklicher
Weise die Identifikation mit der Schuld der Elterngeneration zu zeigen.
Besonders beeindruckte mich auch, mit welcher Deutlichkeit sich die unbe-
wusste transgenerative Weitergabe eines traumatischen Verlusts des »guten
Objekts« an die nachfolgende Generation darstellt.

Frau K. kam vor zwei Jahren wegen einer langjährig chronifizierten
Angstsymptomatik, tägliche Angstattacken und zahlreicher psycho-
somatischer Beschwerden, die ohne somatischen Befund blieben, in die
Psychotherapie. Sie betrachtete die Behandlung als ihre letzte Chance, im

Rentenalter noch etwas aus ihrem Leben zu machen anstatt, wie sie befürchtete, in Krankheit und Elend zu versinken. Wie ein roter Faden zog sich ihre Klage durch die Stunden: sie habe aus ihrem Leben nicht das machen können, was sie wollte. Sie habe den falschen Mann geheiratet, den falschen Beruf ergriffen, habe vier Kinder bekommen obwohl sie keine Kinder wollte. Das Schlimmste jedoch sei, dass sie in ihrem Leben Nähe und Zärtlichkeit vermisse. Sie sei mit einem Mann verheiratet, von dem sie sich, wie früher von der Mutter, emotional unverstanden, kontrolliert und gemaßregelt fühle.

Begonnen habe die Symptomatik mit einem »Zusammenbruch« vor 23 Jahren, als ihre damals 18-jährige Tochter von heute auf morgen Elternhaus und Schule verließ um in die Baghwan-Sekte einzutreten. Sie sei vor Schuldgefühlen »fast gestorben«. Frau K. erzählt ihre Geschichte monoton, ohne spürbare affektive Beteiligung und erklärt auf meine Frage nach möglichen Gründen rationalisierend, sie habe sich mit der Entscheidung der Tochter abgefunden, sie sei ja erwachsen. Erst viele Sitzungen später erfahre ich die Vorgeschichte (ebenfalls völlig affektlos vorgetragen): die Tochter war 15, als sie eine Schulfreundin, die gerade einen Suizidversuch überlebt hatte, mit nach Hause brachte und die Eltern bat, sie vorübergehend aufzunehmen weil sie nicht zur psychotisch erkrankten Mutter zurück wollte. Frau K. nahm die Freundin (die vermutlich auch psychosenah erkrankt war) auf. Sie konnte sich aber nach einem Jahr trotz deutlicher Signale der Tochter, die sich von der Freundin verdrängt und verfolgt fühlte, nicht entschließen, die Freundin wegzuschicken. Diese blieb drei Jahre lang in der Familie und fuhr schließlich anstelle der Tochter, die sich völlig zurückgezogen hatte, in den Urlaub. Frau K. konnte nicht realisieren, dass sie im Begriff war, ihre Tochter zu verlieren. Diese »rettete« sich dann zur Baghwan-Sekte, in der sie bis heute lebt. Ich war erschüttert über diesen tragischen Verlust (der auch an eine Opferung erinnerte) der Tochter und fragte mich, welche innerpsychische Not sich wohl darin ausdrücken könnte. Erstmals vermutete ich in dieser Geschichte »des Verlusts einer Tochter« einen Hinweis auf einen eigenen traumatischen Objektverlust. Die Verknüpfung dieser Geschichte mit einem lange Zeit zurückliegenden traumatischen Ereignis in Frau K.s Lebensgeschichte bestätigte diese Annahme.

Zum Verständnis des Zusammenhangs, den ich zwischen beiden entscheidenden lebensgeschichtlichen Ereignissen aufzeigen möchte, nehme ich aus der großen Fülle der biographische Details die wesentlichen Punkte heraus:

Frau K. stammt aus einer deutschen Adelsfamilie. Sie ist die älteste Tochter eines Berufsoffiziers, einer sie beeindruckenden, vitalen, kreativen und lebenslustigen Persönlichkeit, den sie sehr idealisierte und zu dem sie sich mehr hingezogen fühlte als zur introvertierten, emotional kalten Mutter, die ihren ganzen Ehrgeiz in die nach NS-Idealen ausgerichtete Erziehung legte. Das Tagebuch der Mutter, das sie mir zusammen mit einem 30-seitigen Lebensbericht überreichte, ist ein lebendiges Zeugnis »nationalsozialistischer Erziehungsideologie«. Das Tagebuch dokumentiert eine lieblose und affektlose, auf Erfüllung der Ideale von Sauberkeit, Ordnung und Pünktlichkeit angelegte »Abrichtung« der Tochter zu den NS-Tugenden Härte und Gehorsam. Diese Prinzipien sind in den Standardwerken zur Kinderpflege von Haarer (1934; letzte Auflage 1987) nachzulesen. Der Psychoanalytiker Kaminer (1997) sieht in dem Kernprinzip und Ziel dieser Erziehung die bedingungslose Unterwerfung des Kindes unter den Willen des Erwachsenen. Eine Baby- und Kinderpflege, die lediglich auf Regelmäßigkeit, Pünktlichkeit und Sauberkeit achtet, untergräbt das so notwendige Bedürfnis des Kindes nach emotionalem Kontakt und Zärtlichkeit. Das emotionale Gedeihen ist durch eine derartige Erziehung zur Härte schwer gestört. Wie wir aus Forschungen über vernachlässigte und misshandelte Kinder wissen, gerät der Säugling durch Verhaltensweisen früher Abhärtung (Haarer empfiehlt: wenn das Kind schreit, solle man es in einen dunklen Raum abschieben und »kaltstellen«) in Zustände absoluter Verlorenheit, in welchen es von Vernichtungs- und Verfolgungsängsten gequält ist. Die konsequente Anwendung dieser Erziehungsprinzipien schlägt sich laut Kaminer als Über-Ich-Identifizierung in der seelischen Innenwelt der Kinder nieder und bildet eine psychische Grundstruktur im Sinne einer »Identifikation mit dem Aggressor«. Die Identifikation mit dieser mächtigen frühen Person der Kindheit (die im NS-Staat durch Hitler und seine Ideologie ersetzt wurde) ist befriedigend und schützt vor Todes- und Vernichtungsängsten. Soweit an dieser Stelle zur NS-Erziehungsideologie.

Doch zurück zum Verlauf. Die Übergabe der persönlichen Dokumente durch Frau K. verstand ich als eine Inszenierung im Sinne eines Handlungsdialogs, eine »Erprobung des guten Objekts«. Indem ich die Unterlagen ungewohnt widerspruchslos entgegennahm, spürte ich unbewusst ihre innere Not.

Lebensgeschichtlich ist noch zu sagen, dass dank der Stellung des Vaters die Familie seit 1939 eine riesige schlossähnliche Villa in Thüringen, nahe der späteren Zonengrenze, bewohnte. Frau K. idealisiert das damalige Leben als »Idylle«. Der Vater war im Kriegseinsatz und kam nur selten auf Fronturlaub nach Hause. Die Patientin erinnert sich, ihn ständig vermisst und überall gesucht zu haben. Von der Mutter fühlte sie sich kontrolliert und erlebte sie als strafende Instanz. Sequenzen aus dem Tagebuch der Mutter zeigen deutlich, dass Frau K. die emotionale Vernachlässigung schon früh mit psychosomatischen Beschwerden beantwortet hat. Im Frühjahr 1944 wurde die Mutter wieder schwanger und stellte für die damals 9-jährige Tochter eine Hauslehrerin ein, die sich um die schulische Entwicklung kümmern sollte. Frau K. muss sich von der interessanten Frau, von Beruf Rundfunksprecherin, emotional sehr verstanden gefühlt haben. Neidvoll konnotierter Tagebucheintrag der Mutter: die Hauslehrerin hat das Herz ihrer Tochter gewonnen! Unter der Zuwendung blühte Frau K. auf. Meine Deutung, dass sie damals endlich »das gute, mütterliche Objekt« gefunden hatte, nach dem sie immer gesucht hatte, wurde von Frau K. zunächst rationalisierend abgewehrt: Sie habe sich für diese Frau nie interessiert, die sei doch nur Hauslehrerin gewesen! Mit diesen Beschwichtigungen war sie, wie sich in der Übertragung zu mir spiegelte, der Mutter weiterhin loyal ergeben.

Als im Herbst 1944 der Sohn der Hauslehrerin, ein SS-Offizier, an der Front fiel, begann diese sich offen, voller Haß und Verzweiflung gegen das Hitler-Regime und seine Kriegsführung zu wenden. Aufgrund der ungehemmten Äußerungen in der Öffentlichkeit und offenem Abhören von Feindsendern ist zu vermuten, dass die Hauslehrerin manifest prä-psychotisch erkrankt war. Sie erzählte auch der 9-jährigen Frau K., dass der Krieg verloren war, die erzählte es ihrer Mutter, die als überzeugte Nationalsozialistin mit einer Anzeige bei der Gestapo reagierte. Die Hauslehrerin überlebte nicht nur einen Suizidversuch sondern auch die Inhaftierung durch die Gestapo wegen des Sohnes, der bei der SS war. Sie rächte sich jedoch direkt bei Kriegsende mit einer Anzeige der Familie bei den Amerikanern. Frau K. erinnert sich, dass sie in dieser Zeit die ersten Angstattacken erlebte. Deutung: Die Hauslehrerin war plötzlich verschwunden, sie hatte ein gutes Objekt, das sie gerade erst gefunden hatte, wieder verloren. Es ist zu vermuten, dass die Mutter aufgrund der Denunziation endgültig und real für die Patientin zum »bösen Objekt« geworden ist.

Nach wochenlangen Verhören durch die Amerikaner wurde die Familie schließlich wegen Mangel an Beweisen freigelassen, musste jedoch kurz darauf vor der russischen Besatzung flüchten, die inzwischen diesen Sektor übernommen und bereits Haftbefehle gegen die Familie ausgesprochen hatte. Die Familie floh noch in der gleichen Nacht mit wenig Hab und Gut über die »grüne Grenze« in ein kleines Dorf in Niedersachsen.

Der psychodynamische Zusammenhang beider Situationen, die Denunziation der Hauslehrerin durch die Mutter und die »Opferung« der Tochter von Frau K. ist augenfällig und zeigt Wiederholungscharakter. Die Rettung der psychisch kranken, suizidalen Freundin unter Opferung der guten

Beziehung zur Tochter erscheint wie eine unbewusste Inszenierung zur Entlastung von unerträglichen Schuldgefühlen, die Frau K. von ihrer Mutter, die real in ein NS-Verbrechen verwickelt war, per »Identifikation mit dem Aggressor« übernommen hatte. Als Folge der transgenerativen Identifizierung ist zu vermuten, dass auch das Leben der Tochter von Frau K., wie bei ihr selbst auch, unerkannt von den Schatten der Vergangenheit determiniert sein wird. Das Beispiel zeigt, dass auch sie mütterlichen Schutz und emotionale Zuwendung entbehren musste. Der Eintritt in die Baghwan-Sekte signalisiert, wie sehr auch sie sich, wie ihre Mutter, vom »guten Objekt« verlassen fühlte. Sie sucht das Gute vermutlich in der Sekte wiederzufinden, die ein hohes Maß an Triebbefriedigung verspricht. Enttäuschungen sind hier vorprogrammiert.

Grundlegende Übertragungsaspekte

Zum vertieften Verständnis der Zusammenhänge möchte ich die grundlegende Übertragungslinie beschreiben. In der Übertragung führt mir die Patientin durch ihre affektlos und zwanghaft detaillierten Klagen und Tätigkeitsbeschreibungen ihre tiefe Identifikation mit ihrer Mutter vor Augen. Die Beschreibungen der körperlichen Symptome werden rationalisiert und nicht mit inneren Gefühlen zusammengebracht. Dadurch entsteht das Bild, dass Frau K. als kleines Kind keinen von Empathie getragenen, ihre Affekte spiegelnden Dialog mit der Mutter kennengelernt hat. Ein schützendes, mütterliches Objekt, aus dem heraus sie sich selbst Trost und Mitgefühl hätte geben können, konnte sie nicht verinnerlichen. Infolge dieses Mangels sucht sie – vermutlich lebenslang – nach diesem guten, mütterlichen Objekt. Sie sucht dies beim Vater, der Großmutter, der Hauslehrerin und in der Therapeutin. Diese Suche spiegelte sich in der Übertragung immer wieder neu.

Z. B. stellte Frau K. immer wieder im Sinne eines Handlungsdialogs folgende Situation her: Sie rief mich zwischen den Sitzungen immer wieder an um mir zu sagen, dass sie eventuell krank werden und zur nächsten Sitzung nicht kommen könne. Sie rief mich dann immer noch ein zweites Mal an und sagte die Stunde ab. Diese Szene wiederholte sich mehrmals. Wir konnten schließlich gemeinsam verstehen, dass sie auf diese Weise konkret einen »Liebesbeweis« von mir erfahren wollte. Sie wollte die Erfahrung machen, dass ich ihren Willen respektiere, auf ihre Bedürfnisse Rücksicht nehme und nicht, wie sie es von ihrer Mutter kannte, rigide auf Regeln und Funktionieren bestehe. Der stärkste Beweis wäre für sie gewesen, wenn ich auf mein Honorar verzichtet hätte!

Schlussfolgerungen

Mit dieser Fallgeschichte habe ich eine Annäherung an die schwierige Frage versucht, welche Rolle in der Krankheitsentstehung von Frau K. die Verwikklung der Mutter in NS-Unrecht spielt. Dabei bin ich von der hypothetischen Annahme ausgegangen, dass das neurotische Leiden Frau K.'s wesentlich durch eine pathogene Identifizierung mit der Mutter und ihrer Schuld mitdeterminiert ist. Faimberg (1987) beschreibt diese transgenerationelle Verwicklung als »telescoping of generations«, in dem ein unbewusster Auftrag, die Eltern für Leid und Schuldverstrickung zu entschädigen, auf die nachfolgenden Generationen übertragen wird. Diese Mechanismen wurden an Holocaust-Opfern beschrieben und könnten, auf Täterfamilien übertragen, in ähnlicher Weise verständlich machen, dass das Schweigen über die NS-Verwicklung der ersten Generation dazu führt, dass die Generationengrenzen »ineinandergeschoben« bleiben und nicht sicher entwickelt werden können. Im Falle der Geschichte von Frau K. erscheint es notwendig, sich klar zu machen, dass Traumatisierungen nicht nur in der frühen Kindheit auftreten sondern im Verlauf des ganzen Lebens auftreten können: Frau K. hat ihre frühe Kindheit in einer vom Nationalsozialismus geprägten Atmosphäre von Kälte und Verachtung für alles Schwache, Hilflose und Ohnmächtige im Menschen verbracht. Da das Kind in diesem Lebensalter den Eltern weitgehend existentiell ausgeliefert ist, bleibt nur die Identifizierung mit dem Agressor. Hiermit wird auch das Schuldempfinden der Eltern verinnerlicht, das von diesen oft nicht bewusst erlebt werden kann. Erst die Erfahrung von Empathie kann Frau K. ermöglichen, die Schuldverstrickung und eigene Täterschaft im Wiederholungszwang mit der Tochter anzuerkennen, in Sprache umzusetzen und dann vielleicht auch zu betrauern. Bleibt dieser Prozess aus, dann werden die Traumatisierungen identifikatorisch in zunehmend unkenntlicherer Weise an die nachfolgenden Generationen weitergegeben.

Literatur

Bion, W. R.(1992): Lernen durch Erfahrung. Frankfurt a. M. (Suhrkamp).

Bohleber, W. (1997a): Trauma, Identifizierung und historischer Kontext. Über die Notwendigkeit, die NS-Vergangenheit in den psychoanalytischen Deutungsprozeß einzubeziehen. Psyche 51, 958–995.

Bohleber, W. (1997b): Transgenerationelles Trauma, Identifizierung und Geschichtsbewusstsein. In: Rüsen, J.; Straub, J. (Hg.): Die dunkle Spur der Vergangenheit – Psychoanalytische Zugänge zum Geschichtsbewusstsein. Frankfurt a. M. (Suhrkamp).

Dan Bar-On (1993): Die Last des Schweigens. Gespräche mit Kindern von Nazi-Tätern. Frankfurt a. M. (Campus).

Faimberg, H.(1987): Die Ineinanderrückung (Telescoping) der Generationen. Jahrbuch der Psychoanalyse 20, 114–142.

Haarer, J. (1934): Die deutsche Mutter und ihr erstes Kind. München (Lehmanns).

Heimannsberg, B.; Schmidt, C. J. (Hg.) (1988): Das kollektive Schweigen. Nazivergangenheit und gebrochene Identität in der Psychotherapie. Heidelberg (Asanger).

Kaminer, I.(1997): Normalität und Nationalsozialismus. Psyche 51, 385–409.

Müller-Hohagen, J. (1988): Verleugnet, verdrängt, verschwiegen. Die seelischen Auswirkungen der Nazi-Zeit. München.

Charakteristische Abwehrformen bei Kindern von Flüchtlingen aus den ehemaligen deutschen Ostgebieten

Bertram von der Stein

Einleitung

Traumatisierungen, wie die der Flucht und Vertreibung der Bevölkerung aus den deutschen Ostgebieten, hat generationsübergreifenden Einfluss und wird zum unbewussten Strukturprinzip, das – von Eltern vermittelt – von den Kindern internalisiert wird. Traumatisierung behindert bewusste Beschäftigung und Wissen vom Trauma und fördert die Weitergabe dissoziierter Wahrnehmung und Erinnerung.

Vielleicht ist es deshalb auf den zweiten Blick nicht überraschend, dass sich die Psychoanalyse, von Ausnahmen abgesehen, mit der Untersuchung von Flüchtlingen wenig beschäftigt hat, da viele Psychoanalytiker selbst Migranten waren.

Wahrscheinlich waren ähnliche Mechanismen dafür verantwortlich, dass in meiner Schulzeit in den 60er und 70er Jahren das Thema »Flucht und Vertreibung aus den deutschen Ostgebieten« nur am Rande behandelt wurde, obwohl etliche Lehrer selbst betroffen waren und viele meiner Mitschüler (zwischen 1957 und 1963 geboren) Kinder von Flüchtlingen aus den ehemaligen Ostgebieten waren.

Eigene unbewältigte Schuld und Scham und deren Abwehr als Anhänger oder Mitläufer eines kriminellen Regimes und dessen Führer sowie eigene Traumatisierungen bestimmten nach dem zweiten Weltkrieg die Beziehung der Eltern zu ihren Kindern.

Eine unvoreingenommene Auseinandersetzung über dieses Thema fand kaum statt. Marion Gräfin Dönhoff (1962) war eine der wenigen Zeitzeugen, die sich in einem sehr persönlichen Bericht ohne polarisierende Tendenzen des Themas der Vertreibung der Deutschen annahm. In der Bundesrepublik Deutschland wurde das Thema »Flucht und Vertreibung« politisch instrumentalisiert: So wurden unrealistische Träume von Rückkehr von konservativer Seite geschürt, Kriegsverbrechen der Sieger und Vertriebenenschicksale mit den Auswirkungen des Holocaust missbräuchlich gleichgesetzt, um Auschwitz zu relativieren.

Andererseits gab es viele, die zwar von Verbrechen durch Deutsche nicht aber von Verbrechen an Deutschen reden wollten. In der ehemaligen DDR war wegen der Zwangsfreundschaft zu den sozialistischen Brudernationen das Thema »Vertreibung deutscher Bevölkerungsteile« vollständig tabuisiert.

Patienten

Die Befunde und Behandlungsergebnisse beziehen sich auf längerfristige Psychotherapien (8 psychoanalytisch orientierte Psychotherapien, Dauer 1,5–3 Jahre; 2 Psychoanalysen, Dauer 3 Jahre; 15 analytisch orientierte stationäre Psychotherapien von mindestens 12 Wochen Dauer und 18 mindestens dreistündige Vorgespräche). Die Patienten gehörten den Geburtsjahrgängen 1947 bis 1967 an, bei den längeren Therapien gab es 14 Frauen und 9 Männer. Bei den Vorgesprächen fanden sich 10 Männer und 8 Frauen ein. Bei allen Patienten wurde mindestens ein Elternteil vertrieben, bei 5 Patienten hatte es eine Vergewaltigung der Mutter durch russische Soldaten gegeben, Tod von vor oder im 2. Weltkrieg geborenen Geschwistern lag in 6 Fällen vor, 11 Patienten verloren im Krieg ihre Väter. Bei einem Patienten wurde der Vater als Adoleszenter von russischen Soldaten verschleppt während die Mutter, jüdischer Abstammung, die NS-Zeit in einem Holzverschlag in einer rheinischen Großstadt überlebt hatte.

Fallbeispiel

Der 45jährige, vormals in Ex-Jugoslawien stationierte Berufssoldat kam mit dem Ziel einer psychoanalytischen Behandlung, weil er unter zwei gravierenden Symptomen litt: Ausgeprägte frontalbetonte Kopfschmerzen und Stiche in der Herzgegend, verbunden mit der Vorstellung umzufallen und akut zu versterben. Auslösende Situation war offenbar die Verletzung eines Kameraden durch einen Streifschuss am Kopf bei einem Einsatz in Bosnien, der aber keine körperlichen Folgeschäden hinterließ. Zur gleichen Zeit wurde der 16jährige Sohn während eines Discothekenbesuches in eine Schlägerei verwickelt, mit der Folge eines Krankenhausaufenthaltes.

Wie sich im Laufe einer dreijährigen Psychoanalyse herausstellte, war der Vater des Patienten (geb. 1929) Zeuge, als dessen Vater, Mitglied der NSDAP und Bahnhofsvorsteher einer schlesischen Stadt, 1945 von marodierenden russischen Soldaten durch Kopfschuss getötet wurde. Dieses Ereignis und die Flucht, Verschleppung und Gefangenschaft in einem sowjetischen Lager des damals 16-jährigen Vaters, der von der aus Ostpreußen vertriebenen Mutter stets als Vorbild für Durchsetzungsvermögen und Stärke idealisiert wurde, wurde offenbar in der Kindheit des Patienten nur schemenhaft mythologisiert angedeutet. Die Neugier des Patienten auf die Wurzeln der Familie wurde nicht befriedigt. Bei den Eltern hätte es keine Annahme von Ohnmachts- und Verletzungsgefühlen gegeben. Mit Sprüchen wie »Mit dem Hute in der Hand kommt man durch das ganze Land« oder »wenn's auch nicht immer Kuchen gibt, so glaube doch das Gott Dich liebt« wären Fragen nach der Vergangenheit abgetan worden; vielmehr hätten die Eltern den Blick nach vorne gewandt und gehandelt. Der leistungsorientierte Vater, litt seit seiner Pensionierung an einer Angststörung. Er hatte es ohne formale Ausbildung in einer rheinischen Kleinstadt zum Leiter der örtlichen Sparkasse und zum Hauseigentümer gebracht. Seine drei Kinder (geb. 1957, 1959 und 1962) waren »gut verheiratet« und beruflich als Offizier, Ärztin und Gymnasiallehrer erfolgreich. Der Patient ebenfalls sehr leistungsorientiert und sportlich, hatte sich schon früh für Militärisches begeistert.

Durch beide Verletzungsereignisse bezeichnender Weise am Kopf ihm nahestehender Personen wurde der Patient in seinem Selbstideal, nämlich unverwundbar und mächtig zu sein, erschüttert. In einem längeren therapeutischen Prozess, in dem seine narzisstisch kontraphobische Abwehr durchgearbeitet werden konnte unter Berücksichtigung seiner starken Identifikation mit dem Vater und dessen Traumatisierung, kam es zur weitgehenden Rückbildung der Symptome. Hierbei erwiesen sich die Aufdeckung des transgenerationellen Traumas, Übertragungsdeutungen und auch rekonstruktive Deutungen als hilfreich. Er konnte den Wiederholungs- und Abwehrcharakter seiner Berufswahl erkennen. Gespräche über die Traumatisierungen beider Eltern, die offensichtlich ihr langjähriges Schweigen durchbrachen, erlebte der Patient als zusätzlich hilfreich und entlastend.

Transgenerationelle Traumavermittlung

Verschiedene Autoren (Gampel 1994; Bohleber 1997; Volkan 2000; Radebold 2000) betonen die Bedeutung transgenerationeller Traumaübermittlung.

Das Individuum kann nicht vom Leben seiner Vorfahren und Nachkommen losgelöst gesehen werden, aus psychoanalytischer Sicht ist das Subjekt in

149

bezug auf seine Vorfahren definiert. Übermittlung von transgenerationellen Traumatisierungen bedeutet mehr als dass Kinder, das Verhalten von Eltern imitieren oder von der älteren Generation Geschichten erzählt bekommen, sondern ist das Ergebnis von meist unbewusst bleibender psychischer Prozesse: Internalisierte Objektbilder und dazugehörige Affekte der Eltern werden von ihnen an die Kinder weitergegeben, wobei meist unbewusst Aufgaben wie etwa Trauerarbeit, Wiedergutmachung erlittener Verletzungen und Kränkungen, Wiederbeschaffung von Verlorenem und Ungeschehenmachen von Hilflosigkeit delegiert werden. Schemenhaftes Wissen und nebulöse Andeutungen schaffen eine von Trauma und Schuld der Eltern durchdrungene geheimnisvolle Atmosphäre, die unter dem Mantel von Tabuisierungen nicht konkretisiert werden und dazu führen, dass Phantasie und Realität nicht genügend getrennt werden. Die Vermischung von Täter- und Opferidentität wird bei vielen vertriebenen Deutschen das Schweigen befördert haben. Unbewusste Botschaften der Eltern an die Kinder wie »ich darf nie mehr Opfer werden, ich darf nicht meines Eigentums beraubt werden, ich darf nicht von meinem Platz verdrängt werden, ich muss viel leisten, damit meine Eltern das zurückerhalten, was sie verloren haben, ich will in der neuen Umgebung nicht Außenseiter sein«, bestimmen oft das Verhalten der Kinder. Deren Kernidentität wird überflutet und beeinflusst vom verletzten Selbst und internalisierten Objektbildern nebst dazugehöriger Affekte, die zu den ursprünglich Traumatisierten, den Eltern und Großeltern gehören. Nach Volkan findet die Übermittlung eines traumatischen Verteibungsereignisses statt, indem elterliche Selbst- und Objektbilder in den Kindern deponiert werden und dadurch Repräsentationen von der Person einer Generation an die nächste Generation weitergegeben werden. Mit der Vertreibung verbundene stärkere oder diskrete psychische Störungen der Elterngeneration, z. B. die Depression einer Mutter, dürften bei vielen Kindern kumulativ-traumatisierend Einfluss gehabt haben. Die Wirkungen transgenerationell vermittelter Traumata sind nachhaltig und beeinflussen die Abwehrformen der Nachkommen.

Abwehrformen der Kinder von Vertriebenen

Patienten der Nachfahrengeneration kommen häufig erst in eine psychotherapeutische Behandlung, wenn ein – oft zwar nicht spezifisches, so doch charakeristisches – Abwehrmuster zusammenbricht. Hierbei wirken Ereignisse, die eine gewisse Ähnlichkeit mit den Traumatisierungen der Eltern haben und Aspekte der Reinszenierung und Wiederholung aufweisen, auslösend. So kann ein Unfall, eine Verletzung, eine Trennung, ein Verlust oder Todesfall den Abwehrmythos der Unverwundbarkeit nachhaltig erschüttern und Gefühle der Ohnmacht, des Schreckens, der Verwundung und des Verlustes auslösen, die abgewandelt in Gestalt klinischer Symptome Behandlungsbedürftigkeit bedingen. Auf den zweiten Blick scheinen diese Patienten eine psychotherapeutische Behandlung aufzusuchen, um ihr Identitätsgefühl zu stabilisieren.

In der Art mit Konflikten umzugehen und in ihrer Berufswahl können Nachkommen ihr abgespaltenes transgenerationelles Trauma in die Beziehung bringen, wobei beides vermutlich Abwehrcharakter hat.

Tiefgreifende Trauer, Ohnmachts- und Schuldgefühle, Verzweiflung, Angst vor Vernichtung, vor Trennung, vor Verlust und vor Identitätsverlust und die Wut auf die Vertreiber betreffen Flüchtlinge und Heimatvertriebene. Separations- und Individuationsprozesse wurden empfindlich gestört, Geschehenes abgespalten, verdrängt und verleugnet. Kinder von Vertriebenen haben oft durch transgenerationell entstandene Identifizierung Traumatisierungen verinnerlicht, die als innere oder äußerer Konflike wieder auftauchen und deren Abwehrverhalten beeinflussen.

Ein echter Trauerprozess, der auch aggressive Aspekte in bezug auf das Verlorene beinhaltet wird, wird nicht durchlaufen, ambivalente Gefühle gegenüber verlorenen Personen und der verlorenen Heimat werden durch Trauer nicht aufgelöst, vielmehr werden diese mit den damit verbundenen Schuldgefühlen an die Kinder delegiert, die eine schwere Depression entwickeln können, die nicht selten in der zweiten und dritten Generation tief in die Struktur verwoben ist. Des öfteren wird Depressivität durch manischen Aktionismus abgewehrt. Die Nachkommen sollen Personen und Sachen ersetzen, die die Eltern eingebüßt haben, deshalb versuchen sie die unbewussten Wünsche der Eltern nach Anerkennung und Wiedergutmachung zu erfüllen. Eine Ablösung ist deshalb oft schwierig. Es kann eine altruistische Abtretung an die Eltern erfolgen. Hirsch (1999) betont, dass überdurchschnittliche Kreativität von Nachkommen Traumatisierter in unbewussten Motiven von Wiedergutmachung, Reparation und Ersatz zu finden ist.

Häufig werden in der Nachfolgegeneration Berufe gewählt, die, wie Eckstädt (1999) und Grinberg und Grinberg (1990) anmerken, als Abwehr und Reaktionsbildung, als Folge eines traumatischen Ereignisses innerhalb einer Transgeneration zu verstehen sind. Eckstaedt (1999) beschreibt z. B. eine Analysandin, deren Großeltern durch Krieg und Vertreibung gewaltsam getrennt worden waren. Der Großvater wurde dabei umgebracht. Ihr Vater, der dies als Kind miterlebt hatte, hatte in Abwehr vernichtender Ohnmachtsgefühle das Ausüben von Kontrollfunktionen als städtischer Beamter zum Beruf gemacht. Grinberg und Grinberg beschreiben bei einem Sohn einer Migrantenfamilie, dass die Wahl des Arztberufes ihren Ursprung in Wiedergutmachungsphantasien mit manischen Merkmalen hatte.

Unbewusste narzisstische Phantasien von Unverwundbarkeit, Macht, z. B. in der Rolle des altruistisch motivierten mächtigen Helfers, und von paranoider Kontrolle aggressiver Tendenzen und aktionistisches kontraphobisches Abwehrverhalten zeigte sich bei meinen Patienten durch die Wahl solcher Berufe, die mit Kontrolle und Bekämpfung von Gefahren, Krankheit, Leid, Ungerechtigkeit und Wiedergutmachung zusammenhängen (Polizist, Soldat, Wachmann, soziale Berufe wie Arzt, Altenpfleger, Krankenschwester, Seelsorger, Sozialarbeiter).

Kinder von Vertriebenen wurden oft in frühester Kindheit zu unfreiwilligen Trägern von elterlicher Schuld, Insuffizienz, Verlustgefühlen, insbesondere dann, wenn in der Elterngeneration eine Mischung von Täter- und Opferanteilen vorhanden ist. In »Das Ich und das Es« beschreibt Freud diesen Vorgang:

> »Eine besondere Chance der Beeinflussung gewinnt man, wenn dies ubw Schuldgefühl ein entlehntes ist, d. h. das Ergebnis der Identifizierung mit einer anderen Person, die einmal Objekt einer erotischen Besetzung war. Eine solche Übernahme des Schuldgefühls ist oft der einzige schwer erkenntliche Rest der aufgegebenen Liebesbeziehung«.

Ein 50-jähriger leitender Ingenieur, Sohn eines aus Ostpreußen vertriebenen und wegen Kriegsverbrechen verurteilten Vaters, entwickelte eine suizidale Krise, als er trotz heftiger Schuld- und Schamgefühle Mitarbeiter entlassen musste. Schon immer hatte er sich aufopfernd für Belange der polnischen Einwohner des Heimatortes seiner Eltern eingesetzt und das Versöhnende und Völkerverbindende betont. In der Therapie wurde deutlich, wie sehr er transgenerationell die Wut seiner Eltern im Sinne der Reaktionsbildung abgewehrt hatte und selbstschädigend gegen die eigene Person richtete.

Die Elterngeneration erlebte mit der Vertreibung aus der Heimat die Zerstörung eines Kulturraumes mit traditionellen Bindungen und einem Dialekt. Weder Vertriebenenvereine noch geschlossene Neuansiedlung vermochten diesen Verlust auszugleichen. Durch Flucht und Vertreibung wird die räumliche, zeitliche und soziale Integration des Selbst erschüttert. Grinberg und Grinberg berichten über Panikzustände und die Angst, von der neuen Kultur aufgefressen und zerstückelt zu werden. Es kommt zu einem Gemisch antagonistischer Wünsche, nämlich sich anzupassen oder sich von den anderen zu unterscheiden, der in Konfusion und Depersonalisation münden kann. Die Ablösung von den Eltern ist bei Kindern von Vertriebenen oft schuldbeladen und mit Anpassungstendenzen an die neue Umgebung vermischt. Die alte Heimat wird entweder idealisiert oder ignoriert. Nicht wenige sprechen ausgeprägt den Dialekt der »neuen Heimat« unter Verdrängung der Herkunft ihrer Eltern. Viele scheinen die Fragmente ihrer Identität nicht richtig zusammensetzen zu können. Der Eindruck von Personen, die drei Generationen angehören. drängte sich mir mehrfach auf. Die Störung der zeitlichen Identität bei unbewusster Idealisierung der Vergangenheit führte zuweilen zu Schwierigkeiten in der Gegenwartsrealität.

Unbewusst an die Eltern gebunden und deren Bedürfnissen verpflichtet findet eine Ablösung von ihnen erschwert statt. So kommt es häufig zu Loyalitätskonflikten gegenüber den Eltern und damit zur Abwehr autonomiefördernder Tendenzen von Sexualität und Aggressivität. Unbewusste Schuldgefühle, in einer »besseren Zeit« aufgewachsen zu sein behindern die Genussfähigkeit. Eine stark übergewichtige Patientin, geboren 1955, altruistisch um ihre Mutter bemüht, konnte die Verleugnung eigener sexueller Wünsche und ihre ausgeprägte Aggressionshemmung als Abwehrmanöver transgenerationell vermittelter Angst vor dem Hintergrund einer Traumatisierung ihrer Mutter auf der Flucht verstehen: Deren erste Tochter, kurz vor dem Krieg geboren, wurde, während sie vergewaltigt wurde, von einem anderen Soldaten erschossen. Trennung, Aggression und Sexualität wurden von der Patientin als etwas Lebensbedrohliches empfunden. Mit ihrem Essverhalten war die Patientin fast unzertrennlich an die Mutter gebunden, eigene Wut wurde im Essverhalten gegen sich selbst gewendet und indirekt in Vertretung der Mutter gegen den Therapeuten durch Vereitelung des Therapieerfolges gerichtet. Erst als sie Trauer, Angst, Wut und Schuldgefühle spüren und zulassen konnte, waren vorsichtige Separation und Gewichtsreduktion möglich.

Therapeutische Konsequenzen

Die von Alexander und Margarete Mitscherlich (1967) geforderte schmerzliche Erinnerungsarbeit erweist sich auch im Hinblick auf transgenerationelle Traumatisierungen wie Flucht und Vertreibung als notwendig. Verstehen und Einfühlung erschöpfen sich nach Mitscherlich nicht in der

Bearbeitung innerer Introjekte unter Vernachlässigung historischer Aufklärung. Bei historischen Katastrophen gelingt eine therapeutische Bearbeitung transgenerationeller Traumata nur, wenn Rekonstruktion, Erinnerung, Überwindung charakteristischer Abwehrformen und Anerkennung von Schuld das transgenerationelle Trauma in einen neuen Sinnzusammenhang stellen. Gewalt, Grausamkeit , Vergewaltigung, Tötung und Mord und Verwicklung der Vorfahren in Schuld können in ihrem ganzen Ausmaß erst wahrgenommen werden, wenn Abwehrstrategien selbstreflexiv durchgearbeitet worden sind. Somit können unbewusste pathogene Identifizierungen mit der Elterngeneration und daraus resultierende Abwehrformen überwunden werden. Für die Behandlung erscheint mir folgendes wichtig:
– Überwindung der Befangenheit des Therapeuten transgenerationelle Themen wie NS-Vergangenheit der Eltern und Traumatisierungen von Flucht und Vertreibung anzusprechen
– Falls Patienten ohne affektive Beteiligung über Flucht und Vertreibung der Eltern berichten, besteht die Gefahr, wegen größeren zeitlichen Abstandes des Patienten von der elterlichen Vergangenheit in der Gegenübertragung die Verleugnung und Verzerrung der Eltern zu übernehmen. Es ist aber wichtig zu erkennen, inwieweit der Patient mit dem Schweigegebot seiner Eltern identifiziert ist und Neugier und Aufklärungswillen projektiv in den Therapeuten verschiebt.
– Darauf achten, dass die Vergangenheit der Eltern die gesamte therapeutische Beziehung überschwemmen kann, so dass die Wahrnehmung des Patienten als eigenständige Person verloren geht und aktuelle Übertragungsangebote des Patienten unberücksichtigt bleiben.
– Abwehrmechanismen wie Verleugnung, Affektisolierung, narzisstische Abwehrformationen, kontraphobische Tendenzen, altruistische Abtretungstendenzen im Hinblick auf Themen wie Flucht und Vertreibung aufmerksam betrachten.
– Nicht nur Übertragungsdeutungen, auch rekonstruktive Deutungen geben.
– Charakteristische Abwehrformen nicht eingeengt als Hinweis auf zugrundeliegende Persönlichkeitsstörungen betrachten, da hiermit leicht der traumatische transgenerationelle Ursprung übersehen wird.
– Versuch einer therapeutischen Rekonstruktion des transgenerationellen Traumas, um die Abgrenzung von Phantasie und Realität bei transgenerationellen Identifizierungen zu fördern und somit eine Ent-Identifizierung zu unterstützen.
– Patienten auch als Subjekt der Geschichte betrachten, das Traumatisierungen und Schuld der vorangehenden Generation quasi »huckepack« transportiert.

Literatur

Bohleber, W. (1997): Trauma, Identifizierung und historischer Kontext. Über die Notwendigkeit, die NS-Vergangenheit in den psychoanalytischen Deutungsprozess einzubeziehen. Psyche 51, 958–995.

Dönhoff, M. (1962): Namen, die keiner mehr nennt. Düsseldorf, Köln (Diederichs).

Eckstaedt, A. (1999) Ein Vertriebenschicksal in der dritten Generation. In: Schlösser, A. M.; Höhfeld, K. (Hg.) (1999): Trennungen. Gießen (Psychosozial-Verlag), S. 137–153.

Freud, S. (1917): Trauer und Melancholie. Studienausgabe Bd. III. Frankfurt a. M. (S. Fischer), 1989.

Freud, S. (1923): Das Ich und das Es. Studienausgabe Bd. III. Frankfurt a. M. (S. Fischer), 1989.

Gampel, Y. (1994): Identifizierung, Identität und generationsübergreifende Transmission. Z. f. psychoanal. Theorie und Praxis IX, 301–319.

Grinberg L., Grinberg R. (1990): Psychoanalyse der Migration und des Exils. Stuttgart (Verlag Internationale Psychoanalyse).

Hirsch, M. (1999): Die Wirkung schwerer Verluste auf die zweite Generation am Beispiel des Überlebensschuldgefühls und des »Ersatzkindes«. In: Schlösser, A. M.; Höhfeld, K. (Hg.) (1999): Trennungen. Gießen (Psychosozial-Verlag), S. 125–136.

Mitscherlich, A.; Mitscherlich, M. (1967): Die Unfähigkeit zu trauern. München (Piper).

Radebold, H. (2000): Abwesende Väter. Göttingen (Vanderhoeck & Ruprecht).

Volkan, V. D. (2000): Gruppenidentität und auserwähltes Trauma. Psyche 54, 931–951.

Lange Schatten – Die Kinder der Kriegskinder kommen in die Psychoanalyse

Christoph Seidler

Vorerfahrungen

Meine Erfahrungen und Überlegungen zum Thema »Kindheit während des Krieges« stellte ich vor drei Jahren erst mal einer institutsinternen Konferenz dar. Als ich schlussfolgerte, dass nach der Wende und nach dem Aussterben der Elterngeneration die Kriegskinder vielleicht erst jetzt ihr Recht auf die Trauer um ihre beschädigte Kindheit wahrnehmen könnten, kam es fast zum Eklat. Ich war zunächst verwirrt, entmutigt und auch etwas beschämt. Bereits am nächsten Vormittag rief mich ein befreundeter Kollege an, der sehr heftig gegen meine Auffassung argumentiert hatte. Er entschuldigte sich, es sei so schmerzlich, alles wieder aufzureißen, wo doch endlich Gras über die Sache gewachsen sei. Der Kollege gehört zum Jahrgang 1940 und ist ein Flüchtlingskind aus Königsberg. Diese unsachlichen und dabei schmerzhaften Kontroversen bemerke ich immer wieder, wenn dieses Thema berührt wird, sei es privat oder öffentlich. Es begleitet auch mein eigenes Ringen bei der Annäherung an dieses Thema; schließlich bin ich auch ein Kriegskind – allerdings Jahrgang 1943. Vertriebene und Flüchtlinge heißen nur in Bundesdeutschland »Vertriebene«; in der DDR hießen sie »Umsiedler« und in Österreich heißen sie »Nationaldeutsche«. Nomen est Omen. Die Tabus, die sich auf diese Zeit erstrecken, waren in der DDR im nachhinein irgendwo logisch. Ich war sehr erstaunt, als ich die fast identische Meinung aus dem Westen vernahm: Wir Deutschen haben kein Recht auf Trauer aufgrund des vielen Unrechtes, das wir verursacht haben. Offensichtlich hatten die Deutschen diesseits und jenseits der Grenze diese historische Schuld akzeptiert und introjiziert. Wie verheerend diese Unfähigkeit und Unmöglichkeit zum Trauern war und ist, beschrieben Alexander und Margarethe Mitscherlich (1967); dabei würdigten sie meines Wissens allerdings nicht ausreichend, wie schwer Trauern bei so übermäßigen Schuldgefühlen fällt.

Typische Patienten der dritten Generation

Seit einigen Jahren begegne ich Patienten im typischen Lebensalter der Inanspruchnahme von Psychotherapie/Psychoanalyse – also um die 30 Jahre herum – deren Familienanamnesen sich häufig im merkwürdigen Dunkel verlieren, d. h. im Nichtwissen, in Tabuierungen und Geheimnissen. Ganz faktisch: häufig fehlen die Familienanamnesen in den biographischen Anamnesen der Ausbildungskandidaten ganz. Dies machte mich als erstes stutzig. Als Leiter der Vermittlungsstelle eines psychoanalytischen Institutes in Ostberlin sehe ich relativ viele dieser Patienten. Ich versuchte, die »fehlenden Spuren« aufzuspüren; diese endeten oft in der Kriegskindheit der Elterngeneration dieser Patienten. Insbesondere bei Kindern (dritte Generation) von Vertriebenenkindern (zweite Generation) führten Entwurzelung und damit Geschichtsabriss auch tatsächlich zu Brüchen in ihren Biographien und ihre Spuren verlieren sich z. B. »irgendwo in Polen«.

Zur Charakterisierung eine kurze Anamnese; Karl, ein Polizist, Jahrgang 1959 klagt:

> »Ich komme nicht klar, wenn ich abgelehnt werde. Dann kann ich mich überhaupt nicht mehr konzentrieren, alles ist larifari. Ich fühle mich völlig überflüssig. Ich beziehe dann alles auf mich, mache alles falsch und sie (die Ehefrau) macht alles richtig«.

Karl lacht bei der ersten Begegnung und schildert auch lachend, dass seine Ehe im Scheitern begriffen sei und wie er zuhause ausziehen wollte und ihn seine Frau so »zusammengeschissen« habe, dass er wieder zurückkehrte. Er kommt dann auf seine Mutter zu sprechen, die ihn als kleinen Jungen an der Landstraße sieht und nicht einmal winkt. Von diesem Punkt im Interview an wird der emotionale Kontakt sehr schnell intensiv. Die Umstände der frühkindlichen Entwicklung verlieren sich in der besagten Amnesie: Die Großeltern mütterlicherseits stammen aus Polen oder Pommern. Der Großvater, den Karl nicht mehr kennenlernte, sei mit dem Fahrrad irgendwo hingefahren und nie wieder gesehen worden. Vielleicht waren das die Russen? Von seinem Vater weiß Karl überhaupt nichts. Vielleicht aus Nürtingen? Die Mutter sei zu einem Großbauern in Schwaben gefahren mit einer etwas älteren Schwester; dort sei auch Karl geboren. Die Schwester sei bei dem Großbauern dieser Gegend untergekommen. Die Mutter kehrte in der 6. Lebenswoche Karls zurück ins Brandenburgische. Die Mutter sei ungefähr Jahrgang 1940 – »vielleicht« –. Nach einem dreiviertel Jahr heiratete die

Mutter einen anderen Mann, der habe gesagt: »Der Junge kommt mir nicht ins Haus«. Daraufhin kam er zu seiner Großmutter, einer sehr strengen Bauersfrau. Bei ihr lebten auch ein Bruder der Mutter – nur zehn Jahre älter als Karl – sowie ein Stiefonkel. Im elften Lebensjahr wird ein Bruder geboren, mit dem Karl später leidlichen Kontakt bekam. Inzwischen sind alle Kontakte abgerissen: der zu seiner Schwester, zu seiner Mutter, zu seinem Stiefvater wie übrigens auch zu seiner ersten vor acht Jahre von ihm geschiedenen Ehefrau und der gemeinsamen jetzt 10-jährigen Tochter.

In Parallele zu dieser Vorgeschichte löst sich unsere therapeutische Beziehung nach knapp 30 Sitzungen ebenfalls auf.

Wieso taucht diese Geschichte gerade »jetzt« so machtvoll auf?

Zunächst: Wann ist jetzt? »Jetzt« beginnt frühestens 1995 mit der Eröffnung der Wehrmachtsausstellung in Hamburg; vielleicht auch erst 1998 im Anschluss an die angefeindete Rede von Martin Walser (Walser 1998); sicher im Jahre 2000. Zu diesem Zeitpunkt erscheinen A. v. Friesen *Der lange Abschied – Psychische Spätfolgen für die 2. Generation deutscher Vertriebener* und H. Radebold *Abwesende Väter – Folgen der Kriegskindheit in Psychoanalysen*. Auf jeden Fall geschieht das »Jetzt« ein Menschenalter nach dem Kriegsende 1945.

Fraglos spielte die »Wende« in Deutschland insbesondere in Ostdeutschland eine große Rolle. Im Osten gab es weder Landsmannschaft noch eine Kriegsgräberfürsorge, weder eine Wehrmachtsauskunftsstelle (WAST) noch Soldatenverbände. Es trug auch niemand ein Ritterkreuz, wie z. B. Erich Mende auf diplomatischen Empfängen. Statt dessen war das Vertriebenenproblem z. B. spätestens Mitte der fünfziger Jahre von der politischen Agenda gestrichen. Dafür gab es die »Gesellschaft für Sowjetische Freundschaft« und es gab den Antifaschismus als Staatsdoktrin. Damit war zwar die Schuld reaktionsbildend abgewehrt, die Trauer um die eigenen Beschädigungen aber erst recht unmöglich. Mit der »Wende« brach diese Vergangenheit mit viel größerer Wucht ins Bewusstsein ein, so dass die Ostdeutschen diesen Teil ihrer Geschichte nicht mehr übersehen konnten. Jedenfalls wird erst mit langsamen Ende der Spaltung Deutschlands auch die Aufhebung der emotionalen Spaltungsprozesse möglich, insbesondere mit der Rücknahme der Projektionen z. B. vom Nazi-Nachfolge-Staat BRD und dem Antifaschismus-Staats-Mythos in der DDR. Es geht fraglos um die Wiederkehr des verdrängten, des verleugneten und des abgespaltenen

Anteiles der Geschichte. Dies ist eine Domäne der Psychoanalyse, die dafür eine aufklärende Pflicht hat.

Auf jeden Fall geht es aber um ein Generationsproblem: ist vielleicht die zweite Generation »jetzt« – da sie in Rente geht – wieder gezwungen, sich zu erinnern, ohne das Betäubungsmittel Arbeit? Oder meldet sich »jetzt« die dritte Generation zu Wort: die Generation der Kinder der Kriegskinder, der absolut keine Schuld zu geben wäre an Naziverbrechen? »Jetzt«, nachdem ihre Großeltern-Generation ausstirbt?

Offenbar bedarf es eines Anstoßes, wie z. B. eines Literatur-Nobelpreises. Jan Koplowitz schrieb bereits einen Roman über Heimatvertreibung (publiziert 1979 in der DDR und 1982 im Westen), aber erst als Günther Grass (2002) seine Novelle – inzwischen Bestseller – *Im Krebsgang* veröffentlicht, beginnt die Erinnerung an das Leid, das auch den Deutschen zugefügt wurde. Bereits 1993 hatte Walter Kempowski in *Das Echolot* wie Günther Grass die Torpedierung der »Wilhelm Gustloff« durch ein sowjetisches U-Boot beschrieben. Dabei kamen wenigstens 9.000 Flüchtlinge um – 6 mal mehr Menschen als beim Untergang der Titanic. 1993 war offensichtlich zu früh. Jenseits aller Eitelkeiten beschwerte Kempowski sich, dass Grass sich für seinen »kühnen Tabubruch« feiern ließe und dann noch schriebe, dass man dieses Thema nicht den »Rechtsgestrickten« hätte überlassen dürfen. Erst im November 2002 bekommt Kempowski die Ehrendoktorwürde der Universität Rostock.

Die Debatte in der Öffentlichkeit ist sehr rau: es geht eben nicht um rationale Erkenntnisprozesse, sondern um Aufbrüche, Tabubrüche und Loyalitätsverletzungen und um Erschütterungen in einem Ausmaß, dass auch die ganze Last der Verdrängung und Verleugnungen deutlich macht. Es geht um verschieden historisch gewachsene und in der Gegenwart verankerte Bewusstseinszustände. Vielleicht trug die Walser-Bubus-Debatte ja doch dazu bei, die »Keulen« als moralische Widerstände zu verdeutlichen, die die Deutschen bis zur Wende (und danach) hinderten, aus einem Gefühlsgemisch von Schuld, Schuldgefühl, Schande und Scham aufzutauchen, um endlich zu Trauer und Verantwortung zu gelangen. Diese moralischen Widerstände wären dann nicht nur außerhalb – wie Martin Walser meint – sondern auch innerhalb der Deutschen zu suchen.

Wahrscheinlich sind die geeigneten Stilmittel bei der Ungeheuerlichkeit des Sujets noch nicht gefunden und wir befinden uns eben mittendrin in der brisanten Debatte. Und so – wie zu bemerken ist – brauche auch ich eine lange Vorrede. Das Thema ist mir nicht so selbstverständlich: »Eigentlich steht es Dir gar nicht zu, Dich mit dem Thema zu befassen. Nimm Dich nicht so wichtig. Du willst nur Deine persönlichen Verletzungen aufarbeiten und versteckst Dich hinter dem Thema und der Wissenschaft«. Aber mit diesem Moraldilemma bin ich ja nicht allein.

Wie funktioniert die transgenerationelle Übermittlung der Traumen?

Die transgenerationelle Weitergabe von Traumen wurde zunächst bei Holocaustopfern erforscht (Bergmann et al. 1982; deutsche Ausgabe 1995) und inzwischen auch für die dritte Generation (Rosenthal 1997) belegt. Diese Erkenntnisse wurden allerdings aufgrund der deutschen Schuld an den vielfältigen Kriegsverbrechen nicht auf traumatisierte deutsche Kriegskinder und ihre Nachkommen übertragen. Wie funktioniert diese transgenerationelle Übermittlung der Traumen?

Spur 1: Tabus, die zu Introjekten werden

Wera (39 Jahre alt, geboren 1963) ist gerade erst in die Therapie gekommen. Ihr Mann habe etwas mit einer ausländischen Krankenpflegerin angefangen. Sie ertrug es ein halbes Jahr und redete sich diese Situation schön. Als sie dann mit den Kindern, ihrem Mann und dieser Frau in den Urlaub nach Ungarn fuhr, saß sie mit den Kindern hinten im Fond, während vorne der Mann und seine Geliebte saßen. Dies erlebte sie als Höhepunkt ihrer Entwürdigung. Inzwischen erfuhr sie, dass er sich über einen Schwager auch Viagra aus Holland bestellte; es passieren »schlimmste Dinge«. Sie überlegt, ob sie ihn raussetzt. Dann ist sie allerdings ganz allein, außerdem muss er ja bei seinen Kindern bleiben. Sie beschloss, nur noch Mutter zu sein, nie mehr Frau zu werden. Das alles wäre nicht so schlimm, wenn ihre »Mutti« noch leben würde. Ihr Mann hatte vor sechs Jahren schon einmal eine Geliebte. Seitdem habe sie die intimen Beziehungen eingestellt. Jetzt habe sie von einer Tante – die als einzige noch lebe und das Geheimnis kenne – erfahren: Mit der Mutter der Mutter sei etwas ganz Schlimmes passiert, vielleicht auch mit der eigenen Mutter. Was das war, müsse sie sich selbst denken. Mehr sage sie nicht und könne sie auch nicht sagen, weil sie das der Großmutter versprochen habe. Die Mutter ist inzwischen im 19. Lebensjahr der Patientin an Leukämie mit einem sehr schweren Verlauf verstorben, gerade als Wera ihre ersten selbständigen Schritte nach dem Abitur in einem Praktikum an der Ostsee machte. Sie wirft sich heute noch vor, dass sie beim Tod ihrer Mutter nicht bei ihr war.

Es geht offenbar um die Vergewaltigungen der sowjetischen Soldaten bei Kriegsende – wohl das barbarischste, archaischste und demütigendste und am meisten schambetonte aller Siegerrituale. Nach Kriegsende und insbesondere wegen der Deutsch-Sowjetischen-Freundschaft mussten diese Verbrechen aber total verleugnet werden. So arbeitete die Sowjet- und DDR-Nachkriegspropaganda den Schamgefühlen natürlich direkt in die Hand, so dass hier wohl die bestgehütetsten Tabus lebens- und lustfeindlich implantiert wurden. Weras Verzicht auf Sexualität hat offenbar eine bedrückende und tabuierte Vorgeschichte.

Spur 2: Die Aggression und die Identifikation mit dem Aggressor

Auch in einer weiteren Patientengeschichte spielen ebenfalls Verlassenheitserlebnisse und Verlassenheitsdepressionen eine zentrale Rolle. Die 28-jährige Susanne (geboren 1971), hübsch und groß gewachsen, kommt zur Analyse aufgrund ihrer »subtilen Feindseligkeit gegen Männer«. Die Romanistikstudentin war ein Jahr in Frankreich und hatte dort mit einem jungen Mann aus Französisch-Guayana eine Liebesbeziehung. Er behandelte sie immer schlecht und kritisierte sie grob und gemein, dennoch hänge sie aber immer noch an diesem Mann. So war es naheliegend, die Identifikation mit dem Aggressor als eine zentrale Entwicklungslinie bei Susanne anzunehmen. Tatsächlich ist eine Szene aus ihrer Kindheit besonders beeindruckend: Sonntags vormittags gab es ein gemütliches Frühstück voll Harmonie, Radiomusik und gekochten Eiern. Alle freuen sich. Plötzlich fängt eines der Kinder (sie hat zwei Schwestern) an, sich nur ein bisschen daneben zu benehmen; schon schlägt der Vater zu und prügelt jähzornig. Danach entschuldigt er sich bei diesem Kind und wenn das Kind dann weinte: »Reiß dich zusammen!«, »hör auf zu weinen!«. Der Traum vom harmonischen Frühstück ist dann jede Woche neu ausgeträumt. Der Großvater väterlicherseits, Tierarzt, wurde wegen Alkohol vorzeitig berentet. Er wohnte in einem Grundstück nördlich von Berlin in den Kellerräumen, trank dort Bier und hörte Marschmusik. Einmal, als Susanne Johannisbeeren gepflückt und diese versehentlich auf der Wiese ausgegossen hatte, kam er aus dem Keller gerannt und verprügelte Susanne gnadenlos. Sie war damals vielleicht sechs. Susannes Vater sei ebenso verprügelt worden und habe sich schon als Kind »scheiße« gefühlt. Die Familie des Vaters ist seit Generationen im Norden von Berlin ansässig und immer sind die Männer Tierärzte und die Frauen schöne Hausfrauen. Was hat diese Familiengeschichte mit unserem Thema

Flüchtlingskinder zu tun? Susannes Mutter stammt aus Schlesien. Susanne meint zunächst, sie komme aus Pommern. Offensichtlich geht es aber um Oberschlesien. Großmütterlicherseits bestand reicher Landbesitz und der Großvater war ein HNO-Arzt. Beide kamen nach der Vertreibung in den Norden Deutschlands. Die Großeltern waren sehr katholisch; z. B. bannte die Großmutter noch mit dem Kruzifix die Geister. Die Mutter wurde 1946 unerwünscht in das Nachkriegschaos geboren und war viel krank; einmal war sie schon zum Sterben in ein Extrazimmer geschoben worden. Später wurde Susannes Mutter enterbt, weil sie sich hatte scheiden lassen. Im Hause der Großeltern mütterlicherseits galt das Schlesiertum als etwas besonders Hochwertiges. In den Augen der väterlichen Familie dagegen waren die Mutter und die ganze Flüchtlingsfamilie ganz schlecht angesehen. Das frühkindliche emotionale Mangelmilieu ist also unschwer vorstellbar: Gewalttätige, unberechenbare Aggressivität; basale Bedürfnisse werden durch die überforderte, unfähige Mutter kaum ausreichend befriedigt. Die Eltern lassen sich im 9. Lebensjahr von Susanne scheiden, nachdem sie zuvor schon jahrelang getrennt gelebt hatten. Als der Vater sich wieder verheiratet, nimmt die Mutter Tabletten. Susanne packt für sie die Tasche für den Krankenhausaufenthalt. Sie muss von da an für ihre Geschwister die Stullen schmieren und sie muss die Schnaps- und Weinflaschen vor der Mutter verstecken. Als der Vater nach dem zweiten Suizidversuch die Töchter wieder zu sich nimmt, ist Susanne ihm noch bis heute dankbar und idealisiert den Vater sehr. Lange Zeit war Susanne der zentrale Punkt des Familienlebens, wobei sie logischerweise selbst überfordert war. Einmal z. B. ging sie sonntags aus Versehen zur Schule und wunderte sich, dass keiner da war. Die ganze Schwere der Symptomatik wird erst allmählich deutlich: Verlassenheitsdepression, sie nennt es selbst »Weltschmerz, das Schlimmste, was man fühlen kann«. In diesem Zusammenhang lassen sich auch Selbstverletzungen, Suizidphantasien, aber auch Promiskuität als »Heilungsversuche« verstehen. In ihrem Initialtraum läuft eine Katze über die Dächer, die einen Beutel mit Hackepeter um den Hals gebunden hat. Parentifikation, Selbstversorgung, aber auch: einmal vertrauen können, als sehr tiefer Wunsch.

In der Analyse beschäftigte uns ein Ereignis lange: Als Susanne zum ersten Mal weint und dabei versucht, ganz verhuscht und unauffällig, die Tränen wegzuwischen, bin ich so gerührt, dass ich ihr – für mich ganz untypisch – ein Taschentuch gebe. Sie hört auf zu weinen und spricht dann voll Verachtung über ihre Weichheit bei dieser Handlung. Die Verachtung für Emotionales war danach gut besprechbar und ihre besagte Sehnsucht danach, einmal Vertrauen entwickeln zu können. Später hat Susanne zum zweiten

Mal einen Katzentraum: Diesmal hat sich eine ganz kleine Katze an ihre Brust geschmiegt; diese Katze hat sie im Traum vor einer ganz großen gewalttätigen Katze gerettet. Susanne fühlt sich wie eine Mimose, sie will nichts kaputt machen – alles sei zu zart und empfindsam. Sie beklagt häufig, dass sie sich so unvollständig ausdrücke. Sie kann oft nicht das sagen, was wirklich in ihr sei.

In der Gegenübertragung herrscht häufig eine Anspannung, ein Auf-der-Hut-sein, ein vorschnelles Interpretieren. Eigentlich zärtlich, aber immer gegenwärtig, dass etwas Schlimmes passieren könnte. Neulich fragt sie mich: Sind sie ungeduldig? Gerade, als ich wieder so ein Gehetztsein erlebe, wie es ihr offensichtlich so oft geht. Dieser Sprachstil wurde schon von Sandler (1987) bei traumatisierten Patienten beschrieben: verkürztes Reden, Materialfülle, Sätze in der Schwebe, fragmentierte Sätze und spannungsvolles Schweigen – dadurch entsteht eine intensive, ja anklammernde, aber ganz unklare Beziehung.

Spur 3: Die narzisstische Dysregulation

Eine weitere Patientengeschichte verdeutlicht das Thema, dass Flüchtlingsfamilien häufig die so genannten Einheimischen verachten bzw. die so genannten Einheimischen die Flüchtlingsfamilien verachten und es damit zu schwersten narzisstischen Dysregulationen kommen kann. Die 29-jährige Ruth (geboren 1969) kommt aus Hessen. Sie studierte in Deutschland und England Journalistik, absolvierte eine Spezialschule an einem Zeitungsverlag – die Crème de la Crème in der Journalistik – begann dann an einer Zeitung zu arbeiten, wobei sie mit ihrem Anspruch scheiterte. Sie wurde quasi arbeitsunfähig, konnte keine Arbeit pünktlich abgeben und blieb auf diese Weise weit unter ihrem Niveau. Daraufhin wurde sie entlassen. »Wahrscheinlich lande ich noch in der Gosse, ich bin nicht mehr berechenbar. Ich möchte schnell, klug und witzig sein und kann das alles nicht.« Da sich ihre Migräne und ihre ausgeprägte depressive Symptomatik bis in die Kindheit verfolgen ließ, einigten wir uns auf eine Psychoanalyse als notwendige langfristige Behandlung. Zum Zeitpunkt der Verabredung fuhr sie nach Lignitz in Niederschlesien, um das frühere Haus der Mutter aufzusuchen. Sie war bis dato nie in Polen. Ihre Analyse begann damit, dass sie sich ständig beschwerte, Analyse machen zu müssen. Sie habe gar keine Zeit und sie wisse gar nicht, was das solle. Hätte ich, als ihr Analytiker, von ihrer Reise nach Polen nichts gewusst, hätte ich annehmen können, dass sie gar keine Analyse machen wolle. Später beschreibt sie diesen Stil als »rumnöckeln«, der auch bei ihr zuhause üblich gewesen sei, da die Mutter den Vater verachtete. Der

Vater leidet an Psoriasis. Er ist ein sehr erfolgreicher Entwicklungsingenieur in einer Autozulieferungsfirma. Er kritisierte die Mutter und Ruth wegen ihrer Migräne immer wegen »ihren schlechten körperlichen Materials«. Diese gegenseitige Entwertung hat folgende Vorgeschichte: die hochgebildete Beamtenfamilie großmütterlicherseits musste 1945 aus Lignitz flüchten und kam dann über Thüringen nach Hessen in eine bäuerliche, schmutzige, ungebildete Atmosphäre. Die Kränkung, auf diese Leute angewiesen zu sein und später sogar, dass die Mutter einen aus dem Dorf heiratete, hat diese nie verwunden – obwohl die Bindung zwischen beiden offenkundig sehr eng und sehr strapazierfähig ist, aber eben auch sehr strapaziös. Mitten in ihrer Analyse berichtet Ruth eines Tages, dass sie den Vater nach seiner Geschichte gefragt habe. Dabei stellt sich heraus, dass der Großvater im Dorf der einzige SPD-Genosse war, der die Nazizeit sogar Widerstandsarbeit geleistet hatte. Als die englischen Besatzer kamen, sahen sie ihn für politische Aufgaben vor, da er offensichtlich ein sehr ehrenwerter Mann war. Dieser Teil der Familiengeschichte war Ruth bis dahin überhaupt nicht bekannt. Sie stand vielmehr unter dem Druck und unter der Delegation der Mutter, immer die Beste zu sein, was sie dann auch regelmäßig war. Neulich ging sie mit ihrem Vater zum ersten Mal zu seinem Fußballverein. Andere Aspekte, z. B. dass Ruth Menschen, die Migräne haben, als »zweitklassig«, als »lebensunwert« betrachtet, sind wohl auch Echos aus einer ganz schlimmen Zeit. Übrigens bestimmt diese sehr lange das Ende der Stunden und zwar immer etwas vorzeitig, ja nicht zur Last zu fallen. Sie beendete auch die Analyse in ihrer 297 Stunde selbst. Ihr Motto: »Auf jeden Fall das Schicksal in der eigenen Hand behalten, selbst funktionieren, nicht auf andere angewiesen zu sein«. Dieses Motto und die daraus resultierende Vorgangsweise war zwar theoretisch anzusprechen, manchmal auch in der Analyse zu erleben, aber in so kurzer Zeit nicht veränderbar.

Nach ihrer Beendigung verwies sie bereits mehrere Patienten an mich. Neulich erfuhr ich, dass sie geheiratet hat und ein Kind erwartet.

Spur 4: Pathologische Normalität

Das Bestehen auf Funktionieren und auf Normalität im Erwachsenenalter und das pathologisch Normale in der Biographie – also die von Radebold (2000) eingeführte »pathologische Normalität« – zeigt im übrigen durchaus Verwandtschaft zur Alexithymie oder zum Pensée operatoire, also zu einem gefühllosen Funktionieren. Dies erscheint mir als der zentrale transgenerationelle Transportmechanismus: die deprimierte Mutter (manchmal sogar die

»tote« Mutter), die das große Unglück der Deprivation, der Gefühllosigkeit und der Sprachlosigkeit verkörpert.

Dagmar (27 Jahre alt, geboren 1973) bringt folgende Familiengeschichte mit: Vater, Jahrgang 1940, sehr autoritärer Lehrer, Mutter, Jahrgang 1941, musste immer in der Familie beschützt werden. Die Mutter stamme aus Pommern, in diesem Fall wahrscheinlich wirklich Pommern. Ihre Mutter (also die Großmutter) stirbt in ihrem dritten Lebensjahr bei der Flucht. Da der Vater bereits gefallen war, so wuchs Dagmars Mutter bei der Tante mütterlicherseits auf. Offenkundig hat in dieser Stiefkindposition die Mutter um sich herum eine Atmosphäre von »nur-nicht-Auffallen« verbreitet, d. h. nicht zu viel erzählen, nicht zu viel nach außen bringen; meine Welt geht niemanden etwas an. Dagmar selbst kommt im 27. Lebensjahr wegen einer Zwangsneurose aus Rand Berlin zur Behandlung. Sie ist gerade Lehrerin geworden. Zunächst war es erst ein Grübelzwang, später ein Waschzwang. Die Mutter versicherte Dagmar immer wieder, sie sei die einzige Vertraute. Kein anderer dürfe etwas erfahren von dem, was sie beide besprechen und wenn »die Mutti traurig ist, dann geht es mir immer schlecht«. Der Loyalitätskonflikt kumuliert, als die Patientin erfährt, dass die Eltern sich scheiden lassen wollen. Der Vater hatte eine andere Frau. Im Alter von 12 Jahren habe sie dann geträumt, wie sie selbst hinter dieser hergeht und die andere Frau erschlägt. In diesem Zusammenhang weint sie erstmalig. Reaktionsbildend und verleugnende konfliktfeindliche Entwicklungen spielen bei schwer traumatisierten Familien immer wieder eine große Rolle. Dagmar übernahm sich so mit Beginn des Schuljahres völlig. Sie korrigierte die Nächte hindurch Aufsätze; ihr wurden alle möglichen Aufgaben übertragen, da sie nicht nein sagen konnte. Dadurch verschärfte sich die Symptomatik so, dass sich die Therapie, die über eine Konsultation pro Woche nicht herauskam, sich immer mit der aktuellen Situation befassen musste. Am Ende des Schuljahres gelingt Dagmar eine Umsetzung in die Schule in ihrem Heimatort. Damit löst sie das Problem der Überforderung in der ursprünglichen Schule einigermaßen und die Symptomatik lässt etwas nach. Aus diesem Grunde und weil immer klarer wurde, dass eine Analyse ohne eine Ablösung von dieser Mutter nicht durchgeführt werden könne, beendete Dagmar die Therapie vorzeitig. Diese Mutter hatte (zunächst?) gewonnen.

Welche psychoanalytischen Implikationen entstehen daraus?

Die große Sprachlosigkeit und die Gefühllosigkeit, die über dem ganzen Thema »Zweiter Weltkrieg« liegen, also Schuld, Scham, Schande und Trauma machen verdrängtes und abgespaltenes Unbewusstes zum pathologischen dynamischen Unbewussten. Parallel dazu besteht ein Unbewusstes, das die intersubjektiven Selbstpsychologen das »unvalidierte Unbewusste« nennen. Dies ist deswegen unbewusst, weil es aus einem Mangel an einem validierenden intersubjektiven Kontext nie artikuliert werden konnte. Dieses Unbewusste ist gleichbedeutend mit »nicht symbolisiert«. Somit wird die Auseinandersetzung mit sich und den inneren Objekten erheblich erschwert. Anders formuliert: Die Kinder dieser traumatisierten Kinder könnten die Auseinandersetzung mit ihren (inneren und äußeren) Objekten besser führen, wenn sie dieses nicht Gewusste oder die gewussten Fragmente in ein übergeordnetes bedeutungsvolles Narrativ einbinden können. Dies ist fraglos eine Aufgabe der Kultur, aber nicht nur: ich plädiere daher ausdrücklich für eine Psychoanalyse vor einem historischen Hintergrund oder wie auch Radebold (2000, S. 15) fordert »auf jeden Fall bedarf es jetzt parallel zur (psycho-) sexuellen und (psycho-) sozialen Perspektive der Einführung der (psycho-) historischen Perspektive.«

Oft erlösend wirkt im psychoanalytischen Prozess, wenn die bis dahin gehassten Eltern von den Patienten auch als Opfer und Kinder ihrer Zeit verstanden werden können und sich dann ein anderer Zugang zu ihnen ergibt. Zugang heißt nicht: Klitterung, sondern Gelegenheit zur Auseinandersetzung mit den inneren Objekten.

Ich habe versucht, die mir auffälligsten Linien nachzuzeichnen, die von diesen Kriegskindern (zweite Generation) zu ihren Kindern (dritte Generation) also zu meinen Patienten führen. Natürlich: alles seelische Geschehen ist mehrfach determiniert – auch für die Tragödien meiner Patienten. Aber neben der Sprachlosigkeit, den Tabus und dem Nichtwissen sind es eben auch die Trauma, Weitergabe durch Identifikation mit dem Aggressor, die Reaktionsbildung, die Delegation aus Urväterzeiten, die Parentifikationen, die diesen Kindern nicht nur ihre Kindheit rauben, sondern auch deren Über-Ich besonders grausam konstellieren. Es sind auch die schuld- oder schamgesteuerten Objektbeziehungen und die Verkrüppelungen, die diese »pathologische Normalität« mit sich bringt. Das Fortschleppen dieser Schuldgefühle verstärkt und verschleiert diese Prozesse. Von Winicott (1974) wissen wir, das Besorgnis und Verantwortungsgefühl des Individuums auf positive Weise ein Phänomen bezeichnen, das auf negative Weise durch das Wort Schuldgefühl gekennzeichnet ist. Verantwortung setzt weitere Integration und weiteres Wachstum voraus. Schon aus diesem Grunde möchte ich an dieser Stelle plädieren: »nicht schuldig« für die Kriegskinder und für deren Kinder. Keine Schuld, aber viel Verantwortung!

Literatur

Friesen, A. v. (2000): Der lange Abschied. Psychische Spätfolgen für die 2. Generation deutsche Vertriebener. Gießen (Psychosozial-Verlag).

Kempowski, W. (1993): Das Echolot. Ein kollektives Tagebuch. Januar und Februar 1943, Bd. 4. München (Albrecht).

Koplowitz, J. (1979): Bohemia – Mein Schicksal. Halle (Mitteldeutscher Verlag), 1982, Berlin (Siedler).

Mitscherlich, A., Mitscherlich. M. (1968) Die Unfähigkeit zu trauern. München (Piper).

Radebold, H. (2000): Abwesende Väter. Göttingen (Vandenhoeck & Ruprecht).

Sandler, J. et al. (1987): Psychisches Trauma. Ein psychoanalytisches Konzept im Theorie-Praxis-Zusammenhang. Materialien aus dem SFI. Nr. 5. Frankfurt.

Walser, M. (1998): Erfahrungen beim Verfassen einer Sonntagsrede. Frankfurt a. M. (Suhrkamp)

Winicott, D. W. (1974): Reifungsprozesse und fördernde Umwelt. München (Kindler).

Kriegskinder in der Analyse – Kriegskinder als Analytiker

Rezeption in der psychoanalytischen Fachwelt

Jürgen Hardt

Meine Erfahrungen mit diesem Thema sollen berichtet werden, ohne dass ich versuche, Schlussfolgerungen aus meinen Erfahrungen zu ziehen.

Im Herbst 1984 wurde ich von Wolfgang Loch (Lehrstuhl für Psychoanalyse der Universität Tübingen) gebeten, mich an einem Workshop zum Thema »Kriegs- und Nachkriegskindheit in Deutschland« auf dem bevorstehenden Internationalen Psychoanalytischen Welt-Kongress in Hamburg zu beteiligen. Erich Gumbel aus Jerusalem hatte zugesagt, den Workshop mit mir gemeinsam organisieren. Um mich vorzubereiten bot ich, nach mehreren Gesprächen mit analytischen Kollegen, im Frühjahr 1985 in Tübingen im Rahmen der Psychoanalytischen Arbeitsgemeinschaft eine Arbeitsgruppe mit dem Titel »Kriegskinder in Analyse – Kriegskinder als Analytiker« an.

Diese Arbeitsgruppe sollte eine Fortsetzung der Thematik der Bamberger Tagung der Deutschen Psychoanalytischen Vereinigung (DPV) sein, mit folgendem Schwerpunkt. Ich zitiere aus einem Brief an Jochen Danckwardt dem damaligen Leiter der Arbeitsgemeinschaft Stuttgart/Tübingen:

> »Ich möchte die Auswirkungen von Krieg und Nazismus auf die Kriegskinder untersuchen, die gegen Kriegsende, nach der Kriegswende, geboren sind. D. h. Kinder, die im »Zusammenbruch« und der frühen Nachkriegszeit die Auswirkungen des Nazismus erlebten, für die Krieg und Nazismus selbst eine, für ihr Erleben unerreichbare, aber überall wirksame Vorgeschichte war. Außerdem möchte ich anbieten, dass wir uns mit dem Schicksal der Kinder »normaler« Nazieltern, Mitläufer und Dulder – jenseits der Täter-Opfer-Dichotomie, die zu Extremisierung neigt und die Zwischenfälle außer Acht lässt – beschäftigen. Schicksale, die von der Helden- und Opferperspektive eher verdeckt werden. Die Idealisierung des Guten und Bösen zerbricht den Kontakt zur Familiengeschichte.
> Die »fast« normale Familiengeschichte im Nazismus und Krieg scheint uns psychoanalytisch ergiebig.

Im Zusammenhang mit der Reflektion unserer Erfahrungen und den Bemühungen, unsere verschwiegene »nach«-wirkende Vorgeschichte sinnlich zu rekonstruieren, d. h. psychisch wirklich zu machen, fanden wir einige Parallelen zwischen Familiengeschichte und Bildungsgeschichte. Unsere Schulerfahrungen und hauptsächlich die Erfahrungen im Studium (greifbar in Psychologie und Psychiatrie, weniger deutlich aber vielleicht wirksamer in der Medizin) sind wie die Familiengeschichten durchsetzt mit verschwiegenen Nachwirkungen des Nazismus…

Wir nehmen an, dass die Notwendigkeit der »sinnlichen« Rekonstruktion einer nicht miterlebten, verschwiegenen und überall wirksamen Vorgeschichte viele der Kriegskinder zur Psychoanalyse führte. Vielleicht hängt auch die Tatsache, dass gerade jüngere deutsche Analytiker sich schwer tun, ihre Arbeit zu publizieren, damit zusammen, dass sie mit ihrer Rekonstruktionsarbeit das Beziehungsgefüge zwischen den Generationen labilisieren.«

Ich stellte in der Arbeitsgruppe in Tübingen ein einleitendes Papier vor, auf das ich später eingehen werde, Heidi Bertenrath legte ein längeres Papier vor, das folgendermaßen begann:

»Als ich den Titel für diese Arbeitsgruppe erstmals las, wurde ich davon tief berührt. Kriegskinder in Analyse, so fragte ich mich, dabei fielen mir gleich einige meiner Patienten sehr plastisch ein. Jedoch, Kriegskinder als Analytiker, ich glaube da wurde mir erstmals bewusst, dass ja auch ich ein Kriegskind bin. Meine Eltern und auch die übrigen Erwachsenen in meiner Umgebung vermittelten mir (ich bin im Januar 1944 geboren), immer wieder, dass ich es ja gut hatte, ich hatte den Krieg ja nicht »mitgemacht«. An die Zeit, an die ich mich erinnern kann, gab es immer genug zu essen, direkten Hunger habe ich nicht gelitten, es gab auch ausreichend Kleidung. Meine Eltern erzählten häufig von ihren heftigen Hungergefühlen in der Nachkriegszeit. Ja, so dachte ich immer, ich hatte Glück gehabt.«

Sie skizzierte dann eine Kindheit in unnormaler Zeit, die Zeit nach der »Kriegswende« und die unmittelbare Nachkriegszeit. Auch sie stellte damals keine weiterführende These über ihre Erfahrungen auf, eher sind in ihren Ausführungen zögernde Versuche, Schlussfolgerungen zu ziehen, zu erkennen.

Ihr zentraler Gedanke war, dass die Mütter in solcher Zeit wenig mütterliche Kapazität (Schutz) zur Verfügung stellen konnten, so dass diese Kinder nicht zu unterscheiden wussten »schützt die Mutter mich oder schütze ich die Mutter«. Sie fuhr mit der Frage fort, wie diese Kinder sein mussten und gab die lapidare Antwort: »Unkompliziert«, und, dass sie »Stimmungsschwankungen und Ängste« der Mütter aushalten mussten, d. h. sie mussten für die Mutter mütterliche Funktionen übernehmen. Das, so ihre Schlussfolgerung, führte diese Kinder später zum Beruf des Analysierens.

Es würde sich lohnen, ihre Gedanken mit dem heutigen Wissen über die Entwicklungsgeschichte der frühen Kindheit, hauptsächlich unter dem Aspekt des Versagens der Containingfunktion, wieder aufzugreifen.

Die Arbeitsgemeinschaft war gut besucht und sehr lebhaft. Es folgten danach einige Briefwechsel. Aus einem möchte ich länger zitieren. Eine ausländische Kollegin fühlte sich ausgegrenzt aus der Diskussion, als habe man ihr gesagt: »Vergleiche Dich nicht mit uns, wir sind besondere Kriegskinder«. Sie fuhr fort:

> »Es wurde von der unbewussten Identifikation mit der Scham und Schuld der Eltern gesprochen. Jetzt würde ich einen Schritt weiter gehen: Vielleicht auch mit ihrem Größenwahn, eine besondere Rasse zu sein. Gibt es einen Unterschied zwischen Gott sein zu wollen oder Luzifer sein zu wollen?«

Sie berichtete, dass sie immer eine Grenze im Kontakt mit den deutschen Kollegen erlebe, die sie so beschreibt: »ich gehöre nicht zur »verdammten« Rasse, wie ich nicht zur »auserwählten« gehören konnte«.

Sie hatte einen Beitrag formuliert, der eine ausländische Parallele zu den deutschen Schicksalen der späten Kriegskinder aufwies. Darin sah ich ein (ich zitiere aus dem Antwortschreiben) »Angebot, aus der Situation des Schweigens und isoliert werden heraus zu kommen.« Und ich fuhr fort: »Die Kriegskinder der späten Kriegsjahre brauchen die Ansprache der Anderen, um zum Sprechen über die eigene »prähistorische« Geschichte zu kommen.«

Diese Thematik, ob man sich zu den Kriegskindern rechnen darf, kann oder muss, spielte auch in der Auseinandersetzung mit einem älteren psychoanalytischen Kollegen eine große Rolle. (Er war Konsemester meines älteren Bruders). Dieser Kollege hatte mir in der Arbeitsgruppe einen »Etikettenschwindel« vorgeworfen, wenn ich den Titel »Kriegskind« für die »späten Kriegskinder« beanspruchte. Er benutzte dabei eine Redefigur, wie ich sie auch aus meiner Familiengeschichte kannte. Er sprach mir ab, überhaupt etwas vom Krieg mitbekommen zu haben. »Den Kindern, deren frühkindliche Situation durch die anwesende Angst, Verunsicherung, Schuld, Scham und/oder Abwesenheit der primären Objekte gekennzeichnet ist, wird die

»Legitimität«, sich als vom Krieg geprägt zu erleben, abgesprochen«, formulierte ich in diesem Zusammenhang. Die ubiquitären Famillienkommentare zu der Situation dieser Kinder waren: »Ihr hattet es doch gut«, »was habt ihr schon erlebt«, und »ihr könnt es Euch auch nicht vorstellen.«

Ich betonte dagegen eher trotzig: »Dass »wir« es uns vorstellen müssen, um es zu bewältigen, obwohl wir es nicht dürfen und angeblich nicht können.« (Das »Wir« meinte ich unspezifisch. Es bezog sich auf eine unscharf abgegrenzte Gruppe von jüngeren Psychoanalytikern, die in den Jahrgängen zwischen 1935–1950 geboren waren. Aus diesen Jahrgängen stammten die Kollegen, die zum enormen, manche sagten hypertrophen, Wachstum der Vereinigung in den späten siebziger und achtziger Jahren führte. Deren kindliche Situation schien uns Miturssache für den Wunsch, Analytiker zu werden, zu sein.)

Eine ebenfalls ein paar Jahre ältere Kollegin erzählte von einer Patientin,

»die an der Hand der Mutter auf der Flucht durch eine bombardierte Stadt den viel zu schweren Koffer schleppen musste, während das kleine Geschwister auf dem Arm getragen wurde«. Sie verglich unsere beider Positionen mit der Patientin und ihrem jüngeren Geschwister und sie hat Recht damit. Ich glaubte selbst lange Zeit, dass ich wegen dieser Position kein Kriegskind sei, weil ich quasi in den Armen meiner Mutter mich hätte sicher fühlen können, weil ich auch nichts erinnerte oder durch psychische Mechanismen nichts von der Erinnerung fernhalten musste.«

Dass ich als Kleinkind am Herzen der Mutter auch ihrer Angst, Ratlosigkeit, Hilflosigkeit, Enttäuschung und Wut ausgesetzt war, spielte damals in der psychoanalytischen Auffassung keine Rolle. »Durch meine Arbeit mit frühen Störungen, kam ich immer mehr dazu, dass »Proto-Erleben« verwirklicht werden muss, um für psychische Verarbeitung zugänglich zu sein.« Das heißt, dass vorsymbolisches Erleben in der Analyse symbolisiert werden muss.

»Diese Gedanken sind nichts Neues, aber ein spezifisches Bewältigungsproblem einer Generation, die einen Bruch in der Geschichte der Eltern-Generation zu bearbeiten hat. Auch das ist nichts besonderes, aber das Weiterwirken und Verleugnen in der Beziehungsgeschichte bei einem gleichzeitigen großen Angebot von scheinbar beziehungslosen Fakten und allgegenwärtigen Relikten, kennzeichnet eine ganze Spätkriegs- und Nachkriegsgeneration und stellt ihr ein spezifisches Problem. Die Beziehungslosigkeit der Fakten über und die

Sinnlosigkeit von Relikten von Krieg und Nationalsozialismus in der Vermittlung ist natürlich eine scheinbare, die isolierten Fakten und Relikte werden erotisch besetzt, nach archaischen Mustern organisiert und dadurch um so bedrängender; sie entziehen sich wegen der Tabuisierung weitgehend einer reiferen Bearbeitung.«

Zum Schluss befasste ich mich länger mit dem bevorstehenden Internationalen Psychoanalytischen Weltkongress (IPAC) und den zu erwartenden Verständigungsproblemen, die hauptsächlich dann zu befürchten waren, wenn man versucht, das Normale im Unnormalen und das Unnormale im Normalen herauszustellen, um es so zu begreifen.

Anfang Juli 1985 schrieb ich einen Brief an Dr. Erich Gumbel, Jerusalem: »Sehr geehrter Herr Dr. Gumbel, nach längerem Überlegen habe ich mich entschlossen, Ihnen einen Brief in deutscher Sprache zu schreiben; sollten Sie eine englische Übersetzung vorziehen, werde ich eine anfertigen und Ihnen zusenden.«

Ich ging dann ausführlich auf die Inhalte ein, die ich in Tübingen vorgetragen hatte und die auch Inhalt meines Papiers in Hamburg wurden. Ich skizzierte die Entwicklung der Auseinandersetzung mit Nazismus und Kriegsfolgen in der DPV bis zu dieser Zeit, und schrieb, »dass die 1980 in Bamberg begonnene Auseinandersetzung über die psychischen Folgen von Krieg und Nazismus für die Psychoanalyse sich nur in kleinen Gruppen, quasi unbemerkt oder isoliert weiterentwickelt hat.«

In diesem Zusammenhang, sei ich darauf gekommen, dass meine Geschichte, die Geschichte eines Kriegskindes sei, eine relativ normale Entwicklung in völlig unnormaler Zeit. Ich stellte dann meine Überlegung vor, »ob die Kindheit nach der so genannten Kriegswende (42–43) und in unmittelbarer Nachkriegszeit nicht ein Faktor sein könnte, der mit zur Motivation beitrug, Psychoanalytiker zu werden.« Ich setzte fort: »Dass ich von mir spreche, möchte ich rechtfertigen: Aus Lehranalysen kann aus Diskretionsgründen natürlich nicht berichtet werden, also brauchen wir Material, das wir selbst einbringen.« Das ist dann scheinbar »normales« Material; aber »übersetzt man die Entwicklungsbedingungen der Kriegskinder in normale Zeiten, wird die Unnormalität dieser Entwicklung deutlich. Die normalen Kriegskinderschicksale sind unnormal.«

Mein Geburtsjahr, das Jahr 1943, war das Jahr der sogenannten »Kriegswende«. Das war die Zeit der

»Frontzusammenbrüche, Rückzüge, der Bombardierungen und des gewissen, unausweichlichen Zusammenbruchs, dessen Gewissheit nur mit primitivsten Abwehrmechanismen verleugnet werden konnte. Mein Vater war zu dieser Zeit Sanitätsoffizier in Russland, ob er mich als Kleinkind sah, ist ungewiss, auch durch Nachfragen nicht zu rekonstruieren, weil die Angst und Unsicherheit in dieser Zeit alles andere überlagerte, keinen Raum ließ, eine solche Begebenheit erinnerungswürdig zu erhalten.«

»Meine ersten Erinnerungen sind »ein Radio im Luftschutzkeller, das nach einem Schrei und lauten Krachen plötzlich verstummte». Dann, dass die ganze Familie in der Nacht das Haus verlassen musste, weil es – wie ich später erfuhr – von amerikanischen Soldaten beschlagnahmt wurde. Meine Mutter beteuerte immer, dass ich zu klein gewesen sei, um noch etwas davon zu erinnern«.

Auch dass sie mich einmal in den Luftschutzkeller geworfen habe, weil alle Kinder schnell in den Keller mussten, und ich vom Kindermädchen gerade noch aufgefangen wurde, war nichts Besonderes. Die ängstlichen Nächte der Bombenabwürfe in der Nähe hatte ich auf ihrem Arm im Luftschutzkeller oder im nahegelegenen Bunker verbracht.
Im Nachhinein galt ich als unkompliziertes und gehorsames Kind. Ähnliches berichtete H. Berthenrath von sich. Mein erstes Wort soll »Brot« gewesen sein, was wenig verwunderlich ist, wenn gleichzeitig berichtet wurde, dass die Familie im bäuerlichen Dorf Hunger litt. Auch soll ich immer zügig getrunken und aufgegessen haben. Einen Zusammenhang mit den Zeitumständen hatte ich nie hergestellt.

»Die erste Begegnung mit meinem Vater hatte ich nach dessen Kriegsgefangenschaft. Er war im Kontrast zu den Stabsarztfotografien ein blasser, kranker, körperlich sehr reduzierter, ängstlicher und unsicherer Mann. Schwere existenzielle Sorgen und eine völlig ungewisse Zukunft zeichneten die Familiensituation. Diese Familiensituation war normal, und uns ging es verhältnismäßig gut. In der unmittelbaren Verwandtschaft gab es keine Toten, das Haus war unbeschädigt, mein Vater hatte nach einiger Zeit der Unsicherheit seine berufliche Stellung wiedererlangt.«

»Die unmittelbare Vergangenheit war in meiner Kindheit überall spürbar und gleichzeitig weit weg. Es gab Bilder vom Vater im Krieg, den älteren Brüdern in einer seltsamen, mir nicht bekannten Uniform, die in Schubladen versteckt waren. Wir bekamen als Kinder Kleider genäht, aus umgefärbten Uniformstoffen.

An den Kriegsspielzeugen der älteren Kinder waren die »Hoheitszeichen« herausgekratzt, was natürlich ungeheuer faszinierte«.

Es gab Ruinen, versteckte Waffen, Schanzen im Wald, Bombentrichter und ausgebrannte verrostete Wracks, geheimnisvolle, erregende Dinge und Orte.

»Immer wieder kam eine seltsam, sehnsüchtige Bewegung in meinem Heimatdorf auf, wenn Transporter mit Kriegsgefangenen ankamen.«

»Auch gab es im Dorf verbotene Orte, wie z. B. ein Bunker am Schulweg, der nicht ganz zugemauert war«.

Und die dunkle Vorstellung oder vage Erinnerung, wie er innen aussah. Es war ein tabuierter Ort

»und die Kinder im Dorf erzählten, dass Waffen darin seien und auch Soldaten, die vielleicht noch lebten. Überall waren Reste einer tabuisierten Vergangenheit zu entdecken. Das Tabu war aber Gesetz und wurde, so wurde es uns Kindern gesagt, von den übermächtigen Besatzern verkörpert, die allem Anschein nach alles tun durften, was verboten war.«

Sirenen lösten in der Volksschulzeit eine eigenartige, ängstliche Aufregung oder Erregung bei den Kindern aus, die von den Lehrern und den Eltern nur schwer zu beruhigen war, wenn sie beteuerten, dass es nur ein Probealarm, mit einer Entwarnung und kein Bombenalarm sei.

Es gab Gegenstände, Orte, Töne und Worte als Relikte, die alle den gleichen verbotenen Reiz hatten. Ein Wortrelikt war auf der Strasse von Kindern oft zu hören: »Du gehörst vergast«, sagten sie unbefangen. Auch die Erwachsenen benutzen dieses Wort: »Das ist zum Vergasen«. Erst lange nach meiner Lehranalyse stellte sich eine Verbindung her.

»Das Gymnasium, in das ich kam, war im so genannten »Dritten Reich« erbaut, ein großzügiges, imposantes Gebäude, auf dem Dach riesengroß ein rotes Kreuz und vor den unteren Räumen eine riesige Betonmauer zur Sicherung der Luftschutzkeller. Über dem Hauptportal war ein steinerner Adler über einem Kreis, aus dem das Hakenkreuz herausgemeißelt war. Wenn die Sonne schräg stand, konnte man, was die Kinder mit geheimem Interesse taten, die Konturen des herausgemeißelten Hakenkreuzes noch erkennen.

Im Gymnasium wurden wir ohne Vorbereitung mit Material über Nationalsozialismus und Krieg konfrontiert. Bilder von Aufzügen, Kriegsgeschehen und von Leichenbergen machten alle betroffen, hilflos, fassungslos und gaben mir eine erste Vorstellung von dem, was geschehen war. Nachfragen bei Lehrern und Eltern, wie sie dazu standen, machten diese betreten, sie gaben zu oder winkten ab, sie verleugneten nicht offensichtlich, aber beschwichtigten: später sagten sie oft »was hättest Du getan«, »Du kannst es Dir nicht vorstellen, wie es war«.

Wir bekamen in der Schule und im Elternhaus Fakten zugemutet und berichtet, aber es gab keine sinnstiftende Beziehungsgeschichte. Ich hatte keine unmittelbare Vorstellung, von dem, was geschehen war, ...Bei einem Schüleraustausch in Frankreich hatte ich die erste Begegnung mit einem Juden, einem Mann, dem es noch gelungen war, aus Deutschland zu fliehen, dessen gesamte Familie getötet worden war. Dieser Mann war hilfsbereit, freundlich und offen, dieser Mann hörte mir zu, aber er lehnte es ab, deutsch zu sprechen. Diese erste Begegnung machte mich bestürzt und ratlos.«

»Nach dem Abitur begann ich Philosophie zu studieren. Inhalt des Studiums und Angebot der Vorlesungen zu dieser Zeit waren in erster Linie deutscher Idealismus und natürlich Heidegger, wobei beide Themen völlig außerhalb der jüngeren politischen Geschichte abgehandelt wurden. Heideggers »Flirt« mit dem Nationalsozialismus wurde als philosophie-geschichtlicher faux pas, den man wegen seiner Verdienste um die deutsche Philosophie übergehen konnte, eingeordnet. Dass hier aber Tradition und Affinitäten zutage traten, wurde zu dieser Zeit, d. h. vor der so genannten Studentenrevolte, nicht problematisiert. Ein Gastprofessor aus Tel Aviv machte mich darauf aufmerksam, wie einseitig das Angebot in Philosophie war und regte mich an zur Lektüre von Husserl und Wittgenstein.«

Ich führte dann weiter aus, wie ich zur Psychologie und zur Psychoanalyse schließlich gekommen sei und dass es immer eine Schwierigkeit gewesen sei, Zusammenhänge dieser Geschichte bündig zu erfassen oder gar zu formulieren.

Dem Hamburger Kongress sah ich mit Skepsis und großen Erwartungen entgegen. Während des Eröffnungsempfangs wurde ich von Wolfgang Loch Erich Gumbel vorgestellt. Erich Gumbel ging freundlich auf mich zu und bemerkte dabei: »Das ist also der junge Mann, der mir meine deutsche Muttersprache streitig machen wollte.«

Ich war, wie sie sich vorstellen können, geschockt. Hatte ich doch, in meinem Schreiben an ihn gedacht, dass es dringend erforderlich und nicht nur höflich sei, ihn zu fragen, ob er bereit sei, einen deutschen Text zu lesen oder nicht. Später stellte sich heraus, dass Erich Gumbel, genauso alt wie mein Vater, in der gleichen Zeit Medizin in Deutschland studiert hatte, dann Deutschland verlassen musste und aber immer sein deutsches Herkommen sehr hoch eingeschätzt hat und dafür in Israel zum Teil angegriffen und ausgegrenzt worden war.

Die Arbeitsgruppe war sehr klein. Meine Ausführungen wurden mit zurückhaltendem Interesse aufgenommen und freundlich diskutiert.

Die Diskussion nahm schnell die folgende Wende: Die israelischen Kollegen wollten von mir wissen, ob sich der Nationalsozialismus in Deutschland wiederholen könne oder ob die Deutschen davor gefeit seien. Ich fühlte mich von dieser Frage überfordert und sah mich zu einer Antwort verpflichtet. Aus meinen Erfahrungen mit Bekannten und Freunden, sowie aus Analysen meinte ich beteuern zu können, dass sich das nicht wiederholen werde. Ich stieß auf freundliche Skepsis und entschiedenen Unglauben. Und mir wurde meine Unkenntnis über die wahren Verhältnisse aufgezeigt: Der Anteil von NPD Wählern wurde angeführt, Schändungen jüdischer Friedhöfe, antisemitische Äußerungen und anderes mehr, was für mich ärgerlich aber eher marginal war.

Danach verschwand das Thema. Ich war beruflich und familiär mit anderen Dingen beschäftigt. Die DPV hatte ganz bestimmte Themen auf dem internationalen Kongress in den Mittelpunkt gerückt, die sich fortsetzten. Mein Thema verschwand wieder und auch ich wand mich anderen Dingen zu. Erst 17 Jahre später, anlässlich des Vortrages von Herrn Radebold in Leipzig, tauchte das Thema wieder auf.

Im Nachhinein versuche ich, mit größerem Abstand, eine Skizze der Problematik der Kinder in dieser Entwicklungssituation zu zeichnen:

Die Kriegskinder dieser Situation hatten ein spezifisches Entwicklungsproblem, weil sie eine Konstruktion (keine Rekonstruktion im Sinne Freuds) ihrer nicht-erinnerbaren, miterlebten und miterlittenen Geschichte aus tabuisierten Relikten leisten mussten. Diese überall anwesenden Relikte wurden primärprozeßhaft, entsprechend der psychosexuellen Reife, organisiert. Sie waren Objekte der sexuellen Neugier und der polymorphperversen Fantasiebildung. Diese Konstruktionsarbeit war also immer durch »normale« Abwehren gestört. Sie bestand nicht einfach in einer Rekonstruktion, sondern war immer zugleich Transformation und Übersetzung von Höchstpersönlichem.

In den Lehranalysen meiner Zeit wurde solche Symbolisierungsarbeit an den Relikten nicht geleistet. Wahrscheinlich braucht es wirklich Außenstehende um solche Arbeit zu leisten.

Literatur

Bertenrath, H. (1985): Kriegskinder in Analyse – Kriegskinder als Analytiker. Unveröffentlichtes Manuskript, vorgetragen auf der Arbeitstagung der DPV, Tübingen »Scham und Identität in der Folge von Extrembelastungen«.

Hardt, J. (1985): Schreiben an J. Danckwardt vom 01.03.1985.

Hardt, . J. (1985): Schreiben an C. Legueltel vom 27.03.1985.

Hardt, J. (1985): Schreiben an E. Gumbel vom 10.07.1985

Legueltel, C. (1985): Schreiben an J. Hardt vom 10.03.1985.

Schuldfragen und Schuldzuschreibungen mit Bezug zur Jugend im Dritten Reich

Die Bedeutung von individueller Biographie und historischem Kontext bei der Behandlung älterer Patienten

Klaus Windel

Einleitung

Die Schatten der Vergangenheit begegnen uns bei der Behandlung nun alt gewordener Menschen auch heute – fast 60 Jahre nach dem Ende des 2. Weltkrieges.

Immer wieder klingt bei der therapeutischen Arbeit in den Biographien der älteren Patienten das Erlittene an; seltener werden die eigene Beteiligung und damit einhergehende Schuldgefühle von Patienten thematisiert.

Es mag allerdings verwundern, die Schuldfrage in einem Buch über Kindheiten im 2. Weltkrieg als Thema zu finden – verbinden wir doch mit Kindern gerade unschuldige Menschen.

Im nicht therapeutischen Bereich, z. B. in der Jugendliteratur gibt es einige Auseinandersetzungen mit der Frage schuldhafter Verstrickung von Kindern und Jugendlichen. Als Beispiel sei hier die vom *WDR* ausgestrahlte Hörspielreihe *Nie wieder* genannt, besonders die Episoden *Hannelore überlebt* und *Tod im Römerpark*, die von der Bedrohung eines jüdischen Mädchens durch Gleichaltrige bzw. der Ermordung eines jüdischen Jungen durch HJ-Jungen handeln (Wieghaus 2003). Hier klingt an, dass schuldhafte Verstrickung auch für die damalige Kinder- und Jugendgeneration eine Bedeutung haben kann, allerdings vor dem Hintergrund der politischen Indoktrination.

Die Bearbeitung von Schuldfragen aber auch von belastenden Erfahrungen im Kontext des Nationalsozialismus ist aus zwei Gründen beeinträchtigt: zum einen durch den kollektiven Abwehrprozess, wie in *Die Unfähigkeit zu trauern* beschrieben (Mitscherlich 1967); zum anderen lösen diese Themen bei den Behandlern unterschiedlichste Assoziationen und Reaktionen aus. Moser hat in einem heftig diskutierten (vgl. Schneider 1993) Artikel postuliert, dass »angesichts einer inquisitorisch oder inkriminierenden Vorgehensweise der Psychoanalytiker von Einfühlungsbereitschaft wenig zu spüren« (Moser 1992, S. 396) sei, wodurch ebenfalls die Bearbeitung beeinträchtigt werde.

Diese Arbeit soll sich besonders mit der Jugendzeit im Dritten Reich befassen. Welche spezifischen Erfahrungen gab es bei damals Jugendlichen im Spannungsfeld zwischen beschädigter Kindheit und Jugend einerseits und Täterschaft andererseits? Welche speziellen Probleme treten beim therapeutischen Umgang mit diesem Thema auf?

Beispiel – erster szenischer Eindruck

Bei einer Visite in unserer Klinik für Geriatrie mit psychosomatischer Grundversorgung sind die Stationsärztin, eine Krankenschwester und ich bei einem 75jährigen Patienten in einem Dreibettzimmer. Ich habe Herrn B. schon mehrere Male betreut. Es besteht Sorge über die Lungenerkrankung des Patienten, bei der Autoimmunantikörper zu einer Lungenentzündung mit zunehmend bedrohlicher Luftnot führen. Mit hohen Dosen von Cortison wird dieser Krankheitsprozess niedergekämpft. Der Patient äußert nach einer Weile im Gespräch: »Da habe ich schon Schlimmeres mitgemacht!...« und zeigt uns unvermittelt die Tätowierung eines Buchstabens an der Innenseite seines linken Oberarms – seine Blutgruppe, das Zeichen seiner früheren Zugehörigkeit zur SS. Atmosphärisch von Seiten des Patienten keine demonstrative Prahlerei, aber auch kein schamhaftes Zurücknehmen, eher ein erwartungsvoller Blick, eine Chiffre, ein Test, ob wir Bescheid wissen. Betretene, unsichere Stimmung unsererseits, wie darauf eingehen, damit umgehen? Nach kurzem angespannten Schweigen begrenze ich mein Unbehagen mit einer Überleitung »Gut, dass die schlimme Zeit vorbei ist«, und wende mich zögernd den beiden Mitpatienten im Zimmer zu. Wieder auf dem Flur und auch später nach Abschluss der Visite beschäftigt mich der Patient weiter: War es doch das demonstrative Gehabe eines alten Nazis? Wollte mir der Patient Schuld, die ihn belastet, mitteilen, und ich habe die Gelegenheit nicht genutzt? Später spreche ich mit dem Patienten unter vier Augen.

Vor der Schilderung der sich dabei ergebenden Fakten möchte ich einige Betrachtungen über diese Szene reflektieren und auf folgende Fragen konzentrieren:

– Wie reagiere ich als Behandler aus der Folgegeneration auf das Thema der

Schuld im Kontext der NS-Zeit ? Welche Reaktionen gibt es im therapeutischen Team ?

– Wie ist – gerade auch im therapeutischen Kontext – zu differenzieren zwischen Schuldgefühlen und realer Schuld ?

– Geht es um ein behandlungsbedürftiges Leiden des Patienten unter Schuldthemen und/oder um was geht es ?

Reaktionen der Behandler

Zunächst zu meinen inneren Reaktionen: Emotional bestand eine intensive Beklommenheit bei mir und den KollegInnen, auch Erschrecken und Unsicherheit. Kognitiv assoziierte ich spontan das auftauchende Thema SS mit Kriegsverbrechen, Weltanschauungskriegern, Vernichtungslagern, schwerster Schuld...

Im Umgang mit der Situation und den ersten Reaktionen fielen bei mir und im Team folgende Verhaltensweisen auf: Schweigen, Zurückschrecken, Vermeidung, Abschottung, Distanzierung, Konzentration auf die medizinischen Aufgaben, im Verlauf Gleichgültigkeit gegenüber, jedoch auch Interesse an dieser besonderen Biographie. Bei anderen Patienten, die mehr von ihren Kriegserlebnissen erzählten, habe ich im Team ansatzweise auch eine Stimmung wie ein »Faszinosum« für diese »Abenteuer«, wahrgenommen.

Im Nachhinein verwunderte mich, wie unerwartet mich diese Thematik traf. Natürlich begegnen mir bei Gesprächen mit alten Patienten auch Themen der Kriegszeit, dies dann aber meist im psychotherapeutischen Rahmen. Hier traf mich das Thema unvorbereitet in unübersehbarer körperlicher Konkretheit der SS-Tätowierung. Die Überraschung bei mir, mit diesem Thema konfrontiert zu sein – obwohl ich mich schon viel mit dieser belasteten Zeit beschäftigte und als Psychotherapeut und Geriater mit geschichtlichen Zusammenhängen vertraut bin – ist erstaunlich. Auch weitere Aspekte meiner Gegenübertragung wie Zweifel, ob die Szene vielleicht nur geträumt sei, Gedanken, der Mann sei vielleicht doch nur ein normaler Soldat gewesen, lassen, wie ich meine, das Thema einer vermutlich auch kollektiven Verleugnung bereits anklingen. Auf persönlicher Ebene vielleicht stehen nicht beantwortbare Fragen an meinen eigenen Großvater über dessen Einsatz in der Wehrmacht in meinem inneren Raum... Vermutlich reagierte ich in einer Eigenübertragung auf Herrn B. – er ist nun in dem Alter, in dem ich meinen Großvater zu meiner Jugendzeit erinnere – nicht wahrnehmend, dass Herr B. einer doch ganz anderen Generation angehört als die um die damalige Jahrhundertwende Geborenen.

Psychoanalytische und philosophische Reflexionen zum Thema Schuld

Die Frage steht im Raum: Wer wirft hier die Schuldfrage auf: Der Patient? Oder trage ich als Behandler das Schuldthema mit einer Vermutung und Anklage verbunden in die Begegnung? Hirsch schreibt in seinem Buch mit dem von Martin Buber entlehnten Titel *Schuld und Schuldgefühl* (Hirsch 2002, S. 30):

> » ...in der Tat bedarf Schuld, um sich zu manifestieren, einer Instanz, die sie definiert und auch den Schuldigen selbst als solchen bezeichnet«.

Insofern könnte es sein, dass ich als Behandler mich in der Instanz des Anklägers erlebe. Dies mag geschehen aus eigener Dynamik, z. B. durch ungeklärte Themen in der eigenen Familiengeschichte oder durch undifferenziertes Geschichtswissen. Es könnte jedoch auch sein, dass ich im Übertragungs-Gegenübertragungs-Geschehen einen verdrängten Anteil der inneren Anklagen des Patienten im Rahmen einer Externalisierung erfülle.

Diese Überlegungen führen zu der Frage nach der philosophischen Differenzierung von Realschuld und Schuldgefühl, welche mir für die Klärung von Grundlagen des therapeutischen Verstehens wichtig und in diesem Fall besonders hilfreich war.

Im Gegensatz zu Schuldgefühlen bei unbewussten tiefenpsychologisch zu deutenden Konflikten wählt Hirsch (2002, S. 51) »den Begriff Schuldbewusstsein für die Anerkennung einer realen Schuld wegen tatsächlich begangener Handlungen« und fährt fort (ebd.) »[den] affektiven Anteil (...) an der Schuldanerkennung nennt man Reue«.

Dies leitet über zu Konzepten des jüdischen Philosophen Martin Buber in seiner Arbeit *Schuld und Schuldgefühle* (Buber 1962, S. 475 ff.): Er betont die Bedeutung realer Schuld, die er in seiner Terminologie »Existentialschuld« und »authentisches Schuldgefühl« nennt und die (ebd. S. 481) »geschieht, wenn jemand eine Ordnung der Menschenwelt verletzt, deren Grundlagen er wesensmäßig als die des ihm und allen gemeinsamen menschlichen Daseins kennt und anerkennt«.

Buber grenzt das Thema der realen Schuld gegen die damalige – nur mit intrapsychischen Konflikten und unbewussten Schuldgefühlen befasste – Psychoanalyse ab.

Mit Bezug zum 2. Weltkrieg formuliert Buber 1957 (ebd. S. 486):

> »Wir heute Lebenden wissen, in welchem Ausmaß wir geschichtlich und biographisch schuldig geworden sind. Das ist kein Gefühl und keine Summe von Gefühlen;

es ist, wie vielfältig auch es verhohlen und verleugnet wird, ein wirkliches Wissen um eine Wirklichkeit. Unter der immer unwiderstehlicher werdenden Zucht dieses Wissens lernen wir neu, daß Schuld ist«.

Im weiteren geht es ihm um Umkehr (ebd. S.502) »aus dem Kern eines gewandelten Verhältnisses zur Welt«.

Karl Jaspers unterscheidet in *Die Schuldfrage* – entstanden aus einer Vorlesungsreihe 1945/46 »über die geistige Situation in Deutschland« (Jaspers 1946, S. 5) – je nach der anklagenden Instanz folgende Schuldbegriffe (ebd. S. 31 ff): Kriminelle Schuld (gegen Gesetze), Politische Schuld (bei der Mitverantwortung im Staat, anklagende Instanz ist der Gegner), Moralische Schuld (gegen das eigene Gewissen) und Metaphysische Schuld (gegen Solidarität zwischen Menschen und gegen Gott).

Er differenziert (ebd. S. 32):

»Diese Unterscheidung von vier Schuldbegriffen klärt den Sinn von Vorwürfen. So bedeutet z. B. politische Schuld zwar Haftung aller Staatsbürger für die Folgen staatlicher Handlungen, nicht aber kriminelle und moralische Schuld jedes einzelnen Staatsbürgers in bezug auf Verbrechen, die im Namen des Staates begangen wurden«.

und fährt fort (ebd. S. 34 ff):

»Die Schuld hat Folgen nach außen für das Dasein, ob nun der Betroffene es begreift oder nicht, und hat Folgen nach innen für das Selbstbewußtsein, wenn ich in der Schuld mich durchschaue. a) Das Verbrechen findet Strafe (...) b) Für die politische Schuld gibt es Haftung und als ihre Folge Wiedergutmachung und weiter Verlust oder Einschränkung politischer Macht und politischer Rechte (...) c) Der moralischen Schuld erwächst Einsicht, damit Buße und Erneuerung. Es ist ein innerer Prozeß, der dann auch reale Folgen in der Welt hat. d) Die metaphysische Schuld hat zur Folge eine Verwandlung des menschlichen Selbstbewußtseins vor Gott.«

Beispiel – biographische Angaben und historischer Rahmen

Im Einzelgespräch mit Herrn B. schildert er, dass er 1927 als sechstes von neun Kindern einfacher Kleinbauern geboren wurde, 1933 in die Schule kam – wie er beschreibt – »als der Führer die Macht übernahm«. Der Vater verstarb als der Patient zwei Jahre alt war, das Haus wurde verkauft, die Familie »zerschlagen«, die Kinder auf umliegende Höfe verteilt. Nach Schule mit HJ-Zeit und Lehre zum Schweißer wurde er 1944 zur NS-Bau-Organisation Todt eingezogen und von dort in die Waffen-SS übernommen. In gewisser Weise erlebte Herr B. dies damals als Fortschritt aus seinen desolaten Familienverhältnissen.

Nach Heuft (2000, S. 111) ist der Therapeut »gefordert, z. B. auch die politische Dimension der Biographie (wie etwa notwendige Auseinandersetzungen mit einer Realschuld) in einer besonderen Weise zu berücksichtigen«.

Bei dem Abgleich mit Fakten aus historischen Fachbüchern erfuhr ich nach dem Gespräch, dass in den letzten Kriegsjahren die Waffen-SS keine politische Elitegruppe auf Basis von Freiwilligkeit mehr war, sondern Zwangsrekrutierungen erfolgten, wobei als letztes Aufgebot auch Tausende unter 18jährige (z. B. SS-Division Hitlerjugend) eingezogen wurden (Benz 1997, S. 792; Jahnke 1989, S. 35-37; Wegner 1982, S. 274f., 285).

»Erfasste die Einberufung zur Wehrmacht oder Waffen-SS bis 1944 die 17jährigen, griff sie seit dem September 1944, als Himmler auch Chef des Ersatzheeres geworden war, schon nach den 16jährigen« (Wehler 2003, S.764).

Bei genauer Anamnese und historischer Zuordnung zeigt sich, dass Herr B. als 17jähriger im letzten Kriegsjahr zur Waffen-SS eingezogen wurde.

Neben dem oben beschriebenen Rekrutierungsdruck war sicherlich eine Bahnung durch Indoktrination in der HJ Zeit (vgl. Wehler 2003, S. 760–767) von großem Einfluss. Hinzu kommt, dass ein junger Mensch ohne familiäre Geborgenheit und ohne väterliche Bezugsperson geprägt war durch eine »eingeengte und verunsicherte Identität« (Radebold 2004, S. 118). Dies prädisponierte dazu, Rückhalt in Gruppen zu suchen, dabei von kollektiven Strukturen mit Idealbildern heldenhafter Männlichkeit vereinnahmt und von dem totalitären Regime missbraucht zu werden.

Die Ausbildung bei der SS sei – lt. Patient – gekennzeichnet gewesen von Härte und Gehorsam. Ein Zitat von Hitler (zit. nach Kaminer 1997, S. 401):

»Das Schwache muß weggehämmert werden. In meinen Ordensburgen wird eine Jugend heranwachsen, vor der die Welt erschrecken wird, eine gewalttätige, herrische, unerschrockene, grausame Jugend... Schmerzen muß sie ertragen. Es darf nichts Schwaches und Zärtliches an ihr sein«.

Hier klingt an, welche Art von Prägung für das weitere Leben und Erleben ausgeübt wurde, ein harter Umgang mit sich (und anderen?). Zu seinen Einsatzgebieten erfahre ich von Herrn B., er sei nach der Ausbildung als Panzerfahrer nur auf dem Rückzug im Westen im Krieg aktiv gewesen und bei den Amerikanern in Gefangenschaft geraten, einige Wochen in einem Gefangenenlager gewesen. Zu diesem Zeitpunkt war der Patient noch 17 Jahre alt.

»Für mich ging damals die Welt unter« beschreibt Herr B. sein damaliges Erleben.

Im Rückgriff auf die zuvor beschriebenen Schuldbegriffe bei Jaspers ist juristische Schuld bei einem am Kriegsende nicht einmal volljährigen Menschen, der an keinen Kriegsverbrechen beteiligt war, nicht gegeben. Politische Haftung betrifft ihn wie jeden anderen Deutschen. Von Bedeutung im therapeutischen (und seelsorgerlichen) Kontext könnte die moralische Schuld sein, wenn man die initiale Szene als Ausdruck einer Beschäftigung hiermit ansieht. Jaspers (1946, S. 37) formuliert, was für eine therapeutische Grundeinstellung eine gute Basis darstellt:

> »Moralisch kann man Schuld nur sich selber geben, nicht dem anderen (...).
> Niemand kann den anderen moralisch richten, es sei denn er richtet ihn in der
> inneren Verbundenheit, als ob er es selbst wäre. (...) Schuld des anderen behaupten, das kann nicht die Gesinnung treffen, sondern nur bestimmte Handlungen
> und Verhaltensweisen«.

Deutlich wird im Gespräch auch, dass Herr B. in der Nachkriegszeit nicht über seine Zeit bei der Waffen-SS sprechen konnte, die Gedanken und Gefühle mit sich selbst ausmachte – aus Scham und Sorge vor Schuldzuweisung. In diesem Sinne tragen diese um ihre Jugend betrogenen Jahrgänge außerdem mit an der Schuld und Scham der politisch aktiven damaligen Erwachsenengeneration.

Es folgen Schilderungen des Patienten über sein weiteres familiäres Lebens mit Heirat, zunächst sehr einfachen Lebensbedingungen, Geburt der Kinder. Gegen seinen Willen sei einer seiner Söhne auch bei »der Armee« gewesen, er habe es nicht verhindern können. Ein Kind sei später an Alkoholismus gestorben. Ein aktueller Bedarf, vertiefend über seine Zeit als SS-Mann zu sprechen wird vom Patienten verneint und das Gespräch endet wieder bei der ernsten Lungenerkrankung. Ich merke wie sich in meinem Erleben der initiale Vorwurf eines unbewussten Anklägers wandelt zu einer mehr empathischen Wahrnehmung dieses Lebens mit beschädigter Kindheit und Jugendzeit.

Therapeutische Implikationen

Vor diesem Hintergrund stellte sich für mich die Frage: Geht es um ein behandlungsbedürftiges Leiden des Patienten unter Schuldthemen und/oder um was geht es?

Auch der Patient in seiner Art des andeutenden Zeigens seines Stigmas ohne weitergehend darüber sprechen zu wollen ist in der Verdrängung der Vergangenheit, seiner eigenen, aber auch der deutschen-kollektiven Verleugnung verfangen. In diesem Sinne ist die Tätowierung ein Stigma, das eingebrannt ist und verdrängt werden muss. Darüber hinaus meine ich aber, dass es in der geschilderten Visitenszene auch um etwas anderes ging, nämlich um eine Selbstvergewisserung in einer aktuellen gesundheitlichen Bedrohung. Die Tätowierung kann dann als ein Symbol früherer Erfahrung verstanden werden in dem Sinne: »Ich habe die Lebensbedrohung (schon einmal) überlebt«. Dies eröffnete eine Sichtweise, die für die weitere Begleitung des Patienten bei der medizinischen Behandlung hilfreich war.

Insofern wandelte sich der Fokus in der Begegnung mit dem Patienten vom abstrakten Schuldthema hin zu einer Wahrnehmung der individuellen politischen Biographie und einem therapeutischen Zugang zum Erleben des Patienten.

Rückblickend scheint mir, dass »Vor-Urteile« meinerseits in der Begegnung mit der SS-Thematik den Zugang zum Patienten beeinträchtigten.

In ihrer Arbeit Nicht wahrhaben wollen und nicht wahrnehmen können beschreibt Behrendt (1988, S. 82):

> »Ich möchte von kollektiven historischen Gestalten sprechen, die durch Tabuisierung eine mehr oder weniger große Erstarrung erfahren (...) Die (Gut-)Böse-Zuordnung zu allem, was mit NS zu tun hat, ist eine solche historisch-moralische Gestalt, die nach Differenzierungen verlangt«.

Weber (2004, S. 174) schildert, was sowohl für den seelsorgerlichen als auch den therapeutischen Zugang hilfreich ist, nämlich

> »(...) die hermeneutische Unterscheidung von Kriegsvergangenheit und Nazivergangenheit. Diese Differenzierung kann helfen eine Unbefangenheit zu bewahren, ohne in die ›Opfer‹ oder ›Täter‹ - Falle zu geraten«.

Hierbei erscheint mir besonders wichtig, die individuelle Biographie differenziert vor dem historischen Hintergrund zu verstehen.

Für diese therapeutischen Begegnungen und die Arbeit im Team dürften folgende Aspekte von besonderer Bedeutung sein:

- Wahrnehmung von Szene, Symptomatik und individueller Biographie
- Differenzierte Beachtung von Jahrgängen anstelle von globalen Generationenvorstellungen
- Kenntnis und Erarbeitung historischer Zusammenhänge und Fakten
- Wahrnehmung von Übertragung und Gegenübertragung
- Selbsterfahrung, Kenntnis der eigenen Familiengeschichte i. S. einer Mehr-generationen-Perspektive
- Klärung eigener philosophischer und religiöser Grundlagen
- Austausch im Team, Supervision

Epilog – Der gesellschaftspolitische Rahmen

Die Schuldfrage stellt sich bei jedem Menschen individuell. Aber neben der Wahrnehmung der individuellen Biographie steht die Frage nach dem Umgang mit Schuldfragen und Verantwortung auch in einem kollektiven Kontext.

Dies führt mich abschließend zu einer kritischen Reflexion und gesell-schaftspolitischen Einordnung. Es blieb bei mir ein Unbehagen, mit dem Beispiel dieses Patienten Fragen der Realschuld und das Thema der von Deutschen begangenen Verbrechen möglicherweise nivelliert, abgemildert zu haben. Beim Thema der Schuldfragen hätte ich mich mit einem alten Patienten auseinandersetzen können, der offensichtlich in seiner Nazi-Ideologie weiter verhaftet ist. Solche Patienten habe ich auch erlebt. Aber ich wählte das Beispiel eines zu jenem Zeitpunkt 17jährigen, der laut eigenen Angaben in keine Kämpfe (oder was sonst?) »verwickelt« war. Was könnte meine Auswahl des Fallbeispiels unbewusst mit beeinflusst haben?

Im Verlauf der Vorbereitung dieser Ausarbeitung wurden mir die Abwehr-Aspekte, die sich in dieser Auswahl zeigen könnten, deutlicher. Hierbei bleibt das Schuldthema (für mich und die Leserin/den Leser) erträglich abgemildert. (Wie hätte ich reagiert bei einem Täter mit »Verbrechen gegen die Menschlichkeit«?)

Auch ein Teil Abwehr gegen Scham und Schuld der kollektiven deutschen Geschichte scheint mir wahrscheinlich. Müller–Hohagen (1998, S.319) beschreibt in seiner Arbeit *Über blinde Stellen im Geschichtsbewusstsein*, »dass es offensichtlich problematische Untergründe oder (...) blinde Stellen in unserem Geschichtsbewusstsein gibt«

Es scheint naheliegend, dass die individuelle und kollektive Abwehr von Schuldthemen auch fast 60 Jahre nach Kriegsende und lange nach Mitscher-lichs Arbeit *Die Unfähigkeit zu trauern* zu solchen blinden Flecken im Geschichtsbewusstsein führt.

Bohleber (1997, S. 961) betont:

> » (...) das von Alexander und Margarete Mitscherlich aufgeworfene Problem einer schmerzlichen Erinnerungsarbeit, die notwendig ist, um eine emotionale Abkapselung von der Vergangenheit zu überwinden, erweist sich auch heute noch für den Umgang mit der NS-Vergangenheit, bei der anhaltend Abwehr und Entwirklichung mitspielen, als relevant«.

Am Ende seiner erwähnten Arbeit empfiehlt Müller-Hohagen (ebd. S. 326) zur Überwindung dieser Blindheiten

> » (...) die fragile Fähigkeit zur Selbstreflexion, also zum Umgehen mit eigener Konflikthaftigkeit und Widersprüchlichkeit, mit Fehlern, Schwächen und dunklen Seiten. Ob diese Fähigkeit zur Selbstreflexion zum Tragen kommt, lässt sich nicht einfach an den einzelnen Individuen festmachen sondern setzt den Austausch untereinander voraus und benötigt wiederum einen allgemeinen Raum, eine Kultur ausreichenden Vertrauenkönnens«.

Auch in diesem Sinne ist der kollegiale Austausch, die Zusammenarbeit im Team und Supervision wie zuvor erwähnt von besonderer Bedeutung.

Trotz dieser hilfreichen Ansätze dürfte für den gesellschaftspolitischen Rahmen gelten, was Schlink (2004, S. 125) in seinem Essay *Auf dem Eis – Von der Notwendigkeit und der Gefahr der Beschäftigung mit dem Dritten Reich und dem Holocaust* formuliert:

> »Es gibt keine Bewältigung. Aber es gibt das bewusste Leben mit dem, was die Vergangenheit gegenwärtig an Fragen und Emotionen auslöst. An Fragen und Emotionen – natürlich lässt die Vergangenheit uns nicht nur Fragen stellen, sondern auch die Fassung und die Sprache verlieren, traurig, ängstlich oder wütend werden, an göttlicher und menschlicher Gerechtigkeit verzweifeln und an der Schuld leiden, in die sie nicht nur die verstrickt, die damals Täter waren, sondern auch die, die damals zu- oder weggesehen oder später die Täter unter sich geduldet haben.«

Literatur

Behrendt, W. S. (1988): Nicht wahrhaben wollen und nicht wahrnehmen können. In: Heimannsberg, B., Schmidt, C. J. (Hg.): Das kollektive Schweigen. Heidelberg (Asanger), S. 81–104.

Benz, W., Graml, H., Weiß, H. (Hg.) (1997): Enzyklopädie des Nationalsozialismus. Stuttgart (Klett-Cotta).

Bohleber, W. (1997): Trauma, Identifizierung und historischer Kontext. Über die Notwendigkeit, die NS-Vergangenheit in den psychoanalytischen Deutungsprozess einzubeziehen. Psyche 51, 958–995.

Buber, M. (1957): Schuld und Schuldgefühle. In: Ders.: Werke. München 1962 (Kösel), S. 475–502.

Heuft, G., Kruse, A., Radebold, H. (2000): Lehrbuch der Gerontopsychosomatik und Alterspsychotherapie. München (Ernst Reinhardt).

Hirsch, M.(2002): Schuld und Schuldgefühl. Göttingen (Vandenhoeck &Ruprecht).

Jahnke, K. H., Buddrus, M. (1989): Deutsche Jugend 1933–1945. Hamburg (VSA).

Jaspers, K. (1946): Die Schuldfrage. Heidelberg 1946 (Lambert Schneider).

Kaminer, I. J. (1997): Normalität und Nationalsozialismus. Psyche 5, 385–409.

Mitscherlich, A., Mischerlich, M. (1967): Die Unfähigkeit zu trauern. München 1988 (Piper).

Moser, T. (1992): Die Unfähigkeit zu trauern: Hält die Diagnose einer Überprüfung stand? Zur psychischen Verarbeitung des Holocaust in der Bundesrepublik. Psyche 46, 389–405.

Müller-Hohagen, J. (1998): Über blinde Stellen im Geschichtsbewusstsein. In: Rüsen, J., Straub, J. (Hg.): Die dunkle Spur der Vergangenheit. Psychoanalytische Zugänge zum Geschichtsbewusstsein. Frankfurt a. M. (Suhrkamp), S. 307–329.

Radebold, H. (2004): Abwesende Väter – Fakten und Forschungsergebnisse. In: Schulz, H., Radebold, H., Reulecke, J.: Söhne ohne Väter. Berlin (Ch. Links), S. 115–120.

Schlink, B. (2004): Auf dem Eis. Von der Notwendigkeit und der Gefahr der Beschäftigung mit dem Dritten Reich und dem Holocaust. In: Aust, S., Spörl, G. (Hg.): Die Gegenwart der Vergangenheit. München (Deutsche Verlagsanstalt), S. 120–127.

Schneider, C. (1993): Jenseits der Schuld? Die Unfähigkeit zu trauern in der zweiten Generation. Psyche 47, 754–774.

Weber, F.(2004): Damit die Seele Ruhe finde vor dem Ende. Deutsches Pfarrerblatt 4/2004, 171–175.

Wegner, B. (1982): Hitlers politische Soldaten: die Waffen-SS 1933–1945. Paderborn (Schöningh).

Wehler, H.-U. (2003): Deutsche Gesellschaftsgeschichte. Vierter Band. München (C. H. Beck),

Wieghaus, G. (2003): Nie wieder! (Hörspiel-CD), Köln (WDR).

Kindheit im und nach dem II. Weltkrieg

Eine persönliche Spurensuche aufgrund eines Vortrages

Edeltraud Hendrich

Erst in der letzten Zeit – also fast 60 Jahre nach dem 2. Weltkrieg – werden plötzlich in der Öffentlichkeit und der Forschung Stimmen laut die fragen: »Wie haben die Kinder – vor allem die Jüngeren (also ab Jahrgang ca. 1940) die Geschehnisse aus dieser Zeit verarbeitet?« Wurden sie überhaupt verarbeitet, oder kommen gerade jetzt, bei vielen mit dem Eintritt der ruhigeren Lebensphase, Erinnerungen und Ängste zum Tragen, die in der Hektik des Alltags und dem Funktionieren innerhalb der Gesellschaft nie zugelassen wurden? Geben wir diese Erfahrungen aus unserer Kinderzeit sogar an unsere Kinder weiter? Unbewusst bestimmt – doch Kinder können auch ohne Worte das Missbilligen ihrer Handlung verstehen. Sie fühlen unsere Ängste und unser Unverständnis zu ihrem Verhalten.

Diese Fragestellung ist heute ein Forschungsansatz. Um mir all die oben genannten Fragen bewusst zu machen, war eine Veranstaltung der Justus-Liebig-Universität (Sonderforschungsbereich Erinnerungskulturen) hilfreich. Nach einem Vortrag (Prof. Dr. Radebold, Kassel: »Kindheiten im 2. Weltkrieg...«) habe ich über mein Verhalten und das meines Mannes (Jahrgang 1941) nachgedacht und fand im Laufe dieses Prozesses einige Erklärungen für unsere Verhaltensweisen, die mir bisher nicht so erklärlich waren.

Wie war die damalige Situation? Am eigenen Beispiel möchte ich zeigen, dass der Forschungsansatz – vor allem in dem Fachbereich Psychologie – eine wichtige Erklärung bieten kann für Ängste und unerklärbare Phänomene in der eigenen Lebensbewältigung.

Bedrohliche Sirenen...

Geboren 1943 – keinen Bombenalarm bewusst erlebt – aber aus den Erzählungen meiner Mutter weiß ich: als Kind aus dem Bett gerissen, schnell in Decken gepackt, das Notwendigste zusammengerafft, mit einem Sprung in den rettenden Keller im bäuerlichen Elternhaus und dann, hoffen, bangen, weinen, ängstlich, wo schlägt eine Bombe ein, wer von den Nachbarn wird nach dem Angriff nicht mehr unter den Lebenden sein? Wird ein ganzes Haus nicht mehr stehen? Die Angst war so groß, dass oft das Stillen des Kindes zu einem Problem wurde. Die Milch versiegte im Bewusstsein der Angst. Noch immer, heute, im Jahre 2004, überläuft es mich eiskalt, wenn ich Sirenen höre. Während der Zeit des kalten Krieges, als die Sirenen noch öfter getestet wurden, habe ich mir immer die Ohren zugehalten, oder ich bin, wenn es denn möglich war, zu einer großen Menschenmenge gelaufen z. B. U-Bahn-Station, Bahnhof oder ähnliches. Wenn ich heute aus dem Schlaf geweckt werde, erschrecke ich immer fürchterlich, mein Herz klopft, und Kopfschmerzen sind oft das Ergebnis. Ich bemühe mich sogar, ohne Wecker aufzuwachen, denn auch dieses plötzliche Geräusch bereitet mir ein Erschrecken.

Fragen unerwünscht

Nach dem Krieg, als alles in Trümmern lag und Deutschland in vier Zonen aufgeteilt war, haben wir gefragt: »Mama, hatte ich heute schon meine zwei Scheiben Brot?« Da war schon das Bewusstsein vorhanden: »Wir dürfen die Mama nicht ärgern, sie hat schon genug Kummer«. Das Kind war im öffentlichen Sprachgebrauch eine Kriegswaise, es hatte einen Obervormund, der bestimmte, wie die Mama mit der Waisenrente umzugehen hatte. Die Mama hatte keinen Mann; viele meiner kleinen Freunde hatten plötzlich einen Onkel, der irgendwo hergekommen ist, den man akzeptieren sollte. Immer sollte das Kind brav sein nicht dazwischen reden, vor allem aber keine Fragen stellen. Eben nach dem »Onkel« oder dem Papa. Kommt er wieder zu uns, oder hat er uns vergessen? Vieles innerhalb der Familie und der Gesellschaft wurde oder wollte man nicht ansprechen. Die Männer wollten nicht über ihre Erfahrungen an der Front sprechen und die Frauen nicht über all die schrecklichen Erlebnisse an der Heimatfront, auf der Flucht oder beim Organisieren der Lebensmittel, auf dem Bauernhof, im Tausch gegen den letzten goldenen Ring, nur um den Kindern etwas zu essen zubereiten zu können. Viele Kinder klauten alles mögliche: Holz, Kohlen, Überbleibsel auf den Äckern und an den Bäumen – z. B. Kohl und Steckrüben, Äpfel und anderes Obst. Die Erwachsenen nahmen die Dinge ohne zu fragen, und die Kinder hatten das Gefühl: ich habe etwas Gutes getan, ich habe der Mama, der Oma geholfen. Doch plötzlich war das wieder verboten, es gab wieder die notwendigen Dinge des Alltags zu kaufen, und dann gab es plötzlich Ohrfeigen, wenn man etwas gestohlen hatte. Unverständlich, nicht zu begreifen für so eine kleine Kinderseele, warum werde ich nicht mehr gelobt? Ist das der Grund, warum ich heute noch böse werde, wenn mir jemand etwas wegnimmt, oder auch nur auf meinem Schreibtisch auf meine Bücher schaut, sie in die Hand nimmt oder sogar ohne zu fragen liest?

Ein großes Problem für meinen Mann war die Situation der Heimkehr seines Vaters aus der Gefangenschaft. Der Junge wurde sechs Jahre lang nur unter Frauen groß. Dann eines Tages kam ein »fremder Mann« ins Haus und nahm dem Jungen »seine Mama« weg. Ein unsäglicher Schock für den bis dahin »einzigen Mann« im Haus. Eine Erfahrung, die mein Mann bis heute nicht vergessen hat. Durch diese Vorlesung wurden mir Dinge bewusst, die ich vorher nicht genau erklären konnte, nun aber eine eventuelle Interpretation zulassen könnten.

Stellungnahme der Tochter zum Verhalten der Mutter

Als ich mit meiner Tochter über die Vorlesung sprach, sagte sie spontan zu mir: Du hast schon manchmal »komische Sachen« gemacht. Sie schrieb dann den nachfolgenden Absatz:

Meine Mutter reagiert auf plötzliche Geräusche und Bewegungen eher schreckhaft, was mir manchmal übertrieben scheint, so dass ich versuche immer »cool« zu sein und gerne an Sylvester auf der Strasse stehe zwischen all den Böllern. Vielleicht ist diese Coolness wiederum sehr artifiziell, als während des letzten Irakkrieges ein unerwartetes Feuerwerk in Gießen gezündet wurde, rannte ich als Jüngere wie alle anderen (hier alten) Leute in Panik auf den Balkon und war überzeugt, dass Saddam Hussein oder El Kaida gerade Gießen in die Luft jagt.

Ein weiteres großes Problem ist das Essen bzw. die Lebensmittel bei meiner Mutter. Es darf nichts weggeworfen werden, sie akzeptiert, dass man etwas nicht gerne isst, das muss man dann auch nicht, aber weggeworfen wird nichts und wenn sie es fertig isst. Wenn sie manchmal in die Mensa kommt und sieht, wie dort einige Studenten ihre Zigarettenkippen im Essen ausdrücken, oder wenn Brot auf der Straße liegt z. B. vor Schulen, dann wird sie ganz fürchterlich wütend. Der Gipfel ist dann erreicht, wenn sie sagt: »Die sollen sich was schämen, was hatten wir Hunger als wir klein waren.« Das ist aber der heutigen Jugend nicht mehr so zu vermitteln, wir leben in einer Überflussgesellschaft – das ist nun einmal so und die Jugendlichen verstehen das Argument: »Man wirft kein Essen weg« nicht mehr.

In einem Begleitbrief zu diesem Beitrag erwähnte Frau Hendrich noch weitere zum Verständnis wichtige biographische Einzelheiten:

Meine Mutter hat 1946 meinen zweiten Vater geheiratet, er war in der Scheune meines Opa in Grebendorf/Eschweg untergekrochen. So hat sie ihn kennen gelernt und ist mit mir nach Worms/Rhein gezogen, da mein Vater aus Worms war. Nun war Worms französischen Zone und Eschwege amerikanische Zone. Wir – meine Mutter und ich – bekamen keine Zuzugsgenehmigung nach Worms (jedenfalls vorerst und mein Vater wollte nicht so lange warten um »seine Frauen« mit nach Hause zu nehmen), so hat mein Vater einen Freund, der ein Boot hatte, uns von Biblis nach Worms nachts über den Rhein zu rudern.

1947 fuhr ich auf ähnlichem Weg nach Eschwege zu Opa (die hatten etwas zu essen) und dort wurde ich im Mai 1947 krank – Poliomyelitis (Kinderlähmung). Nun wie nach Hause kommen? Irgendwie haben wir eine Fahrkarte bekommen über Köln und dann nach Worms; wir waren drei Tage unterwegs und mit Sicherheit habe ich viele Leute angesteckt bis wir in Worms waren. Ich bekam zusätzlich noch eine Encephalitis (das ist bei dem Virus-Typ III üblich), fieberte fruchtbar und wurde direkt vom Bahnhof aus in Worms in das dortige Krankenhaus gefahren. Da habe ich dann sechs Wochen in Quarantäne gelegen, anschließend in einem Saal mit vielen anderen Betroffenen. Insgesamt waren in dieser Zeit in Worms ca. 60 Patienten. Ich erinnere mich auch an nichts mehr aus dieser Zeit, obwohl ich ja nun schon vier Jahre alt war. Hier in Giessen steht aber eine »Eiserne Lunge« (mechanisches Beatmungsgerät) in der Neuen Chirurgie. Immer, wenn ich daran vorbei gehe, muss ich aufpassen, dass ich nicht weine, das ist mir immer sehr unangenehm. Genauso kann ich keine Kinder weinen hören, ich würde immer am liebsten die Eltern schütteln und sagen: »Passt auf Euer Kind auf, lasst es nicht weinen.« Na ja und zu essen gab es im Krankenhaus immer Dinge, die ich nicht essen konnte. Mußte ich aber! Eine Diakonisse hat mir die Nase zugehalten und dann den ekligen Grießbrei eingeflößt. Heute noch kann ich nichts Süßes essen.

Sehnsucht nach unerklärlichem Trost

Das Thema, das Buch *Sonnennebel* und seine Rezensionen

Hermann Schulz

Die Meinung eines Autors erzählender Literatur zur Rezeption seiner Bücher ist wenig interessant. Er tut gut daran, sich möglichst nie als unverstanden oder missverstanden zu beklagen. Er darf sich heimlich wundern, freuen oder ärgern. Alles andere wäre eher peinlich. Die Art und Weise der Aufnahme des Gelesenen ist allein Sache des Lesers. Oder des Kritikers, selbst wenn er Unsinn schreibt. Der Text des Buches allein muss Bestand haben, an ihm scheiden sich die Geister, nicht an irgend einer heimlichen oder offenen Botschaft des Autors. An dieser Regel soll durch den folgenden Kommentar zur Rezeption des Romans »Sonnennebel« auch nicht gerüttelt werden; was folgt sind Randbemerkungen unter dem besonderen Gesichtspunkt der Vaterlosigkeit durch Einwirkung des Zweiten Weltkrieges, um die mich der Herausgeber dieses Buches gebeten hat.

Die Anlage eines Buches, die Geschichte, die Personalausstattung, sind Sache des Autors. Nicht einmal der Lektorin meines Romans »Sonnennebel« habe ich auch nur angedeutet, warum ich den Protagonisten vaterlos in die Geschichte schickte – und die Mutter früh sterben musste.

(Eine Leserin fragte mich bei einer Veranstaltung, warum in allen meinen bisherigen Büchern die Mütter früh sterben (müssen). Das war mir bis dahin nicht aufgefallen und die Frage brachte mich in nicht geringe Verwirrung und Verlegenheit.)

Für eine solche Anlage des Buches hatte ich meine Gründe: Ich wollte ein Jugendschicksal der Vaterlosigkeit erzählen – und mich nicht durch eine noch vorhandene Mutter ablenken lassen. Das war vermutlich ein unbewusster Vorgang, denn Erfinden und Schreiben einer Geschichte speist sich aus anderen Quellen als dem Intellekt oder taktischen Überlegungen. Ich ging einen ähnlichen Weg wie der von mir sehr geschätzte Isländer Halldór Laxness in seinem Roman *Weltlicht*. Er erzählt die Geschichte des elternlosen Gemeindekindes Olafur Karason Ljosvikingur in abgelegener isländischer Provinz. Auf einer anderer Ebene, der deutschen Nachkriegszeit, wollte ich versuchen zu erzählen, wie ein vaterloser Sohn »in der Brust eine

Welt für sich hat (...)«. »Es ist oft leer um ihn, (...) er sehnt sich nach einem unerklärlichen Trost.« (Laxness).

Dass in einem ähnlichen Sehnsuchtsgemenge die eigentliche Grundlage des Buches zu finden ist, erkannten – neben einigen engen Freunden – lediglich meine beiden älteren Schwestern, die mich (irrtümlich, denke ich) im 15-jährigen Protagonisten Freddy Halstenbach wiedererkannten. Meine Beteuerung, das Buch sei nicht autobiographisch, nutzte ihnen gegenüber wenig.

Im Jahr des Erscheinens von *Sonnennebel* im Jahr 2000 erschienen insgesamt 44 mir bekannt gewordene Besprechungen, im Jahr danach weitere zehn. Unter den ersten Rezensionen waren beinahe alle so genannte Grossprintmedien (*Die Zeit, Frankfurter Allgemeine Zeitung, Süddeutsche Zeitung, Frankfurter Rundschau, Literaturen* etc.) und mehrere in Rundfunk- und Fernsehmagazinen, darunter in *3Sat – Kulturzeit –* zehn Minuten mit Elke Heidenreich, die von der regionalen Färbung (Ruhrgebiet) und der Mentalität der Menschen offensichtlich beeindruckt war. In fünf Kommentaren wurde (wenigstens) vermerkt, dass der 15-jährige Protagonist Freddy Halstenbach Waise ist, ohne dass dieses Faktum im Folgetext auch nur irgend eine Wertung oder Würdigung nach sich gezogen hätte. Diese (wie der Autor findet: verkürzte) Wahrnehmung des Buches war eine Überraschung für mich, denn das Buch spielt 1954/1955, also in der direkten Nachkriegszeit, als ca. 30% oder mehr aller Jungen und Mädchen durch Kriegseinwirkung auf den Vater verzichten mussten. Ganz bewusst hat der Autor sich mit seiner Geschichte an die Seite dieser Gruppe gestellt: Ein Sohn ist der Protagonist, der den Vater durch den Zweiten Weltkrieg verloren hat, der undeutliche Erinnerungen und verdrängte, uneingestandene Sehnsüchte mit sich herum schleppt und sich in verzweifelter Suche nach männlicher Nähe verkämpft. Dass der er Tatbestand »Vaterlose Kriegskindheit« prägende Tragweite für Lebens- und Entwicklungsgeschichten hatte und hat, ist noch nicht allgemein erkannt und wurde als wichtiges Element des Buches übersehen.

Trotzdem beklagt sich der Autor nicht: Im Roman fanden die Rezensenten eine Reihe von Schwerpunkten, die dem Buch zwar »auch« gerecht werden und den Autor schmücken, aber das *Wesen* des Protagonisten, das *Anliegen* des Autors übergehen. Wen sollte aber dieser Vorwurf treffen? Weder Wissenschaft noch Öffentlichkeit nehmen bisher die Besonderheit, die Tragik (oder auch die Chancen?) des vaterlosen Lebens ausreichend zur Kenntnis. Wesenszüge, Denken, Fühlen und Handeln der Hauptperson des Buches sind aber in seiner kriegsbedingten Vaterlosigkeit begründet, hier manifestieren sich Poesie, Dramatik und Pathos der Geschichte. Die »Vater-suche« (Vorbildsuche, Suche nach seiner Rolle, seiner Identität) ist in zahl-reichen Szenen des Romans so deutlich akzentuiert, dass man (meint der Autor!) es kaum übersehen konnte. Und die wirren Bilder des Augenblicks, als der Vater, schon in Uniform gekleidet, sich von Mutter und Sohn verab-schiedet, tauchen ja nicht zufällig wieder auf.

Die Rezensenten richteten ihr Augenmerk auf andere Themen: »So muss es (1955) gewesen sein« (*Stuttgarter Zeitung*, 17.10.2000); »(...) bringt ihn immer wieder in Konflikte mit der Obrigkeit (...)« (*Seitenweise Kinderliteratur* 2000); »Eine anrührende Geschichte ums Erwachsenwer-den« (*Tagesspiegel* 07.01.2001); »Einzelgänger in Schwierigkeiten« (*Focus* 10/2000); »Lebenssehnsucht und erste Liebe« (*Ostthüringer Zeitung* 19.8.2000); »Das Leben ist anderswo« (Elke Heidenreich in *hits für kids* 15/2000); »Von guten Menschen und schlechten, von Liebe und Verlust, Einsamkeit und Glück« (*Wuppertaler Rundschau* 16.08.2000); »Die Welt in Groschenheften entdecken« (*Rheinische Post* 09.09.2000); »Zusammenleben von einem Jungen und seiner Tante am Ende des Krieges« (*Literaturkritik* Nr. 10b, 2000); »Pubertät in den 50er Jahren« (*Eselsohr* 11/2000); »Die brüchige soziale Ordnung beengt, öffnet aber auch Freiräume« (*Literaturen* 11/2000); »Erleben wahrer Freundschaft, Erfahrung erster Liebe« (*Bergische Blätter* 17/2000); »Wo Nazigesinnung noch die Gemüter beherrschte« (*Berliner Morgenpost* 17.10.200); »Gemeinsam das Leben suchen« (*Badische Zeitung* 15.11.2000); »Mit wem reden, wenn man sich unverstanden fühlt? (...) Respektloser Blick eines Jungen auf die bunt zusammengewürfelte Nachkriegsgesellschaft mit ihren mühsamen und manchmal auch komischen Versuchen, ein normales Leben zu führen« (*Süddeutsche Zeitung* 11.12.2000); »Ihre spröde Liebesgeschichte gehört zu den schönsten Szenen in einer Adoleszenzgeschichte (...)« (*Buchmarkt September* 2000); »Milieu-studie, Dorfkrimi und Liebesgeschichte – alles verwebt sich im ruhigen Rhythmus der Erzählung« (*Die Zeit*, Oktober 2000).

Zitate wie diese, die alle zutreffen und doch die wichtige Einbettung in das Thema Vaterlosigkeit übersehen, könnten noch beliebig fortgesetzt werden.

Keinem der Rezensentinnen und Rezensenten mag der Autor widerspre-chen oder im Sinne des Gesagten Vorhaltungen machen; jeder hat das Recht, ein Buch in eigener Weise zu lesen, zu interpretieren und zu kommentieren. Denn *Sonnennebel* ist kein Sachbuch. Die »Auffälligkeiten«, Folge der Vater-losigkeit, sind im Buch an keiner Stelle »dick aufgetragen«, aber immer gegen-wärtig (meint der Autor, der selbst zu den betroffenen Vaterlosen gehört).

Vielleicht wurde ja eine irreführende Fährte insofern gelegt, als der Protagonist den Vater nicht (ausdrücklich) vermisst; im Gegenteil glaubt er angesichts dessen, was er bei Freunden und ihren Vätern sieht und erlebt, auf die zusätzliche *Belastung* durch einen Vater gut verzichten zu können. Das war für den Autor Bestandteil einer vorsichtigen Annäherung an ein junges Leben, Auslotung seiner Verwirrung und Verdrängung. Vorsichtig, weil es gilt, in einem Roman darzustellen und Empfindungen zu gestalten und nicht zu analysieren oder gar etwas zu behaupten. Unabhängig davon, ob der Wissensstand über das Phänomen Vaterlosigkeit und die Folgen noch unzureichend ist und nicht im allgemeinen Bewusstsein verankert, hätte sich das Abfassen des Romans kaum merklich anders vollzogen. Für Rezensenten allerdings würde sich die Sicht auf eine ganze Reihe von (Jugend-)Büchern um einen wichtigen gesellschaftspolitischen Aspekt erweitern, wenn sie ihr Augenmerk darauf richteten – und mehr darüber wüssten!

Literatur

Schulz, H. (2000): Sonnennebel. Hamburg (Carlsen-Verlag).

Ich ging, den Söhnen zu zeigen, woher ich kam, und wann essen wir, fragen
meine Söhne, und wo schlafen wir.

Tuvia Rübner (1990)

Blinde Flecken im Umgang mit dem Erinnern in Deutschland

Ein hilfreicher Blick in den Spiegel der englischen »reminiscence« Praxis

Angelika Trilling

Vorspann

Vor mir liegt *Jubilee*, eine Veröffentlichung von Age Exchange (2002), dem weit über England hinaus bekannten Kulturzentrum, das seit gut 20 Jahren die Erinnerungen der älteren Generationen zum Ausgangspunkt einer Vielfalt von Aktivitäten macht. Auf 88 Seiten wird die Erarbeitung eines Theaterstücks zum 50-jährigen Thronjubiläum von Königen Elisabeth II geschildert. Man erfährt, wie unter der Anleitung der Regisseurin Pam Schweitzer acht ältere Londoner mit Improvisationen, Körperarbeit und Playbacktheater aus subjektiven Erinnerungen einzelne Szenen und schließlich eine ganze, musikalisch umrahmte »Show« zusammenstellen. Auch die mitunter kontroversen Diskussionen der Gruppe fließen ein – mal wird eine Szene verworfen, mal überlegen sie gemeinsam, welches Lied eine Situation am besten verdichtet. Schließlich folgen der Bericht von ersten Aufführung und die Kommentare einiger Darstellerinnen.

Etwas wie neidische Bewunderung hat sich beim Lesen bei mir eingestellt. Zum einen wahrscheinlich wegen der so vertraulichen Zusammenarbeit der 65- bis 83-jährigen Darsteller und ihrer künstlerischen Leiterin. Als »Good Companions« tritt die Gruppe seit mittlerweile zehn Jahren mit ihren Stücken auf. Einige Mitglieder sind inzwischen verstorben oder zu krank, um zu spielen. Gemeinsam ging man auf Tourneen quer durch England und den Kontinent – für manche der Frauen die ersten großen Reisen überhaupt, der erste Flug und die erste Fahrt ohne Ehemann.

199

Doch meine neidische Bewunderung ist von anderem ausgelöst, als dem fast intimen Blick auf eine durch gemeinsames Altern und Gestalten immer enger zusammenwachsende Gruppe von Senioren. Es ist die Selbstverständlichkeit, mit der sie sich ihrer Geschichte bemächtigen, der spielerisch-naive Stolz, mit dem sie um den historischen Fixpunkt einer Staatsfeier eigene Erinnerungen gruppieren und dabei Nähe finden und Identität stärken.

Dabei sind viele dieser Erinnerungen alles andere als glamourös. Sie schildern kleine Desaster und größere Unglücke. Sie geben Einblicke in das Leben sieben Jahre nach Kriegsende. Viele der während des »Blitz« – der deutschen Bombadierungen Englands im Zweiten Weltkrieg – ausgebombten Familien leben noch in Baracken. Der einsetzende Babyboom muss unter Bedingungen von geringem Einkommen und beengten Wohnverhältnissen bewältigt werden. Einen Fernsehapparat besaß meist nur eine Familie pro Straße. Dicht gedrängt verfolgten dort die Nachbarn im kleinen Schwarz-Weiß-Gerät die Übertragung der Thronbesteigung.

Eigene Erinnerungen an die frühe Kindheit werden durch die Lektüre wach: Auch wir hatten »vornehme« Freunde, bei denen ich ab und zu die Kinderstunde sehen durfte. Die Krönung von Königen Elisabeth II erlebte ich mit meiner Mutter in einer Sondervorstellung unseres Vorortkinos. Lange war mir nicht klar, ob es sich um eine »richtige« Königin oder nur eine Märchenprinzessin mit besonders ernstem Blick handelte. Ich hatte Schulfreundinnen, die in Baracken lebten, und die Ruinen der ausgebombten Häuser prägten meine frühen Bilder der Großstadt.

Was also unterscheidet das deutsche und das englische Erinnern? Welche Folgerungen ergeben sich daraus für eine biographiebewusste Arbeit mit Älteren in unserem Land?

Vom Entstehen der Reminiscence-Bewegung

Immer wieder wird als Geburtsstunde der »reminiscence« in der angelsächsischen Literatur das Erscheinen eines eher kleinen Aufsatzes von R. S. Butler benannt. Wurde bis dahin im Hang älterer Menschen, sich mit Ereignissen ihrer Vergangenheit zu beschäftigen, ein Krankheitssymptom gesehen, so entdeckt Butler (1963, S. 65) darin das »universelle Vorhandensein einer innerlichen Erfahrung oder eines mentalen Prozesses, sein Leben Revue passieren zu lassen«. Dass die Fachwelt bislang diesem Phänomen gegenüber blind war, erklärt Butler damit, dass sich die Forschung bis dato mit alten Menschen nur im Zusammenhang psychischer Erkrankungen befasst hatte.

Der kleine Aufsatz bewirkte einen Dammbruch. Waren die Mitarbeiter in der Altenarbeit bisher gehalten, allem Schwelgen in der Vergangenheit energisch entgegenzutreten und statt dessen die alten Menschen zu ermuntern, sich mit dem Heute auseinander zu setzen, so »durften« sie endlich das zulassen, ja befördern, was vielen von ihnen längst intuitiv als die bessere Methode erschienen war: Den Erinnerungen nicht nur Lauf zu lassen, sondern sie auch durch allerlei »trigger« gezielt anzuregen. Die Beschäftigung mit der Vergangenheit wurde aufgenommen ins Freizeit- und Therapieprogramm und führte nach Coleman (1997, S. 363) in den 70er und 80er Jahren zu einer Welle des Enthusiasmus, der mitunter auch des Guten etwas zu viel tat.

Zeitgleich erlebte die Oral History Bewegung ihre Blüte und nahm sich – endlich – der Geschichte »von unten« an. Die Zeitzeugen – gleichzeitig die Zielgruppe der Seniorenarbeit – wurden zu wichtigen Quellen einer demokratisierten Geschichtsschreibung. In den Worten von Pierre Nora (2000) :

> »Im Vergleich zur Geschichte, die schon immer in den Händen der Mächtigen, der intellektuellen oder professionellen Autoritäten lag, ist das Erinnern mit den Privilegien populärer Protestformen gepaart. Es ist als die Rache der Armen, Unterdrückten und Unglücklichen erschienen, als die Geschichte derjenigen, die kein Recht auf Geschichte hatten. Ihm allein gehörte bislang, wenn nicht die Wahrheit, so doch die Treue.«

Inzwischen war Ernüchterung angesichts spärlicher empirischer Beweise für die therapeutische Wirksamkeit von Erinnerungsaktivitäten eingekehrt. Doch markiert durch die Gründung der International Society of Reminiscence hat auch ein Differenzierungsprozess eingesetzt, der etwa Kriterien für die unterschiedlichen Formen der reminiscence und ihre je spezifischen Auswirkungen hervorbrachte (vgl. Haight, Webster 1995).

Der deutschsprachige gerontologische Diskurs um das Erinnern erscheint demgegenüber seltsam verhalten. Ihm fehlt sowohl das »Erinnerungs-Verbot« der »Vor-Butler-Zeit«, wie der fröhliche Erinnerungsboom, der auch schon mal Gasmasken unter den älteren Herrschaften kreisen ließ, um glorreiche Erinnerungen an den 2. Weltkrieg zu evozieren. Die im englischsprachigen Raum so vielzitierte Beiträge Butlers und anderer zur »life review« (Lebensrückschau) sind – mit der Ausnahme von Petzold (1985) und Heuft et al. (2000, S. 91f) kaum aufgegriffen, geschweige denn zur therapeutischen Intervention genutzt worden. Wenig entwickelt ist auch hierzulande die distanziert-wissenschaftliche, fast schematische Analyse der verschiedenen reminiscence-Formen mit seinen daraus abgeleiteten Empfehlungen, nach denen »obsessives« und »transmissives« Erinnern zu vermeiden, »integratives« und »instrumentelles« Erinnern hingegen als Beitrag zum gelingenden Altern zu stimulieren ist (vgl. Wong 1995). Und es fehlt weitgehend der fürsorgliche Pragmatismus, der etwa den Arbeiten von Bender (1999) innewohnt und der insbesondere Pflegekräfte und Betreuungspersonal zu mehr Sicherheit bei der Durchführung von »reminiscence« Aktivitäten verhelfen will. Werden Erinnerungsprozesse über die jeglichen historischen Kontextes entleerten Gedächtnisleistung hinaus thematisiert, so geschieht dies allenfalls anhand der Erinnerungen jüdischer Emigranten (Kruse, Schmitt 2000.)

Bei der Übersetzung – besser Übertragung – von drei Veröffentlichungen des Age Exchange Reminiscence Centres über erinnerungsbezogene Aktivitäten mit älteren Menschen ins Deutsche (Schweitzer 1994, Osborn 1997, Trilling 2001) stieß ich schnell auf Unterschiede im englischen und deutschen Erinnerungspraxis, die ich unter den Aspekten Begrifflichkeit, Kontinuität und Rezeption verdeutlichen will:

Begrifflichkeit: Übersetzungs- und Übertragungsfallen

Die Schwierigkeiten, den englischen Text für ein deutsches Publikum aufzubereiten, begannen bereits beim Kernbegriff »reminiscence«. Das elaborierte »Reminiszieren«, das den Sachverhalt des genußvollen Schwelgens in vergangenen Zeiten bestens trifft, konnte kaum auf breites Verständnis in einer vorwiegend aus Praktikern der Altenarbeit und Altenpflege bestehenden Leserschaft rechnen. »Erinnerungsarbeit« war längst besetzt durch die Psychoanalyse und die Diskurse der frühen Frauenbewegung (vgl. Haug 1990). Der Begriff »Biographiearbeit«, unter dem inzwischen in der deutschen Altenarbeit die Berücksichtigung der Lebensgeschichte befördert und praktiziert wird (z. B. Blimlinger u. a. 1994), hatte eine zu systematische, zu stark die Anstrengungen der Auseinandersetzung betonende Konnotation.

So kam ich auf Anregung einer Kollegin auf die Neuschöpfung »Erinnerungspflege«, die zwar anfangs die Holprigkeit des Ungewohnten belastete, doch in aparter Weise mit der im Deutschen doppelsinnigen Bedeutung von »Pflege« spielt.

Aber bei der Wortwahl geht es ja weniger um den Wohlklang als um die dahinter stehenden Konzepte, Schulen, Denktraditionen. Und die tun sich in Deutschland mit zu erwartendem Tiefgang auf. Denn das »Erinnern« ist längst ein wohl ausgeleuchtete Terrain der unterschiedlichsten Fachdisziplinen mit je eigenen Erkenntnisinteressen, Referenzrahmen und Terminologien – allen voran die Kulturwissenschaften (vgl. Assmann 1991), die Philosophie (vgl. Thomä 1998) und natürlich die unterschiedlichen psychologischen Schulen (vgl. Petzold 1985) mit der Psychoanalyse als Königsdisziplin.

Der für Deutschland typische Subtext aller Erinnerungsdisziplinen indes ist der Faschismus mit der Folge des verlorenen zweiten Weltkrieg und dem »Zivilisationsbruchs« der Judenermordung. Jede Reminiszenz an die jüngere Zeitgeschichte hat sich der hierdurch gesetzten »Erinnerungspolitik« zu unterwerfen und explizit oder zumindest implizit auf sie Bezug zu nehmen. Ständig droht den Wohlmeinendsten die Gefahr der falschen Wortwahl (»Faszinosum«), der fehlenden Betonung deutscher Schuld (der »Fall« Martin Walser) oder sie ergreifen gleich die Flucht in die Identifikation mit den Opfern.

Entspannung in diese in ihren Abgrenzungen und Überschneidungen verwirrenden Diskurse scheint mittlerweile die Neurophysiologie zu bringen, die mit ihrem auf bahnbrechende Forschungserfolge gestützten Selbstbewußtsein erklärt, um was es sich beim Erinnern letztlich handelt: um chemisch-physikalische Erregtheitszustände.

Kontinuität: Der eine pflegt's, dem andern fehlt's

Faith Gibson (1994) führt als Gründe für Reminiscence an
a) Erinnerungen bauen Brücken zwischen der Vergangenheit und der Gegenwart einer Person und
b) Erinnerungspflege erhält das kulturelle Erbe und gibt es weiter.

Damit nähert sie sich mit einer Unbefangenheit, die den Deutschen angesichts ihrer Vergangenheit verwehrt ist, dem Thema. Nie weiß man ja, wann sich beim Erzählen von »Früher« die Abgründe historischer Schuld, historischen Verdrängens und Verdrehens auftun. Schließlich sitzen die letzten der »Tätergeneration« noch an den Altenheimtischen, nachdem sie über Jahrzehnte die Stamm- und Esszimmertische mit ihrem Erzählen und Verschweigen dominierten. Welche Brücken will man da errichten, welches kulturelle Erbe erhoffen, welche Traditionen möchte man pflegen? Ein ungehindertes Fließen der Erinnerungen mag nicht in jedem Fall zu begrüßen sein.

Als einer der wenigen thematisiert Wojnar (1999) das Dilemma, wenn er von der Unsicherheit der Mitarbeiter spricht, die von den hervorbrechender Erinnerungen der jetzt auf ihre Hilfe angewiesenen »Täter« wie »Opfer« berichten. Als Konsequenz forderte er, dass in die Aus- und Fortbildung von Pflegekräften die Kenntnis der »politischen« Biographien einzufließen habe (S. 144).

Großbritannien hingegen verfügt trotz aller Modernisierungsschübe über ein Bewußtsein ungebrochener Identität. Über Jahrhunderte war es (in seiner Selbstdefinition zumindest) auf der Seite nicht nur der Stärkeren sondern auch der moralisch Überlegenen. Dass Kontinuität der Grundzug des englischen Bewußtseins seiner selbst ist, betont Paxman (1998, S. 193) in seiner eher untypischen Suche nach dem englischen Wesen:

«Eine Geschichte mit verhältnismäßig wenig politischen Umwälzungen bedeutet, dass sie (die Engländer) keine Notwendigkeit hatten, sich selbst neu zu erfinden: Wie ihre Gesetzgebung, war ihre nationale Persönlichkeit im wesentlichen bodenständig. (...) die englischen Institutionen haben sich nur sacht verändert, mit langsamer Beschleunigung und oft in letzter Minute. In den letzen zwei Jahrhunderten hat Frankreich eine Monarchie hinter sich gebracht, zwei Empires und fünf Republiken, Deutschland ging von einer Monarchie zu einer Republik über, erlebte eine Teilung zwischen Kommunismus und Kapitalismus und schließlich die Wiedervereinigung als Bundesrepublik. In all der Zeit ist Großbritannien eine parlamentarische Monarchie geblieben. Es gab keine Gelüste nach dem großen Umsturz. Der größte soziale Wandel des zwanzigsten Jahrhunderts, die Erfindung des Wohlfahrtsstaates, war ein höchst praktisches Vorhaben, das eher auf Idealen denn Ideologien beruhte» (Übers. d. V.).

Die Nachkriegszeit erlebten die Briten (bis zur Regierungszeit Margret Thatchers) als die ökonomischen Verlierer: Der wirtschaftliche Aufschwung anderer Staaten (vor allem Westdeutschlands) ging an dem in verkrusteten Strukturen behafteten Land vorbei und es lag nahe, sich der Vergangenheit lustvoll-schrullig zu versichern. Man denke an die vielfältigen Unannehmlichkeiten des Alltags, auf die man ob ihres Traditionsgehalts besteht.

Ausdruck findet diese Sicherheit, in einer »guten« Tradition zu stehen, in der Leichtigkeit, mit der sich in englischen Erinnerungsaktivitäten die richtigen Lieder zur richtigen Szene einstellen. Vom Volkslied (eher selten) über Kinderlieder (nicht so häufig, wie man denken mag) bis zum US-amerikanischen Filmsong der 30er und 40er Jahre (häufig) zieht sich ein Strom aus Melodien und schmalzig-albernen Texten. In Deutschland leidet die wünschenswerte Spontaneität der Liedwahl unter der bangen Frage nach der historischen Belastung. Wenn ältere Deutsche frei von der Leber weg intonieren, befürchten die Jüngern stets ein notorisches Landser- oder BdM-Lied. Die Praxis der biographischen Altenarbeit wappnet sich entsprechend mit den politisch korrekten *Commedian Harmonists*, der *Lily Marleen* oder unverdächtigen Volksliedern der Romantik (am besten *Loreley*). Das ältere

Publikum indes kommt nicht so recht in Stimmung. Eine bis zwei Generationen Nachkriegsdeutscher haben ihr Lied»gut« durch die Ersatzfunktion vorwiegend englischsprachiger Songs der Protestbewegung ersetzt. Das wird in international besetzten Gruppen deutlich, wenn zu vorgerückter Stunde auch die deutschen Vertreter an der Reihe sind, ihren musikalischen Beitrag zu leisten und es zu Peinlichkeiten kommt (Italiener z. B. schätzen ihr Partisanenlied »Bella Chiao« mit deutschem Akzent nicht sonderlich).

Rezeption: diesseits und jenseits des Kanals

Ziemlich früh in jeder Fortbildung wird in Deutschland die Frage nach den »Gefahren« der Erinnerungspflege aufgeworfen: Was, wenn durch negative Erfahrungen, schreckliche Bilder oder gar Traumata hervortreten? Was, wenn jemand dekompensiert? Wenn man selbst nicht über ausreichend therapeutisches Können verfügt, um Weinende »aufzufangen«? Die Regelmäßigkeit, mit der diese Ängste geäußert werden, verblüfft. Denn dort, wo man Folgen von Traumatisierungen unschwer feststellen könnte, ist unsere Wahrnehmung wenig sensibilisiert, wie die Arbeit von Böhmer (2000) zeigt. Sie führt auf beklemmende Weise Verhaltensauffälligkeiten alter pflegebedürftiger Frauen auf deren frühere Erfahrungen mit – auch kriegsbedingter – sexualisierter Gewalt zurück, und geißelt die Reaktionen von Pflegekräften und Ärzten. Als probates Mittel im Umgang mit schreienden, sich verweigernden und um sich schlagenden Frauen beschreibt sie deren Denunziation als »krank« und ihre Behandlung mit Psychopharmaka und körperlichen Zwangsmaßnahmen.

Erleuchtend mag die Rezeption des Theaterstücks *What did you do in the War, Mum* sein, mit dem ein aus Berufsschauspielern bestehendes Ensemble von Age Exchange 1994 in Deutschland gastierte. Das Stück schilderte aus weiblicher Perspektive »archetypische« Episoden aus dem 2. Weltkrieg: Die Evakuierung von Kindern aus dem von Bomben bedrohten London, die Rationierung der Lebensmittel, die von Abenteuerlust und Befreiung geprägten Erlebnisse behüteter junger Mädchen in »Land Army« und Militärdienst. Das Happy End der fröhliche Siegesfeier am V-Day wurde relativiert durch die ambivalenten Annäherungen der Frauen an ihre zurückkehrenden Männer.

Die *BBC* hatte damals das Ensemble nach Deutschland begleiten wollen, weil man Tumulte des Publikums erwartete, wenn es mit den Auswirkungen seiner Kriegshandlungen konfrontiert würde. Doch als die Aufführungen einen ganz andere Effekt hatten, sank das Interesse der Medien. Die älteren und vor allem weiblichen Zuschauer identifizierten sich stark mit dem

Geschehen auf der Bühne. Sie verfügten über ganz ähnliche Kriegserinnerungen, doch nie waren sie ihnen auf solch herzerwärmende Mischung aus Angst und Witz, kleinem Glück und großer Not dargestellt worden. Sprachen die Frauen darüber in der Öffentlichkeit oder mit ihren Kindern, wurde ein Bekenntnis eigener Schuld eingefordert, durch das ihnen ihre jugendliche Unbekümmertheiten, ihr naives Durchhalten und auch ihr großes Leid verwässert wenn nicht enteignet schienen. Erst im historisch blanken Spiegel der englischen Erinnerungen durften sie einen ungetrübten Blick auf die eigenen Erlebnisse werfen.

Die jungen englischen Schauspielerinnen im übrigen waren sichtlich erleichtert, dass die Bezugnahme auf die Bombadierungen ihr deutsches Publikum nicht verärgerte. Die mehr oder weniger geglückten, auf jeden Fall aber nachhaltigen Auseinandersetzungen mit der Kriegszeit waren ihnen (wie weiten Teilen der britischen Öffentlichkeit) unbekannt geblieben.

Schlussfolgerung: Die Geschichte geht weiter

»Am Scheitel von Erinnerung und Geschichte« befindet sich nach Schulz-Jander der gegenwärtige Umgang der deutschen Gesellschaft mit ihren Erinnerungen. Es ist die Wende vom persönlichen »Denken-an« zum öffentlichen »Gedenken«. Es ist der schmerzhafte und langwierige Prozess des langsamen Erwachsen Werdens nach der von diesem Land ausgegangenen Menschheitskatastrophe (1999, S. 16).

Biographisch wird der Scheitel markiert durch das Abtreten der Generationen, die noch Zeugen sind. Für sie ist es die letzte Chance, ihre Geschichten zu erzählen, bevor sie eingeebnet werden in die »wissenschaftliche Objektivität« der Geschichtsschreibung. Folgt man Noras Ausführungen von der »weltweiten Verbreitung des Erinnerns«, das nicht nur Folge der viel zitierten Beschleunigung der Geschichte ist, sondern gleichzeitig vorangetrieben wird durch die emanzipatorischen Prozesse in aller Welt und unter allen ethnischen, sozialen und ideellen Gruppen und Gruppierungen, so erklärt sich auch die Flut an Erinnerungsliteratur, die sich in den letzten Jahren aufbaut. Alle scheinen bestrebt, Identität aus der jeweiligen Rekonstruktion ihrer Vergangenheiten zu schaffen. (Nora 2000, S. 20)

So verschränkt sich Butlers These vom »universellen Vorhandensein einer innerlichen Erfahrung« mit der historisch Anforderung, mit dem Ende der Nachkriegszeit – markiert durch den Fall der Mauer – eine »neue« deutsche Identität im Sinne von »heritage« (Erbe) herzustellen. Die schriftstellerische Thematisierung des Leids der Bombadierung deutscher Städte (vgl. Friedrich

2002) bietet der letzten Generation der Zeitzeugen gerade noch rechtzeitig den Rahmen für ein individuelles Erinnern ohne den Grundverdacht der »Verdrängung« und des »Revisionismus«. Die nervöse Rezeption des Buches über die alliierter Verbrechen in Großbritannien verweist auch dort auf einen Umschwung der Erinnerungspolitik.

Erinnerungen sind nie nur subjektiv oder gar unschuldig. Sie weben mit an der Herstellung des Erbes einer Generation und einer Gruppe und sind eingebunden in Zeitgeschichte und Zeitpolitik. Wer ältere Menschen zur Pflege ihrer Erinnerungen ermuntert, sollte sich der historischen Bedingungen ihres Entstehens wie ihrer Wiedergabe bewusst sein.

Der Umweg der über die englische Reminiscence-Bewegung erlaubt einen zukunftsoffenen Blick auf den Umgang mit den Erinnerungen älterer Menschen in Deutschland. Die individuell erlebte und gestaltete Vergangenheit ist eine zentrale Ressource für die Bewältigung der mit dem Alter einhergehenden Verluste und Krisen. Der bewusste Bezug auf diese Vergangenheit sollte zum Standard professioneller Altenberatung und Senioren(kultur)arbeit gehören. Ihre belastenden Aspekte auszusparen bedeutet auch, den älteren Menschen die Chance des Lernens, der Umorientierung und der Reue zu verwehren. Damit entsteht nicht nur eine generationsspezifische, sondern auch eine kultur-spezifische Perspektive. Während die erste Nachkriegsgeneration (die notorischen 68er) in komplexe Eltern-Kind-Beziehungsmuster verstrickt bleiben mag und nur in Ansätzen – etwa analog der Entwicklung »filialer Reife« – die Qualität des Erbes akzeptieren kann, verfahren spätere Generationen bereits heute mit diesen Erinnerungen selbstbewußter und funktionalisieren sie für eigene Erwartungen und Bedürfnisse.

Der Exportartikel »reminiscence« wird in jeder Kultur auf neue danach befragt werden müssen, wie er es mit der zeitgeschichtlichen Dimension der Erinnerung hält, ist doch das 20. Jahrhundert überreich an Tätern und Opfern, an Vertuschen und Tabuisieren. Der Herstellungsprozess eines kulturellen Erbes, das im Sinne von Nora nicht nur »wahr«, sondern den subjektiven Erinnerungen gegenüber auch »treu« ist, wird dringlicher, wenn die Beschleunigung der Geschichte auch die Auflösung traditioneller Nationalstaaten und ihrer Ideologien beinhaltet – wie es etwa der europäischen Einigungsprozess vorsieht.

Die der Kulturarbeit entstammenden Methoden der Erinnerungspflege eignen sich hierfür in besonderer Weise. Der assoziative und über die sinnliche Erfahrung angeregte Zugang zu Situationen und Bildern der Vergangenheit erweist sich oft der rein verbalen Kommunikation überlegen.

Erinnerungspflege ist vor allem den Menschen hilfreich, denen es – aus welchen Gründen auch immer – schwer fällt, sich mitzuteilen. Alltagsgegenstände, alte Fotos, frühere Tätigkeiten und szenische Darstellungen entreißen nicht nur die eigene Geschichte dem Vergessen, sondern machen auch den nächsten Generationen Aspekte des kollektiven Erbes erfahrbar (vgl. Keppler-Stiftung 2002).

Damit erwächst der »erinnernden Generation« eine zeitgeschichtliche Aufgabe. Sie wird ihr vielleicht nicht nur Spaß bringen, wie Faith Gibson meint, aber birgt doch Chance einer Rollenumkehr:

> »Wer die Geschichte durchlebt hat, kann sie am besten lehren. Ältere Menschen sind unglaubliche Quellen historischen Wissens. Mit etwas Ermunterung sind die meisten von ihnen bereit, dieses Wissen mit Jüngeren zu teilen. Statt nur passive Hilfeempfänger zu sein, die darauf angewiesen sind, dass andere etwas für sie tun, rücken sie durch die Erinnerungspflege in den Bühnenmittelpunkt. Werden die Älteren zu Lehrenden, sind die Pflegekräfte die Lernenden. Indem man den alten Menschen Autorität einräumt, wird man selbst zum Schüler. Sie werden die Gebenden, wir sind die Nehmenden.« (1994, S. 24f, Übers. d. V.).

Dieser Euphemismus befremdet angesichts der Erinnerungen, die alte Menschen (nicht nur in Deutschland) eben auch mitzuteilen haben. Er mag aber auch ermutigen, das verminte Gelände der deutschen Geschichte zu betreten um die dort wachsenden Erinnerungen nicht nur zu pflegen, sondern auch zu ernten für den Prozess nationaler und kultureller Identitätsfindung.

Literatur

Assmann, A., Harth D. (Hg.) (1991): Mnemosyne. Formen und Funktionen der kulturellen Erinnerung. Frankfurt a. M. (Fischer).

Bender, M., Bauckham, P., Norris, A. (1999): The Therapeutic Purposes of Reminiscence. Londen (Sage).

Blimlinger, E., Ertl, A., Koch-Straube, U., Wappelshammer, E. (1994): Lebensgeschichten. Biographiearbeit mit alten Menschen. Hannover (Vincentz).

Böhmer, M. (2000): Erfahrungen sexualisierter Gewalt in der Lebensgeschichte alter Frauen. Ansätze für eine frauenorientierte Altenarbeit. Frankfurt a. M. (Mabuse).

Butler, R. N. (1963): Life Review: An Interpretation of Reminiscence in the Aged. Psychiatry 26, 65–76.

Coleman, P. (1997): Erinnerung und Lebensrückblick im höheren Lebensalter. Z Gerontol Geriatr 30, 362–367.

Friedrich, J. (2002) Der Brand – Deutschland im Bombenkrieg 1940–1945. München (Propyläen).

Gibson, F. (1995): Reminiscence and Recall. A Guide to good Practice. London (Age Concern England).

Haigth, B., Webster. J. (Hg.) (1995): The Art and Science of Reminiscence. Washington D. C.

Haug, F. (1990): Erinnerungsarbeit. Berlin (Argument).

Heuft, G., Kruse, A., Radebold, H. (2000): Lehrbuch der Gerontopsychosomatik und Alterspsychotherapie. München, Basel (Reinhard).

Keppler-Stiftung (2002): Erinnern heißt leben. Anwendungsmöglichkeiten der Erinnerungspflege in Einrichtungen der Altenhilfe. Altenzentrum Oberndorf. Tuchrahmstraße 22. 78727 Oberndorf

Kruse, A., Schmitt, E. (2000): Wir haben uns als Deutsche gefühlt. Darmstadt (Steinkopf).

Nora, P. (2000): Erinnern und kollektive Identität. In: Sinclair-Haus-Gespräche. Bad Homburg, S. 20–23.

Osborn C., Schweitzer O., Trilling, A. (1997): Erinnern. Eine Anleitung zur Biographiearbeit mit alten Menschen. Freiburg (Lambertus).

Paxman, J. (1998): The English. A Portrait of a People. London (Penguin).

Petzold, H. (1985): Die Methoden der Lebensbilanz und des Lebenspanoramas in der Arbeit mit alten Menschen, Kranken und Sterbenden. In: Petzold, H. (Hg.) (1985): Mit alten Menschen arbeiten. Bildungsarbeit, Psychotherapie, Soziotherapie. München (Pfeiffer), S. 467–499.

Rübner, T. (1990): Dort, sagte ich. Aus: Rübenginster. München (Piper).

Schulz-Jamder, E. (1999): Ist nicht schon längst alles gesagt? Warum wir dieses Buch herausgeben. In: Schulz-Jander, E., u. a. (Hg.): Erinnern und Erben in Detuschland. Kassel (Euregio Verlag), S. 14–18.

Schweitzer, P. (2002): Jubilee. Memories, Photos, a Play and the story of how it was made. London (Age Exchange Publication).

Schweitzer, P. (1995): Age Exchange. Erinnerungsprojekte für Kinder und ältere Menschen. Thema Heft 101. Köln (KDA).

Thomä, Dieter (1998): Erzähle dich selbst. Lebensgeschichte als philosophisches Problem. München (C. H. Beck).

Trilling, A., Bruce, E., Hodgson, S., Schweitzer P. (2001): Erinnerungen pflegen. Unterstützung und Entlastung für Pflegende und Menschen mit Demenz. Hannover (Vincentz).

Webster, J. D., Haight, B: (1995) Milestones on the Street of Reminiscence. Definition and Classification. In: Haigth, B.; Webster. J. (Hg.) (1995): The Art and Science of Reminiscence. Washington D. C., S. 273–286.

Wojnar, J. (1999): Wenn die Abwehrschranken fallen. Erinnerung, Demenz und Nazizeit im Pflegeheim. In: Schulz-Jander, E. u. a. (Hg.) (1999): Erinnern und Erben in Deutschland. Kassel (Euregio Verlag), S. 139–144.

Wong, P. T. (1995): The Process of Adaptive Reminiscence. In: Haigth, B.; Webster. J. D. (Hg.) (1995): The Art and Science of Reminiscence. Washington D., S. 23–31.

Zwischen den Fronten – immer noch?

Anmerkungen zur »Kriegskinder«-Debatte und zur Rolle der 68er-Generation in ihr

Holdger Platta

Erinnerungspolitik von rechts?

In diesen Tagen bekam ich die Vorschau auf eine Buchveröffentlichung des Frankfurter Erziehungswissenschaftlers und Direktors des Fritz-Bauer-Institutes Micha Brumlik auf den Tisch: *Wer Sturm sät. Die Vertreibung der Deutschen.* Es werde in diesem Buch, so der Text des Aufbau-Verlages (siehe Literaturverzeichnis!), um eine »differenzierte Analyse« der Ereignisse unmittelbar nach dem Ende des Zweiten Weltkrieges gehen, darum, »einen Ton für die Debatte zu finden, der allen Opfern gerecht wird«. Vertreibung, Raub, Mord und Vergewaltigung, das Leid der vertriebenen Deutschen solle nicht »relativiert« werden, aber verdeutlicht werden, dass diese furchtbaren Ereignisse in einem historischen Zusammenhang stehen, der nicht seinerseits vergessen werden darf: im Zusammenhang mit der »monströsen Vernichtungs- und Umsiedlungspolitik der Nazis« selbst. Und am Schluss – ausdrücklich im Blick auf die heftig umstrittenen Planungen zu einem »Zentrum der Vertreibungen« gesagt: »Sich dieser Geschichte zu stellen, so Brumlik, muss auf einen Verzicht jeder Gedenkkultur hinauslaufen, die sich allein auf die deutschen Opfer von Vertreibungen bezieht.«

Die Frage ist: wie sieht es in dieser Hinsicht mit einer ganzen Reihe anderer Veröffentlichungen aus, die in der letzten Zeit zu dieser Thematik erschienen sind, insbesondere zum Schicksal der Kinder während der Kriegszeit und der ersten Nachkriegsjahre? Ich denke unter anderem an die Bücher, die der Kasseler Psychoanalytiker Hartmut Radebold zur Vaterlosigkeit von Kriegskindern vorgelegt hat – an seine Untersuchungen zu den Folgen der Kriegskindheit in Psychoanalysen »Abwesende Väter« (erschienen im Jahr 2000 beim Göttinger *Vandenhoek & Ruprecht Verlag*) und an seine Gemeinschaftsveröffentlichung mit dem Schriftsteller Hermann Schulz und dem Historiker Jürgen Reulecke aus dem Jahr 2004 *Söhne ohne Väter. Erfahrungen der Kriegsgeneration* (erschienen bei *Ch. Links-Verlag,* Berlin). Ich denke aber auch an Hilke Lorenz *Kriegskinder. Das Schicksal einer Generation* (2003 bei *List-Verlag*, München) und an Sabine Bode *Die vergessene Generation. Die Kriegskinder brechen ihr Schweigen* (2004 bei *Klett-Cotta* in Stuttgart) – beides Bücher, die bereits mehrfach neu aufgelegt werden mussten wie auch die »Abwesenden Väter« von Hartmut Radebold. Die öffentliche Resonanz auf diese Publikationen ist groß, groß offenbar auch das Interesse der Leserinnen und Leser an diesen Darstellungen. Ein Echo, das man mit Misstrauen betrachten muss? Bücher, die selber Misstrauen verdienen?

Nun, ein Autor sieht das offenbar so. Unter dem Titel »An die Stelle der Anklage ist die Klage getreten. Kronzeugen der Opfergesellschaft? In zahlreichen Buchveröffentlichungen melden sich die ›Kriegskinder‹ als eine neue Erinnerungsgemeinschaft zu Wort« äussert der Historiker Klaus Naumann, tätig am Hamburger Institut für Sozialforschung mit dem Arbeitsschwerpunkt »Geschichtspolitik der Bonner Republik, die Bundesrepublik als Kriegsfolgengesellschaft« erhebliche Kritik an diesen Veröffentlichungen. Ausdrücklich bezogen auch auf die hier zu diskutierenden Bücher, glaubte der Autor in einem Beitrag für die *Frankfurter Rundschau* am 17. April 2004 die folgenden Feststellungen treffen zu müssen:

1. Die NS-Täter drohten hinter der »Batterie« dieser Bücher »aus der öffentlichen Wahrnehmung von Krieg und Nationalsozialismus« zu verschwinden;
2. dieser »Opferdiskurs« gestatte es, »den alt gewordenen 68ern und der mitlesenden Öffentlichkeit, ›einen milden Frieden mit der Elterngeneration (zu) schließen‹ und sich ›in einem Akt nachholender Überidentifikation die Sicht ihrer Eltern und Großeltern zu Eigen zu machen‹« (die in einfache Anführung gesetzten Zitate stammen, so Naumann, aus der »Zeitdiagnose« des Psychologen Harald Welzer; Welzer leitet als Soziologe und Sozialpsychologe unter anderem die Forschungsgruppe »Erinnerung uns Gedächtnis« am Kulturwissenschaftlichen Institut (Essen) des Wissenschaftszentrum Nordrhein-Westfalen);
3. es sei nicht auszuschließen, dass die 68er-Generation, »die nun als Kriegskinder gelabelt werden« (sic! HP), »mit einer Symbolik angereichert wird, die für die Opfernation steht«;
4. und dies alles, so Naumann, besäße den Charakter eines »geschichtspolitischen Manövers«, veranstaltet von einer »neuen Sprechergruppe«, gegen deren »Vereinnahmungsversuche« es sich zu schützen gälte. Die Kriegskinder aus den späten 30er und frühen 40er Jahren »formierten (...) sich zur Erinnerungsgemeinschaft.«

Klaus Naumann, Jahrgang 1949, bekundet gegenüber den Zeugnissen bei Susanne Bode und Hilke Lorenz auch »Erschütterung und Anteilnahme«. Aber im Kern diagnostiziert der Autor doch eine große *Verschwörung* in Sachen »Erinnerungspolitik«: Das Ganze besäße so etwas wie eine *Steuerungszentrale* (= »die neue Sprechergruppe«), sie stelle so etwas dar wie die *gesellschaftliche Verabredung einer ganzen Generation* (= »formierte Erinnerungsgemeinschaft«) und zeige, deutlich erkennbar, eine bestimmte *Intention* – jene Motive nämlich, die Harald Welzer wahrzunehmen meint. Wir hätten es demnach mit dem zu tun, was seit einiger Zeit als »Erinnerungspolitik« durch die bundesdeutschen Debatten geistert (»Google«, das Internet-Suchprogramm, weist unter diesem Stichwort 1.830 Fundstellen nach; nimmt man die Nennungen für »Gedächtnispolitik« und »Geschichtspolitik« hinzu, wächst diese Zahl auf 7.307 Beleghinweise an). »Erinnerungspolitik«? – Nun, dieser Begriff ist interessant und ernst zu nehmen. Nicht vorschnell also sollte man Naumanns besorgten Darlegungen beiseite räumen. »Erinnerungspolitik« – egal, von welcher Seite aus – wäre in der Tat mehr als nur ein fragwürdiger Beeinflussungsversuch: Politik hat mit Macht zu tun und mit Durchsetzung von Interessen. Wenn man das auf das Erinnern überträgt, käme immer so etwas wie Manipulation oder Gehirnwäsche heraus. Und die Sache würde auch nicht besser, wenn man – freundlicher – konzedierte, dass es in der Politik doch auch um »Inhalte« ginge. Fremde »Inhalte« ins Gedächtnis der Menschen implantieren zu wollen, liefe ebenso auf die benannten Tatbestände hinaus. Außerdem: ist nicht tatsächlich zu fragen, ob Darstellung und Analyse von Leid auf deutscher Seite geeignet sein könnten, das Leiden anderer vergessen zu machen (wenn nicht gar: revisionistische oder gar revanchistische Ansprüche wiederzubeleben – Ansprüche, die den Älteren unter uns durchaus noch in Erinnerung sind aus den ersten beiden Jahrzehnten dieser Republik!)? Dass Naumann Befürchtungen dieser Art hat, dass – freilich: was nicht! – diese Zeitzeugnisse auch zu den von Naumann bezeichneten Zwecken missbraucht werden *könnten*, liegt auf der Hand. Der entscheidende Punkt ist nur der: liegt dieser Missbrauch bereits vor? Missbrauch und Missbrauchbarkeit sind zweierlei. Konkret also: haben sich da tatsächlich Susanne Bode und Hilke Lorenz, Hartmut Radebold und Hermann Schulz, Jürgen Reulecke und ebenso die Verfasser der Beiträge zum Psychosozial-Heft Nr. 92 mit dem Schwerpunktthema *Kindheit im II. Weltkrieg und ihre Folgen* (Gießen 2003) miteinander verabredet, solche »Erinnerungspolitik« zu betreiben – mit all den nachgesagten Intentionen, Fragwürdigkeiten und Einseitigkeiten?

Die Antwort ist ein klares Nein! Die Überbesorgnis des Hamburger Wissenschaftlers ist verständlich, aber auch falsch. Und der Nachweis für Naumanns Irrtum ist leicht zu erbringen.

Zunächst (um die Frage der Beweislast zu klären): Belege für seine These hätte eigentlich der Autor selber beibringen müssen wie es üblich ist in der Wissenschaft: nicht der Skeptiker, der eine Behauptung in Frage stellt, steht in der Beweispflicht, sondern derjenige, der diese Behauptung aufgestellt hat. Aber Naumann kann in seinem gesamten Beitrag keinen einzigen Anhaltspunkt für seine Befürchtungen nennen: kein Zitat, das fragwürdig wäre, kein Hintergrundwissen über Verabredungen dieser »neuen Sprechergruppe«, das auch nur im entferntesten geeignet wäre, diese Hypothese für plausibel zu halten. Bei Naumann bleibt alles bloße Behauptung, bleibt alles abstrakt. Gefahren sollte man sehen, das wohl, aber keine Gespenster.

Das Kopfschütteln nimmt aber zu, wenn man in die – scheinbar/tatsächlich? – von Naumann analysierten Bücher schaut: da spricht die Kölner Radiojournalistin Sabine Bode, Jahrgang 1947, in ihrem Buch wieder und wieder die Naumann zufolge verleugnete NS-Thematik an, ganz im Sinne dieses Kritikers (siehe unter anderem die Seiten 27ff., 84f., 98ff., 111, 174, 214f., 263ff., 276ff. – an letzterer Stelle kommt übrigens ausführlich der eingangs erwähnte Micha Brumlik zu Wort!); ein ganze Kapitel widmet Sabine Bode dem NS-Erziehungsbuch der Johanna Haarer *Die deutsche Mutter und ihr erstes Kind*, und auch das Nachwort der Bielefelder Psychologin und Traumatherapeutin Luise Reddemann, Jahrgang 1938, schließt mit einem Satz, der den Bogen von den Opfern der einen Seite zu den Opfern der anderen Seite spannt: »Tiefes Mitgefühl mit anderen setzt Mitgefühl mit sich selbst voraus...« (Bode, S. 288; ähnlich schon viele Jahre vorher – so Tilmann Moser 1996, S. 110 – Thea Bauriedl, die Münchner Psychoanalytikerin; siehe Literaturverzeichnis!). Da steuert Hans Koschnik, Jahrgang 1929, Ex-Bürgermeister von Bremen und UN-Flüchtlingsbeauftragter, der aus einem sozialdemokratischen Elternhaus stammt, das von Anfang 1933 an den Repressionen des Nazi-Regimes ausgesetzt war, ein Vorwort zu Hilke Lorenz' Veröffentlichung bei und stellt zu der Vertreibung der Ostdeutschen fest, dass Hitler es gewesen sei, »der diese Art von Besatzungs- und Raumordnungspolitik hoffähig gemacht« hatte (Lorenz, S. 14). Da lässt die Autorin Lorenz selber, Jahrgang 1962, als Journalistin tätig in Stuttgart, ebenfalls keinerlei Zweifel aufkommen an ihrer negativen Einschätzung der Nazi-Diktatur und an der *ursächlichen* Rolle, die das NS-Regime für alle die in ihrem Buch geschilderten Grauen im Leben der deutschen Kriegskinder spielte (unter anderem auf den Seiten 25, 28, 39, 62, 144, 161, 179, 204, 252,

266, 267, 268, 296). Aber das alles muss der Kritiker Naumann offenkundig überlesen haben. Oder gibt es womöglich eine Erklärung dafür – einen Grund, den vielleicht selbst die angegriffenen Autorinnen und Autoren nicht sofort verwerfen sollten: das Wissen um die historischen Ursachen all dieses Leids und die schockartige Erfahrung, dass man zumindest in den ersten beiden Jahrzehnten unserer Republik nur unzureichend mit diesem grauenhaften Erbe umgegangen ist (siehe Ralph Giordanos Buch zur »Zweiten Schuld«, Angabe dazu im Literaturverzeichnis!)?

Und wie sieht es mit den anderen Publikationen aus? Mit Radebolds Buch *Abwesende Väter*, mit Schulz/Radebold/Reuleckes *Söhne und Väter* und – nicht zuletzt – mit dieser Veröffentlichung hier? Werden wir in diesen Büchern fündig, fündig im Sinne des Naumann'schen Generalverdachts? Betreiben also – wenn schon nicht die Journalistinnen – so doch – ausgerechnet! – die Wissenschaftlerinnen und Wissenschaftler die von dem *FR*-Autor beschriebene »Erinnerungspolitik«?

Zugegeben, es fällt mir bei der Beantwortung dieser Frage schwer, jene Zurückhaltung zu wahren, die gleichwohl vonnöten ist. Denn worauf liefe – man mache sich das klar – bereits diese Frage hinaus? Auf die Möglichkeit, dass gleich eine ganze Reihe von WissenschaftlerInnen und PsychotherapeutInnen in der Bundesrepublik gegen grundlegende Prinzipien ihrer Fachdisziplinen verstießen! Dadurch nämlich – um nur den zentralen, den anstößigsten Punkt anzusprechen –, dass sie eigene Weltanschauungsinteressen in die Behandlung ihrer PatientInnen einfließen lassen würden, und dies sogar willentlich und ganz bewusst! »Erinnerungspolitik«, von Psychotherapeuten betrieben im Rahmen ihrer Psychotherapien, das hieße im Klartext, dass sich Behandler zu Handlangern machten, zu Helfershelfern therapiefremder Interessenspolitik, das hieße, dass sie nicht mehr *lege artis* arbeiten würden, sondern auf hochgefährliche Weise und in moralisch verwerflicher Weise manipulativ! Wollte Naumann das ernsthaft behaupten? Glaubt er tatsächlich, Nachweise dafür in den hier zur Rede stehenden Veröffentlichungen gefunden zu haben?

Halten wir auch hier zunächst nochmal fest: *diese* Ungeheuerlichkeit zu beweisen, das wäre ebenso Sache des *FR*-Autors gewesen wie die Beweise für die anderen Behauptungen auch; doch diese Beweise gibt es nicht. Gleichwohl: schauen wir auch in die Beiträge der letztgenannten WissenschafterInnen kurz noch hinein.

Radebold, um mit ihm zu beginnen, schrieb bereits in seinem Buch *Abwesende Väter* aus dem Jahr 2000 von den »Kindern der Täter« *wie* von den »Kindern der Opfer« (S. 36) und kritisierte schon dort die »Verdrängung des

Nationalsozialismus im psychotherapeutischen Bereich (bei den Psychotherapeuten selbst und ihren Psychotherapien« (S. 37). Bereits in dieser Veröffentlichung sprach er von den »Auswirkungen des *Nationalsozialismus* (Hervorhebung: HP) jetzt schon in der dritten Generation« (S. 38). Und auf den Seiten 180 bis 185 schilderte Radebold unter anderem die psychoanalyse-internen Debatten zum Thema Drittes Reich in Psychotherapien (siehe dazu auch meine eigene Veröffentlichung aus dem Jahr 1986!) und griff auch in dem genannten Psychosozial-Heft Nr. 92 die fatale Folge der »Idealisierung von Vätern und Müttern auf, die im Dritten Reich als Täter aktiv tätig gewesen waren« (a. a. O., S. 13), sowie die Gefahr der »Übernahme ihrer Ideen, Ansichten und Verhaltensweisen« (ibid.) aus der NS-Zeit – dann nämlich, wenn die Auswirkungen der Kriegsgeschehnisse auf die damaligen Kinder nicht aufgearbeitet würden. Und sein Co-Autor Hermann Schulz, Jahrgang 1938, Verfasser zahlreicher vielfach ausgezeichneter Romane, betont in seinem Beitrag zu der Veröffentlichung »Söhne ohne Väter« (2004) ausdrücklich: »Es geht nicht um einen Platz auf dem Markt der Opfergruppen, sondern um die Wahrnehmung unserer eigenen Geschichte, um die späte Chance, unsere Gesellschaft heute in ihren Defiziten besser zu begreifen« (Schulz u. a., S. 20). Was daran sollte politisch fragwürdig, moralisch gar verwerflich sein? Es ist diesen Autoren – wie Bode, wie Lorenz – doch zuzustimmen, dass hier Nachhol- und Klärungsbedarf besteht. Und hieße denn wirklich, von dem Leid der einen zu sprechen, das Leid der anderen vergessen zu machen? Welche Logik etablierte sich hier? Gibt es tatsächlich nur das »Entweder – oder« anstelle des »Sowohl – als auch«? Mir scheint, das wäre ausschließlich Naumanns *subjektive* Auslegung dieses Sachverhalts – eine Sorge, die ich nur mit Verständnis, aber ohne Einverständnis zur Kenntnis nehmen kann; *objektiv* fundiert – belegt und belegbar – wäre diese Interpretation nicht. Und so stelle ich abschließend zu diesem ersten Teil fest:

Bode und Lorenz, Radebold und die anderen AutorInnen haben eindrucksvolle Beiträge zur »Kriegskinder«-Thematik vorgelegt, Schilderungen und Analysen, die frei sind von den unterstellten Einseitigkeiten und zeigen, wie dringend erforderlich die Erforschung auch dieser Abschnitte unserer Geschichte ist – apropos: bis weit in die Zukunft hinein. Denn so rasch, befürchte ich, werden wir die Phase der Kriege nicht hinter uns lassen. Psychische Kriegsfolgen, »posttraumatische Belastungsstörungen«, sie werden verantwortliche Publizisten und Wissenschaftlerinnen auch in den kommenden Jahren nicht in Ruhe lassen – und vor ihnen die Menschen nicht, die Opfer dieser Geschehnisse werden. Oder sollte dem kritischen Autor Naumann entgangen sein, dass ausgerechnet die Führung der westlichen Führungsmacht Kriegführung wieder für ein Mittel der Politik hält?

Die Kriegskinder verstehen, auch wenn sie 68er sind!

Die verschiedenen traumatischen Erfahrungen, die in den hier wähnten Publikationen und in den Beiträgen des Psychosozial-Heftes 92 erwähnt und geschildert werden, sind höchst unterschiedlicher Natur, unterschiedlich in ihren Auswirkungen, unterschiedlich in Intensität und Charakter, je nachdem, wie alt die Kinder beim Erleben ihrer traumatischen Erfahrungen waren, je nachdem auch – scheint mir –, wie die Kinder bei diesen Katastrophen ihre Eltern erleben mussten, wenn diese zugegen waren. Oft brach für die Kinder die Welt erst zusammen, wenn auch die Eltern zusammenbrachen.

Folgende Erfahrungen werden als belastend bis traumatisierend angesehen:
– Verlust der Eltern oder zumindest Verlust eines Elternteils (vorragig behandelt bislang: Vaterlosigkeit, aus der Perspektive der Söhne erlebt);
– Verlust sonstiger naher wichtiger Personen, zeitweilige Trennung vom Elternhaus (Stichwort »Kinderlandverschickung«);
– Verlust der Heimat (auch der »Übergangsobjekte«, nach Winnicott; siehe Literaturverzeichnis!);
– Vertreibung und Flucht;
– Gewalterfahrungen (Hinrichtungen, Erschießungen, Vergewaltigungen), Bombardierungen;
– Fliegerangriffe (direkt auf die eigene Person);
– sozialer Abstieg und Verarmung;
– Feindseligkeitserfahrungen am neuen Wohnort (oft über viele Jahre hinweg);
– Aufwachsen als »Schlüsselkind« (wenig beachtet bislang);
– psychische Abwesenheit von Vater und/oder Mutter.

Die Liste dieser traumatischen Erfahrungen, die da, insgesamt, die Kinder der Jahrgänge 1930 bis 1948 machen mussten, ist lang (am wenigsten noch zähle ich die spezifischen *Erziehungs*erfahrungen der Kriegskinder zu diesem Katalog; sie waren, scheint mir, nicht *kriegs*-, sondern *ns*-bedingt und gingen auf die spezifischen Erziehungsmethoden des Dritten Reichs zurück, vor allem wohl auf den berüchtigten Nazi-Bestseller *Die deutsche Mutter und ihr erstes Kind* von Johanna Haarer, 1934ff.; siehe dazu die Untersuchung von Sigrid Chamberlain 1997!). Es ist eine schrecklich lange Liste der Schrecknisse und des Grauens. Und zu Recht weist Radebold mit anderen AutorInnen darauf hin, dass es oft sogar zu *kumulativen* Traumatisierungen kam. Was da was auslöste, dürfte noch lange nicht zu Ende erforscht sein. Und sicher auch nicht im genügenden

Ausmaß, was jeweils die richtigen, die wirksamsten therapeutischen Antworten auf diese verschiedenen Traumata und posttraumatischen Störungen sind.

Was aber bislang wenig bis gar nicht ins Auge gefasst worden ist, das ist der Zusammenhang zwischen dem Erleben dieser frühen Traumata und dem, was hie und da – nahezu isoliert von dieser Fragestellung – unter dem Stichwort »68er-Bewegung« angesprochen wird. Und ich greife an dieser Stelle zunächst noch einmal den Artikel des *FR*-Beiträgers Naumann auf:

Fälschlicherweise glaubt der Hamburger Historiker dort feststellen zu müssen, dass mit der »Kriegskinder«-Thematik eine ganze Generation – die Generation der 68er nämlich – umge»labelt« werden solle zu »Kronzeugen der Opfergesellschaft«: »Als 68er hatten sie gegen ihre Eltern gekämpft, jetzt ist die Klage an die Stelle der Anklage getreten«, hieß der entsprechende Satz, und Naumanns Schlussfolgerung war: Deutschland solle damit entlassen werden aus seiner Rolle der historischen Täterschaft in die Rolle der »Opferschaft«. Aus drei Gründen mindestens ist diese Feststellung falsch, und zwar falsch in einem ganz basal-empirischen Sinne jenseits aller Deutungen:

– In den von dem FR-Beiträger angesprochenen Büchern kommt das Thema APO, analytisch in Zusammenhang gebracht mit der »Kriegskinder«-Thematik, gar nicht vor.
– In der Generation der »Kriegskinder« – übereinstimmend werden in allen Publikationen die Jahrgänge 1930 bis 1948 genannt - , macht die 68er-Generation, schon rein arithmetisch, schon von der Jahrgangszugehörigkeit her, höchstenfalls eine kleine Teilgruppe aus: etwa die zwischen 1940 bis 1947 Geborenen;
– und selbst innerhalb dieser Teilgruppe der zwischen 1940 bis 1947 geborenen Kriegs- und Nachkriegskinder stellten die Akteure der APO-Bewegung lediglich eine kleine Teilgruppe dar: fast ausschließlich war die APO-Bewegung eine Studentenbewegung – und selbst als Studentenbewegung repräsentierte die APO nur eine starke aktive Minderheit an den bundesdeutschen Universitäten (von Ausnahmen wie Berlin und Frankfurt am Main vielleicht abgesehen).

Kurz: Die meisten 68er waren – zumindest dem Alter nach – »Kriegskinder« gewesen, doch nur wenige »Kriegskinder« waren auch 68er gewesen. Diesen grundlegend-faktischen Sachverhalt sollte man zuallererst nicht aus den Augen verlieren.

Und an dieser Stelle möchte ich für einige Momente von mir selber reden: Ich weiß, was es heißt, ein »Kriegskind« zu sein. Mögen die Kriegsereignisse während meiner ersten Lebensmonate – ich wurde 1944, im August, in Niederschlesien geboren – scheinbar vollkommen spurlos an mir vorübergegangen sein (freilich, ich habe Zweifel an dieser Folgenlosigkeit: Panische Angst vor Feuerwerk bis etwa zu meinem sechsten Lebensjahr, schwere wiederholte Albträume bis etwa zu meinem zehnten Lebensjahr legen eher eine andere Deutung nahe). Was für meine frühe Kindheit bis weit in die ersten Jugendjahre hinein auf jeden Fall prägend wurde und prägend blieb, waren Verarmung und sozialer Abstieg meiner Eltern (vor allem die depressiven Reaktionen des Vaters darauf). Unmittelbar für mich aber wie für meinen älteren Bruder waren es vor allem der Hass und die Feindseligkeit, die uns an unserem neuen Wohnort im Ruhrgebiet von Seiten der Einheimischen entgegenschlugen: nach Flucht aus Niederschlesien im Güterzug – in letzter Minute, wie es in unserer Familie später immer wieder hieß, denn der Kanonendonner der Front war bereits bedrohlich nahe herangerückt –, nach Auffanglager in einem ehemaligen Kinosaal und knapp zweijähriger Barakkenzeit Beschimpfungen als »Ausländerpack« und »Polackenbrut«, die in der »kalten Heimat« nur »Scheiße« besessen hätten: eine Kindheit also, in der man nie das Gefühl verlor, dort, wo man nun aufwuchs, im Grunde nur geduldet zu sein und unablässig auf der Hut sein zu müssen. Vor dieser Erlebnisperspektive verstand ich die Berichte der anderen Kriegskinder, wie sie bei Bode, Lorenz und Radebold nachzulesen sind, nicht nur mit dem Kopf: auch die eigene Vergangenheit lebte wieder in mir auf; was mehr oder minder verschüttet schien, war wieder präsent, gerade auch emotional. Ich nahm aber auch gleichsam in diesen Büchern Platz, es war, als ob ich einen Raum betreten hätte, in dem auch die eigene Lebensgeschichte wieder Geltung besitzt. Die Bücher sprachen nicht nur zu mir, empathisch und liebevoll, von anderen Menschen, sondern sie hörten auch mir, empathisch und liebevoll, zu. Ein Vertrauen entstand, das gleichzeitig auch ein wenig schutzlos macht. Mit dieser Identität und Gefährdung las ich also in den letzten Wochen vom Leid der anderen aus »meiner« Kriegskindergeneration – wie so viele andere vor mir: tief angerührt.

Aber natürlich auch mit meiner »anderen« Identität: sie ist, wie ich es sehe, zu einem Teil aus dieser ersten Identität hervorgegangen – unbewusst wie auch höchst reflektiert. Und auch hier bin ich genötigt, kurz noch einmal persönliche Lebensgeschichte zu schildern (im sicheren Wissen, dass sie für viele anderer »meiner« 68er-Generation ebenso typisch ist!). Ich glaube nämlich, dass ohne diese Kriegs- und Fremdenhass-Erfahrungen auch spätere Reflexe, Reflexionen und Entwicklungen nicht wirklich begreifbar sind. Das schloss die Übernahme von Verantwortung für die politisch-moralischen Entwicklungsprozesse in der Bundesrepublik ausdrücklich mit ein und geht in der Diagnose angeblich vorhandener unbewusster Schuldgefühle keinesfalls auf.

1961/1962 war es, dass ich zum erstenmal, in einem Kino, Filmbilder von Auschwitz, Buchenwald und dem Warschauer Ghetto sah, in Erwin Leisers Dokumentarfilm »Mein Kampf«. Ich konnte mich gegen das Entsetzen nicht wehren, auch gegen die Tränen nicht, nicht gegen die Unfähigkeit, mit meinem Freund darüber sprechen zu können, als wir wie versteinert das Kino verließen. Und ich erinnere mich und weiß, dass es diese – vielleicht nicht traumatisch zu nennenden, aber schockartigen – Erlebnisse waren, die mich dann 1966/1967, nach Beginn meines Studiums in Göttingen, auf die Straße trieben, um gegen NPD-Aufstieg, Abbau demokratischer Grundrechte (= die so genannten »Notstandsgesetze«), gegen die Völkermordaktionen einer befreundeten Weltmacht im fernen Vietnam, gegen den Staatsgastbesuch eines blutigen Diktators aus Persien in Deutschland zu protestieren, gegen die Erschießung eines Studenten durch einen Beamten der Berliner Kriminalpolizei. Bei mir – und bei vielen Mitdemonstranten auch – ging die Sorge um, dass in Deutschland und weltweit Entwicklungen eintreten könnten, die wieder jenen Verhältnissen ähneln würden, die wir mittlerweile »kannten« – welch schwaches Wort! – aus der NS-Zeit. Kommt es angesichts dieser doppelten Lebensgeschichte vieler von uns – als Kriegskinder wie Angehörige der APO-Bewegung – nicht einer Ohrfeige gleich, hie und da hören und lesen zu müssen – durchaus auch auf Seiten derjenigen, die ansonsten voller Empathie den »Kriegskindern« gegenüberstehen –, hier hätten Söhne nur unaufgearbeitete Konflikte mit ihren Vätern ausagiert und es gäbe wohl heute noch »notorische« 68er, die in »komplexen Eltern-Kind-Beziehungsmustern« verstrickt geblieben sind – *und dies auch bleiben mögen?* Angesichts solcher Aussagen sei festgehalten: Das Leben vieler »Kriegskinder« ist doppelt kontaminiert. Es wurde bestimmt von den Erfahrungen der Kriegs- und Nachkriegszeit *und* den ersten zwei Jahrzehnten der Bundesrepublik. Oder persönlicher gesagt:

Ich hatte keinen Bedarf an »nachträglichem Ungehorsam« gegenüber dem Vater – und viele andere auch nicht. In meiner Herkunftsfamilie gab es ohnehin keinen Anlass dafür, da mein Vater auf seine kleine bescheidene ängstliche Weise Widerstand geleistet hatte gegen das Dritte Reich – was mir bereits als Heranwachsender vollkommen bewusst geworden war. In den Familien zahlreicher anderer 68er war dieser dringend erforderliche »Ungehorsam« längst schon vor 1968 »nachgeholt« worden. Wer anderes behauptete, schriebe im Kern an überaus wichtigen Beweggründen der 68er-

Bewegung vorbei. Derartige Sätze verstünden die jungen Menschen von damals nicht, sondern qualifizierten sie nur noch ab. Um gegen einen Ex-Nazi als Bundeskanzler zu sein, bedurfte es keines unaufgearbeiteten Ödipus-Komplexes in Drittauflage; um mit Entsetzen zu reagieren auf den Einsatz chemischer Massenvernichtungswaffen (= »Agent Orange«) in Vietnam, musste man nicht neurotisch sein (das waren wir womöglich außerdem); um besorgt zu sein über den Einzug der »Nationaldemokraten« in nahezu alle bundesdeutsche Länderparlamente während der Jahre 1966 bis 1968, musste man nicht Anhänger sein des – nebenbei: eher selbst-persiflierend gemeinten – Slogans »Trau keinem über 30!«. Wir kannten den Unterschied zwischen einem Adolf von Thadden und einem Ernst Bloch. Ich konkretisiere:

Immer wieder wird in den Veröffentlichungen über die Kriegskinder – insbesondere in dem genannten Heft 92 der Zeitschrift »psychosozial« – neben anderem konstatiert, dass oft zu den Nachwirkungen der Kriegs- und Nachkriegsgreuel die folgenden Symptome zu zählen sind (alle Angaben nach der genannten Veröffentlichung):

– »Defizite der emotionalen Kompetenz«, »Beeinträchtigung der emotionalen Kommunikationsfähigkeit«, »Gefühlsabwehr und – verleugnung«, »ausgeprägte Beziehungsstörungen«, »Verpönung der Gefühle von Traurigkeit und Verzweiflung« – so Radebold (a. a. O., S. 12f.);

– »Ausbildung einer generellen Gefühllosigkeit im Sinne der so genannten Alexi-thymie« – so Tillmann Greb und andere (a. a. O., S. 44);

– »kontraphobisches...provokant-unverschämtes Auftreten« – so Günter Jerouschek (a. a. O., S. 47);

– »eher misstrauische Einstellung« – so Elmar Brähler und andere (a. a. O., S. 52);

– »Weitergabe von Schuldgefühlen« an diese Generation – so Dagmar Soerensen-Cassier (a. a. O., S. 61 und 66);

– »unbewusste Motive wie Wiedergutmachung, Reparation und Ersatz« – so Bertram von der Stein (a. a. O., S. 70).

Dies alles – wie man nun weiß oder zu wissen glaubt – wird als *Belastung* für die »Kriegskinder« diagnostiziert; doch sind diese »Kriegskinder« als 68er

221

»auffällig« geworden, wird dies – merkwürdig genug – hin und wieder zum *Belastungsmaterial* gegen sie, und merkwürdigerweise auch auf der Befürworterseite des »Kriegskinder«-Projekts. Man stelle sich vor, was das für Psychotherapien bedeuten würde, diese widerspruchsvolle Doppelfront aus moralisch-psychologischer Abqualifizierung und Verständnis zugleich: Niemandsland? Double-bind? Hier, scheint mir, ist Rückbesinnung und Nacharbeiten erforderlich, Selbstreflexion und Selbstempathie bei denjenigen, die sich mit ihren Vorwürfen gegen die »bösen« »neurotischen« 68er derart in ihre Vorwurfshaltung verlaufen haben. Anderenfalls belasten solche politischen Einseitigkeiten das gesamte Forschungsprojekt. Und ich stellte an früherer Stelle schon einmal fest: Destruktive Differenzen treten dann auf, wenn Differenzierungen verloren gehen. Hier drohen sie das.

Zum Beispiel wurde die These vertreten und auf der Befürworterseite des »Kriegskinder«-Projekts mit Zustimmung zitiert, die APO habe sich gegen das gerichtet, was nach der Diktatur in Deutschland an deren Stelle getreten sei (Odo Marquard 1982, S. 10). Dies ist zumindest ein hochproblematisch missverständlicher Satz. Was trat in Deutschland nach 1945 an die Stelle der Diktatur? Doch wohl, nach einer Interimsphase der Besatzungszeit, die Demokratie! Gegen diese sollten die 68er aufgestanden sein? Die APO also eine antidemokratische Bewegung mithin? – Nun, ich kenne nur eine solide empirisch-psychologische Untersuchung, die sich mit dem politischen Bewusstsein der Studenten zu dieser Zeit beschäftigt hat, und diese Studie belegt das genaue Gegenteil: die zweibändige Studie von Sperling/Jahnke 1974 (1993), siehe Literaturverzeichnis!

Um nicht missverstanden zu werden: Es geht hier nicht darum, zurückzukritisieren – meinerseits nun –, sondern um Klärung äußerst missverstehbarer Pauschalurteile und um das neuerliche Bedenken entsprechender Zurückweisungsverdikte, vor allem aber um Kontextverständnis und Aufhebung der Unbewusstheit auf allen Seiten, damit aus dem Teufelskreis von Antihaltungen und Anti-Antihaltungen und Anti-Anti-Antihaltungen herausgefunden werden kann.

Wenn man – zu einem Teil ganz sicher zu Recht – uns 68ern vorgeworfen hat, dass unser Protest oft allzu *lieblos und aggressiv* vorgetragen worden sei und unsere Kritik allzu oft auch geprägt erschien von einem *moralischen Rigorismus*, der für andere nur schwer erträglich war und auf ein sehr strenges – womöglich zwanghaft-starres – Überich zurückschließen lässt, dann sollte bei allem Verständnis für diese Kritik an der kritischen APO-Generation – gerade im Zusammenhang mit der »Kriegskinder«-Thematik hier! – doch auch festgestellt werden dürfen: Man kann nicht andere Kinder erwarten, als von

den Eltern erzogen worden sind – *mit deren Begrenztheiten und deren Not*!
Und bedenkenswert ist doch sicher auch das Folgende noch:

1. War dennoch nicht oft genug bei unseren Protesten die Sorge, die uns umtrieb, wahrnehmbar genug? Sollte sorgfältige psychohistorische Forschung nicht auch diese Frage klären: wie sah es auf der Gegenseite zur APO mit der Wahrnehmungsfähigkeit aus? Und vorher noch: was war mit dem Ursachenbündel der »Zweiten Schuld«? Nimmt man tatsächlich an, das habe *nicht* zur Entstehung der APO beigetragen?

2. Trafen die genannten Vorwürfe – Aggressivität und moralischer Rigorismus – tatsächlich auf alle 68er zu? Stimmt wirklich dieses pauschale Verdikt, oder gab es nicht von Anfang an – *ich* glaube mich sehr genau zu erinnern! – auch die anderen 68er, von manchen »Genossen« als »systemimmanente Veränderer« oder auch »Psychofraktion« verschrien? Nicht zuletzt der Begründer des Verlages, in dem dieses Buch erscheint, kann ein Lied davon singen! (vgl. Wirth 2001)

3. Bestimmten nicht damals und bestimmen nicht heute vor allem auch *medienspezifische* Bilder den Blick? War es nicht damals so, und heute sieht das nicht anders aus, dass medientypischerweise vor allem die öffentliche Aufmerksamkeit gerichtet wurde auf die Extremformen dieser Bewegung? Rabatz machte fast immer Schlagzeilen. Aber auch das Argument? Also, quellenkritisch an die Adresse von Historikern und Psychologen gesagt: von welchen Quasigesetzlichkeiten der Mediengesellschaft wird bis auf den heutigen Tag das Bild von der APO nicht zuletzt auch – auch, sage ich – verzerrt? Und schließlich:

4. Wie sah das eigentlich – in puncto Aggressivität und moralischer Rigorismus – vor dem Entstehen der APO in der Bundesrepublik aus? Egal, ob man an Erziehungsdressuren im Haarer-Stil denkt oder an den Debattenstil im Bundestag? Kann man ex post von den 68ern an Reife verlangen, was kaum jemand sonst in der Gesellschaft vorher vorgelebt hat?

»Den richtigen Ton finden« für unsere Debatte, »differenziert analysieren«, eine »verantwortungsvolle Erinnerungskultur« entwickeln – das waren Brumliks Stichworte zum Beginn dieses Beitrags. Ich denke, dieser Forderungskatalog bedeutet für unsere Fragestellung hier:

1. Durch die Erscheinungsformen der Geschichte und Geschichten hindurch ihr Wesen erkennen. Das ist, gerade wenn es ums »Subjektive« geht, nicht immer

leicht; es schließt aber verstehende Einfühlung gerade auch in die unbewussten Prozesse mit ein, auf der eigenen wie auf der anderen Seite;

2. zwischen Extremformen und Kerngeschehen unterscheiden lernen – und zwischen beidem den Zusammenhang erkennen;

3. dabei Kenntnis berücksichtigen über die Quasigesetzlichkeiten der Mediengesellschaft; sonst droht die Gefahr selektiver Wahrnehmung bis zur völligen Entstellung der Wirklichkeit;

4. der eigenen emotionalen Reaktionen bewusst werden und lernen, diese zu bearbeiten und zu verstehen – und dies nicht zuletzt so, dass auch der jeweils andere sie versteht oder verstehen kann.

Nur so, wenn sich Historiker dem Psychischen öffnen und die Psychologen, Psychoanalytiker und Psychiater dem Historischen, werden beide Gruppen auch imstande sind, auf allen Seiten Unbewusstheit aufzuheben und Geschichte potentiell ganz verstehen: die Geschichte der »Kriegskinder«, die Geschichte der »APO-Generation« – *und zwischen beiden Geschichten den Zusammenhang.* Verständnis hier, Verurteilung da helfen nicht. Die Wahrheit ist nur als Ganze zu haben, der Mensch nur mit seiner vollständigen Geschichte ganz zu verstehen – oder gar nicht. Und ich meine: Auch nur jenseits einer »Erinnerungspolitik« von links oder von rechts kann dies gelingen. Sonst lassen wir die »Kriegskinder«, die inzwischen erwachsen geworden sind, dort, wo sie das Leben als Grauen erfahren mussten: zwischen den Fronten.

Literatur

Aufbau Verlag Berlin (2004): Herbst 2004. Das Programm.

Bauriedl, T. (1988): Die Wiederkehr des Verdrängten. Psychoanalyse, Politik und der einzelne. München (Piper).

Bode, S. (2004): Die vergessene Generation. Die Kriegskinder brechen ihr Schweigen. Stuttgart (Klett-Cotta).

Brähler, E., Decker, O. & Radebold, H. (2003): Beeinträchtigte Kindheit und Jugendzeit im Zweiten Weltkrieg. In: Radebold, H. (Hg.)(2003): Kindheit im II. Weltkrieg und ihre Folgen. psychosozial Nr. 92, 51–59.

Brumlik, M. (2005, in Vorbereitung): Wer Sturm sät. Die Vertreibung der Deutschen. Berlin (Aufbau).

Chamberlain, S. (1997): Adolf Hitler, die deutsche Mutter und ihr erstes Kind. Über zwei NS-Erziehungsbücher. Gießen (Psychosozial).

Dudenredaktion (Hg.) (2000): Die deutsche Rechtschreibung. Mannheim (Duden).

Frisch, M. (1966): Nun singen sie wieder. Versuch eines Requiems. In: ders: Frühe Stücke. Frankfurt am Main (Suhrkamp), S. 79–139.

Giordano, R. (1987): Die zweite Schuld oder Von der Last Deutscher zu sein. Hamburg (Rasch und Röhrig).

Greb, T., Pilz, U. & Lamparter, U. (2003): Das Erleben von Krieg, Heimatverlust und Flucht in Kindheit und Jugend bei einem Kollektiv bypaßoperierter Herzinfarktpatienten. In: Radebold, H. (Hg.) (2003): Kindheit im II. Weltkrieg und ihre Folgen. Psychosozial Nr. 92, 39–44.

Haarer, J. (1934): Die deutsche Mutter und ihr erstes Kind. München (Lehmann).

Hardt, J. (2004): Die Frage nach dem Menschen stellen. Keine systemkonforme Psycho-technik neben anderen: Die Zukunft der Psychoanalyse und die Laienfrage am Beispiel von Hanns Sachs. In: Frankfurter Rundschau vom 8. Juni 2004, S. 19.

Heimannsberg, B., Schmidt, Chr. J. (Hg.) (1988): Das kollektive Schweigen. Nazivergangenheit und gebrochene Identität in der Psychotherapie. Heidelberg (Asanger).

Jerouschek, G. (2003): Vertreibungsschicksale in Psychoanalysen. In: Radebold, H. (Hg.) (2003): Kindheit im II. Weltkrieg und ihre Folgen. Psychosozial Nr. 92, 45–49.

Lorenz, H. (2003): Kriegskinder. Das Schicksal einer Generation. München (List).

Marquard, O. (1982): Abschied vom Prinzipiellen. Philosophische Studien. Stuttgart (Reclam).

Meyer, A. (1990): Die Kinder von Auschwitz. Göttingen (Lamuv).

Moser, T. (1996): Dämonische Figuren. Die Wiederkehr des Dritten Reiches in der Psychotherapie. Frankfurt am Main (Suhrkamp).

Naumann, K. (2004): Aus Anklage ist Klage geworden. Kronzeugen der Opfergesellschaft? In zahlreichen Buchveröffentlichungen melden sich die »Kriegskinder« als eine neue Erinnerungsgemeinschaft zu Wort. In: Frankfurter Rundschau vom 17.4.2004.

Parin, P. (1988): Die Verarbeitung der Vergangenheit hat emotional nicht stattgefunden. In: die tageszeitung vom 12.11.1988, S. 3.

Platta, H. (1986): Der Kampf um Erinnerung. Anmerkungen zur Psyche-Kontroverse über die Rolle der Psychoanalyse im Nationalsozialismus. Psychosozial 28, 92–104

Platta, H. (1998): Ich-Vernichtung als Identitäts-Idee. Das Menschenbild der Neorechten in der Bundesrepublik. In: ders.: Identitäts-Ideen. Zur gesellschaftlichen Vernichtung unseres Selbstbewußtseins. Gießen (Psychosozial-Verlag), 173–213.

Radebold, H. (2000): Abwesende Väter. Folgen der Kriegskindheit in Psychoanalysen. Göttingen (Vandenhoeck & Ruprecht).

Radebold, H. (Hg.) (2003): Kindheit im II. Weltkrieg und ihre Folgen. Themenheft Psychosozial Nr. 92.

Radebold, H. (2003): Kriegsbeschädigte Kindheiten: die Geburtsjahrgänge 1930–32 bis 1945–48. In: Radebold, H. (Hg.) (2003): Kindheit im II. Weltkrieg und ihre Folgen. Psychosozial Nr. 92, 9–15.

Soerensen-Cassier, D. (2003): Transgenerationelle Prozesse von NS-Traumatisierungen. In: Radebold, H. (Hg.) (2003): Kindheit im II. Weltkrieg und ihre Folgen. Psychosozial Nr. 92, 61–66.

Schulz, H., Radebold, H., Reulecke, J. (2004): Söhne ohne Väter. Erfahrungen der Kriegsgeneration. Berlin (Ch. Links).

Schwilk, H., Schacht, U. (Hg.) (1994): Die selbstbewußte Nation. »Anschwellender Bocksgesang« und weitere Beiträge zu einer deutschen Debatte. Berlin (Ullstein).

Sperling, E., Jahnke, J. (1974, Neuauflage 1993): Zwischen Apathie und Protest. Bde I und II. Bern und Göttingen (Huber).

Stein v. d., B. (2003): Charakteristische Abwehrformen bei Kindern von Flüchtlingen aus den ehemaligen deutschen Ostgebieten. In: Radebold, H. (Hg.) (2003): Kindheit im II. Weltkrieg und ihre Folgen. Psychosozial Nr. 92, 67–72.

Wahrig, G. (Hg.) (1978): dtv-Wörterbuch der deutschen Sprache. München (dtv).

Welzer, H., Moller, S., Tschugnoll, K. (2002): »Opa war kein Nazi!« Nationalsozialismus und Holocaust im Familiengedächtnis. Frankfurt a. M. (Fischer).

Welzer, H. (2004): Schön unscharf. Über die Konjunktur der Familien- und Generationsromane. Mittelweg 36, 1, 53–64.

Winnicott, D. W. (1999): Kind, Familie und Umwelt. München (Reinhardt).

Wirth, H.-J. (1988/89): Der Fall Jenninger und unsere Schwierigkeiten mit der deutschen Vergangenheit. Psychosozial Nr. 36, 55–61.

Wirth, H.-J. (Hg.) (2001): Hitlers Enkel – oder Kinder der Demokratie? Die 68er-Generation, die RAF und die Fischer-Debatte. Gießen (Psychosozial-Verlag).

Resümee und Perspektiven

Hartmut Radebold

Die mit dieser Publikation vorgelegten – einschließlich der bereits früher erhobenen und zitierten – Befunde, verdeutlichen die allmählich fassbaren Langzeitfolgen des Zweiten Weltkrieges und der direkten Nachkriegszeit für einen (wie großen?) Teil der Jahrgänge 1928–29 bis 1945–48 (= zweite Generation).

Zu diesen Langzeitfolgen gehören – eindeutig belegt – psychogene Beeinträchtigungen, psychische Müdigkeit bis diffuse Depressivität, Angstzustände/Panikattacken (meist in Zusammenhang mit fortbestehenden Posttraumatischen Belastungsstörungen), diffuse funktionelle Beschwerden, Bindungs- und Identitätsstörungen sowie eingeschränkte Lebensqualität. Dazu treten bestimmte Selbst- und Idealbilder – insbesondere bei Männern – die keinen brauchbaren, geschweige denn befriedigenden Umgang mit dem eigenen Körper erlauben. Weitere spezifische psychische und physische Langzeitfolgen lassen sich bisher nur vermuten. Außerdem zeigt sich eine transgenerationelle Weitergabe an die nächste (= 3.) Generation. Die auch langfristigen Auswirkungen einzelner life events wurden inzwischen umfassend erforscht. Sie traten allerdings eben in der Regel nur einzeln ein und dazu in einer weitgehend ungestörten sozialen Umwelt, z. B. bei kriegsbedingter väterlicher Abwesenheit in den USA (Elder, Clipp 1988) in einer materiell abgesicherten Lebenssituation bei allgemeiner öffentlicher und politischer Akzeptanz, sowie gegebener Unterstützung.

In Deutschland/Österreich und auch bei unseren insbesondere östlichen Nachbarländern bestand eine weitgehend andere Situation. Einem großen Teil der zweiten Generation wurde brutal und radikal eine völlig andere Lebenssituation auferlegt. Diese bestand in einer beschädigten Existenz von ungewisser Dauer auf Grund von sich kumulierenden beschädigenden/traumatisierenden Einflüssen bei ständiger Ungewissheit. Dazu fehlten die Väter langfristig oder dauernd mit der wahrscheinlichen Konsequenz einer schwierigen und/oder einer eingeschränkten männlichen Identitätsbildung und einer sehr engen bis zu engen sowie anhaltenden Bindung an die (Kriegs-) Mütter. Nach US-amerikanischen Schätzungen wuchsen ca. 20 Millionen Kinder/Jugendliche nach dem II. Weltkrieg als Halbwaisen auf (Werner 2000). Gerade in dieser Situation bestanden kaum protektive Einflüsse (z. B. soziale Sicherheit, verlässliche Beziehungen zu anderen Männern). Zur Zeit weist erfreulicherweise nur ein Teil der intensiv Betroffenen dieser 2. Generation diese manifesten Folgen auf. Was schützt bisher die Anderen? Für die Erforschung der möglichen Folgen bei der sich in der Alternsphase befindlichen 2. und – intergenerationell weitergegeben – bei der 3. Generation benötigen wir allerdings ein so noch nicht vorliegendes spezifisches Untersuchungsinstrumentarium, welches u. a. traumatisierende Ereignisse, individuelle Wahrnehmung/Verarbeitung, Konflikte und Bindungsverhalten, sowie eben protektive Einflüsse von Kindheit bis zum Erwachsenenalter umfasst.

Eine derartige Zielsetzung zukünftiger Forschung verlangt für die Jahrgänge 1928–29 bis 1945–48 eine differenzielle Sicht. Sie wurden in unterschiedlichen Phasen ihrer psychosozialen und psychosexuellen Entwicklung der Kindheit/Jugendzeit vom II. Weltkrieg und seinen direkten Folgen betroffen. Dazu wirkten sich Bombenangriffe/Ausbombungen, Vertreibung/Flucht, Trennung von der Mutter, langanhaltende/dauerhafte väterliche Abwesenheit – teilweise kumuliert und dazu in unterschiedlicher Abfolge vorliegend – eindeutig unterschiedlich aus.

Dieses Phänomen der »pathologischen« Normalität der 2. Generation und der deutlich werdenden transgenerationellen Weitergabe an die 3. Generation lässt sich psychodynamisch nur als weitgehende Verleugnung und Verdrängung der damaligen Ereignisse und ihrer Folgen verstehen. Hierbei wird immer wieder vergessen, dass es sich bei Verleugnung, Abspaltung, Bagatellisierung oder Verdrängung insgesamt um unbewusst wirksame Abwehrmechanismen handelt. Sie bedürfen ständig der Zufuhr psychischer Energie, um das unverändert abgespalten Vorhandene dem Bewusstsein fernzuhalten. Sie fehlt dann z. B. für weitere Entwicklungsschritte.

Gleichzeitig belegen die Beiträge dieser Publikation unseren nur als mangelhaft zu beurteilenden Forschungsstand und weisen auf zahlreiche bisher ungeklärte disziplinäre wie interdisziplinäre Forschungsfragen hin. Insbesondere fehlt es an:

- dem vollständigen Überblick über die damaligen schädigenden Ereignisse/Einflüsse (Spezifität, Häufigkeit, Kumulation bzw. spezifische Kombinationen, geschlechtsspezifische Aspekte) einschließlich einer Re-Analyse damaliger erhobener Daten.
- der systematischen Untersuchung der möglichen Folgen für die gesamte weitere Entwicklung während Jugendzeit, jüngeren mittleren Erwachsenenalter und jetzt insbesondere für das höhere Erwachsenenalter (vordringlich bei den Teilnehmern der laufenden repräsentativen Längs-

schnittsstudien zur Entwicklung im Erwachsenenalter, weiterhin durch konsekutive Untersuchung von PatientInnen mit ausgewählten physischen oder psychischen Erkrankungen sowie parallel durch Repräsentativbefragungen der Bevölkerung).

– Nutzung vorhandener bzw. laufender Panel-Untersuchungen wie auch früherer Jugend-Studien für entsprechende Fragestellungen und wiederum Re-Analysen.

– Untersuchungen zur Rezeption / Forschung dieser Thematik in den einzelnen Wissensdisziplinen (Entwicklungspsychologie, Gerontologie, Soziologie, Psychiatrie, Psychoanalyse, Psychosomatik, Geschichtswissenschaften, Politologie, Literaturwissenschaften u. a. m.) in Deutschland und Österreich sowie im betroffenen europäischen Bereich. Dieses würde allerdings die Nutzung dieser spezifischen historischen Perspektive für alle Disziplinen voraussetzen!

Die hier geforderten zukünftigen diesbezüglichen Forschungen über die Folgen des Zweiten Weltkrieges können nur als europäische Forschungen durchgeführt werden, d. h. mit enger Kooperation mit unseren europäischen Nachbarländern in Ost und West – sowohl monodisziplinär als auch interdisziplinär.

Für den psychotherapeutischen, psychiatrischen, wie auch psychosomatischen Behandlungsalltag bedeutet es weiterhin, gezielt die Familienanamnese(n) bezüglich dieser Einflüsse zu erfassen und einzubeziehen.

Am 13./14. Dezember 2002 traf sich erstmals eine Gruppe von WissenschaftlerInnen in Frankfurt/Main und gründete die Forschungsgruppe *weltkriegs2kindheiten* (w2k). Am 21.01.2004 empfing der Bundespräsident Dr. Johannes Rau neun Mitglieder dieser Forschungsgruppe im Schloss Bellevue in Berlin und ließ sich ausführlich über die beabsichtigten nationalen und internationalen Forschungsaktivitäten informieren und versprach seine volle Unterstützung. Bei ihrem vierten Treffen am 20.03.2004 anläßlich der Tagung in Münster umfasste sie bereits Mitglieder aus den Disziplinen Geschichts-, und Sozial-, Rechts- und Literaturwissenschaft, Entwicklungspsychologie, Psychiatrie, Psychoanalyse/Psychosomatik, Gerontologie und Statistik. Z. Zt. Werden zahlreiche interdisziplinäre Forschungsprojekte geplant bzw. befinden sich im Antragsstadium bzw. sind bewilligt. Dazu werden internationale Kontakte aufgebaut. Am 14.–16. April 2005 wird in Frankfurt/Main an der Universität eine interdisziplinäre internationale Tagung zu dieser Thematik durchgeführt.

Für viele – sowohl für die Jüngeren als auch für die heute über 50-jährigen – Menschen besteht wahrscheinlich eine zentrale Frage weiter: Was bringt es, sich an diese Zeit zurück zu erinnern und darüber noch intensiv zu forschen?

Zwei Gründe scheinen sofort akzeptabel:

Welche Hilfestellung kann zur Abschwächung langfristiger Folgen der in den letzten Jahren in Europa und in den weltweit geführten Kriegen für die dabei traumatisierten Kinder zur Verfügung gestellt werden?

Welche psychotherapeutische Hilfe benötigen die heute Älteren (= zweite Generation) angesichts des Wiederauflebens oder der Intensivierung ihrer Leiden?

Der Schriftsteller Dieter Forte, geboren 1935, beschreibt in seinem Buch *In der Erinnerung* (1998) für mich am beeindruckendsten die damalige Stunde Null im Jahre 1945 im ausgebombten Düsseldorf aus der Sicht eines 10-jährigen Jungen – wie auf der ersten Seite abgedruckt. In seinem kürzlich erschienen weiterem Buch mit dem bezeichnenden Titel *Schweigen oder Sprechen* (Forte 2002) merkte er in einem mit Volker Hage (Literaturredakteur des *SPIEGEL*) geführtem Interview auf die Frage, ob ihm das Schreiben geholfen habe mit seinen Erinnerungen fertig zu werden »Der Schreibvorgang als eine Art Psychoanalyse?« an:

»Es ist einem bewusst geworden, man wird nicht befreit, man wird es auch nicht los, aber es wird einem bewusst. Es sitzt dann im Kopf. Man kann besser damit umgehen, aber es verlässt einen nicht. Es ist noch zu viel ungesagt, und man weiß von so vielen Dingen, die man mit ins Grab nehmen wird. Man kann bewusster damit umgehen und kann sich dazu stellen und sagen, es ist nun mal dein Leben« (S. 52, 53). »Es gab von Anfang an eine stille Übereinkunft des Vergessens. Keine Erinnerung. Vergessen. Das ist doch unheimlich.« (S. 57).

In diesem Sinne und dazu abschließend der Historiker Hans-Ulrich Wehler (2003)

SPIEGEL: Mündet es demnach doch immer wieder in Aufrechnung?
Wehler: Warum sollte es? Nur glaube ich, dass Völker mit diesen Kriegserfahrungen wie Massenflucht, Vertreibung, Vergewaltigung, Bombenkrieg nicht beliebig lange verdrängen können.

SPIEGEL: Also eine reinigende Debatte?
Wehler: Wenn das Thema nicht ausgebeutet wird, wenn alles in Trauer wahrgenommen wird, dann ja. Das wäre die beste Lösung.

Aufgrund der Erweiterung der Europäischen Union zum 01. Mai 2004 leben wir heute als Deutsche mitten in Europa in einem so umfassend und so selbstverständlich seit Jahrhunderten nicht mehr gekannten Frieden mit allen Nachbarn. Trotz dieser vielfältigen politischen und sozialen Fortschritte enthält das individuelle, familiale und kollektive Gedächtnis unserer Nachbarn viele beängstigende Erinnerungen aufgrund schrecklicher Erfahrungen aus dem Zweiten Weltkrieg. Wenn wir uns auch dieses Anteiles unserer Geschichte bewußt werden und gemeinsam und gegenseitig anerkennend über das vielfältige Leid trauern können, besteht m. E. die Chance, dass die langen und schwarzen Schatten unserer Vergangenheit allmählich und letztendlich verschwinden können. Erst dann werden die Enkel der Kriegskinder in Europa gemeinsam in innerem Frieden und in gegenseitigem Verständnis leben können.

Im Internet informieren inzwischen sowohl die Gruppe der betroffenen Kriegskinder unter www.kriegskinder.de und die angeführte Forschungsgruppe unter *www.weltkrieg2kindheiten.de* über ihre Arbeiten, Literatur, Kongresse etc.

Literatur

Elder, G. H., Clipp, E. C. (1988): Wartime Losses and Social Bonding: Influences Across 40 Years in Men's Lives. Psychiatry 51, 177–197.

Forte, D. (1998): In der Erinnerung. Frankfurt a. M. (S. Fischer).

Forte, D. (2002): Schweigen oder Sprechen. Frankfurt a. M. (S. Fischer).

Wehler, H.-U. (2003): Vergleichen – nicht moralisieren. Der Spiegel 2, S. 52.

Werner, E. (2000): Through the Eyes of Innocents. Children Witness World War II, Verlag Westview Press, Deutsch 2001: Unschuldige Zeugen – Der Zweite Weltkrieg in den Augen von Kindern, Hamburg/Wien (Europaverlag).

Autorinnen und Autoren

Elmar Brähler, Prof. Dr., Leiter der Abteilung für Medizinische Psychologie und Medizinische Soziologie der Universität Leipzig. Aktuelle Veröffentlichung: Brähler, E., Stöbel-Richter, Y., Hauffe, U. (2000): *Vom Stammbaum zur Stammzelle. Reproduktionsmedizin, Pränataldiagnostik und menschlicher Rohstoff.*

Oliver Decker, Dr. phil. Dipl.-Psych., Mitarbeiter der Abteilung für Medizinische Psychologie und Medizinische Soziologie am Universitätsklinikum Leipzig; tätig im Konsiliardienst. Geschäftsführender Herausgeber der Zeitschrift *Psychoanalyse – Texte zur Sozialforschung* (Pabst Verlag). Arbeitsschwerpunkte: Kritische Theorie, Körper und Gesellschaft, Bibliometrie, Qualitätssicherung.

Driesch, Georg, Dr. med., Facharzt für Neurologie, wissenschaftlicher Assistent in der Weiterbildung zum Facharzt für Psychotherapeutische Medizin an der Klinik und Poliklinik für Psychosomatik und Psychotherapie, Universitätsklinik Münster. Forschungsschwerpunkt: Gerontopsychosomatik und Alterspsychotherapie. E-Mail: Driescg@mednet.uni-muenster.de

Franz, Matthias, Prof. Dr. med. Facharzt für Psychotherapeutische Medizin Facharzt für Neurologie und Psychiatrie, Psychoanalytiker, Lehranalytiker stellv. Direktor des Klinischen Institutes für Psychosomatische Medizin und Psychotherapie (Direktor: Univ.-Prof. Dr. Dr. W. Tress) an der Heinrich-Heine-Universität Düsseldorf Forschungsschwerpunkte: Epidemiologie psychogener Erkrankungen, Vaterlosigkeit, Prävention psychogener Erkrankungen, Emotionsforschung

Frey, Corinna, Dipl. Psych., Studium der Psychologie an der Ruprecht-Karls-Universität Heidelberg mit dem Schwerpunkt Klinische Psychologie. Seit 1999 wissenschaftliche Hilfskraft in der Abteilung für Entwicklungsforschung am Deutschen Zentrum für Alternsforschung an der Universität Heidelberg. Interessensgebiete: Kritische Lebensereignisse, Kindheitsbelastungen, psychische Erkrankungen, Lebenslaufforschung.

Greb, Tillmann, Dr. med., ab 1993 Assistenzarzt in der Psychiatrie der Universitätsklinik Bonn, ab 1997 Assistenzarzt in der Psychiatrie des

Kreiskrankenhauses Itzehoe, seit 2001 in der Kinder- und Jugendpsychiatrie des Kinderkrankenhauses Wilhelmstift in Hamburg.

Hardt, Jürgen, Dipl. Psych., Psychoanalytiker (DPV), Psychologischer Psychotherapeut, Lehranalytiker, Supervisor und Organisationsberater (DAGG), langjähriges Vorstandsmitglied der DPV, Präsident der Landeskammer für PP und KJP Hessen. Verschiedene Publikationen im Grenzgebiet von Psychoanalyse und Philosophie.

Heuft, Gereon, Univ.-Prof. Dr. med., Direktor der Klinik und Poliklinik für Psychosomatik und Psychotherapie der Universitätsklinik Münster. Forschungsschwerpunkte: Gerontopsychosomatik und Alterspsychotherapie.

Hendrich, Edeltraud, bis 1995 Bibliothekarin im öffentlichen und wissenschaftlichen Dienst. Aufgrund eines Post-Polio-Syndroms Versetzung in den vorzeitigen Ruhestand. Z. Zt. Präsidentin der *polio allianz e. V.* (Verein zur Förderung der Selbsthilfe, Prävention, Rehabilitation und Forschungsarbeiten bei Poliomyelitis und dem Post-Polio-Syndrom), Gießen

Jerouschek, Günter, Prof. Dr. jur. Dr. phil. M. A., Lehrstuhl für Strafrecht, Strafprozessrecht und Geschichte des Strafrechts an der Friedrich-Schiller-Universität Jena. Studium der Rechtswissenschaften, Germanistik, Geschichte und Psychologie. Arbeitet als Psychoanalytiker (DPV) zum Verhältnis von Psychoanalyse und Geschichte, als Strafrechtler über die Historisierung des Strafrechts, dogmatische und strafrechtspsychologische Fragestellungen.

Kruse, Andreas, Univ.-Prof., Dr. phil., Direktor des *Instituts für Gerontologie,* Universität Heidelberg.

Lamparter, Ulrich, PD, Dr. med. Dipl. Psych., Facharzt für Neurologie und Psychiatrie, Psychotherapeutische Medizin und Psychoanalytiker (DPV). Abteilung für Psychosomatik und Psychotherapie des Zentrums für Innere Medizin, Universitätsklinikum Hamburg-Eppendorf sowie eigene psychoanalytische Praxis. Arbeits- und Interessenschwerpunkte: Psychoanalytische Psychosomatik, psychische Gesundheit und Salutogenese, zeitgeschichtliche Fundierung psychosomatischer Erkrankungen.

Lieberz, Klaus, Prof. Dr. med., Facharzt für Psychotherapeutische Medizin Facharzt für Neurologie und Psychiatrie , Psychoanalytiker, Professur an der

Psychosomatischen Universitätsklinik am *Zentralinstitut für Seelische Gesundheit*, Mannheim, *Fakultät für Klinische Medizin Mannheim* der Universität Heidelberg Forschungsschwerpunkte: Epidemiologie sozialpsychiatrische und psychotherapeutische Dokumentation, Geneseforschung, Persönlichkeitsstörungen, stationäre Psychotherapie, klinische Psychosomatik

Nehen, Hans-Georg, Prof. Dr. med., Chefarzt des Elisabeth Krankenhauses Haus Berge, Essen. Forschungsschwerpunkt: Geriatrie.

Pilz, Ursula, Dr. med., Arbeit in verschiedenen psychosomatischen Kliniken, freiberufliche psychosomatische Gutachterin, zur Zeit im Mutterschutz. Paralell zur Arbeit von Dr. T. Greb Untersuchung der Patientenjahrgänge 1915 bis 1930.

Platta, Holdger, geb. 1944, Studium der Germanistik, Geschichte, Pädagogik, Politologie; tätig als Wissenschaftsjournalist (Rundfunk, Zeitungen, Fachzeitschriften) und freier Autor; Arbeitsschwerpunkte: Psychoanalyse, Sozialpsychologie, Zeitgeschichte.

Radebold, Hartmut, Prof. emer. Dr. med., Arzt für Nervenheilkunde und Psychotherapeutische Medizin, Psychoanalytiker (DPV), 1976–97 Lehrstuhl für Klinische Psychologie an der Universität Kassel. Zahlreiche Publikationen zur Psychodynamik, Psychotherapie/Psychoanalyse Älterer, Gerontopsychiatrie und Geriatrischen Rehabilitation.

Reulecke, Jürgen, Prof. Dr., Lehrstuhl für Zeitgeschichte an der Universität Gießen, Sprecher des *Sonderforschungsbereichs 434 »Erinnerungskulturen«*, 1984–2003 Lehrstuhl für Neuere und Neueste Geschichte an der Universität Siegen, Publikationen zur Geschichte von Sozialpolitik, Sozialreform und sozialen Bewegungen sowie Mentalitätsgeschichte des 20. Jahrhunderts (z. B. Jugend-, Generationen- und Geschlechtergeschichte).

Schepank, Heinz, Prof. Dr. med., Facharzt für Psychotherapeutische Medizin, Psychoanalytiker, emeritierter Ordinarius, 1975–1998 Lehrstuhl für Psychosomatische Medizin und Psychoanalyse an der *Fakultät für Klinische Medizin Mannheim* der Universität Heidelberg Forschungsschwerpunkte: Epidemiologie Psychogener Erkrankungen, Psychotherapieforschung, Zwillingsforschung.

Schlesinger-Kipp, Gertraud, Dipl. Psychologin, Psychologische Psychotherapeutin, Psychoanalytikerin, Lehranalytikerin der DPV und z. Z. Vorsitzende des *Alexander-Mitscherlich-Instituts* Kassel; Veröffentlichungen vor allem im Bereich »Weibliche Entwicklung und Altern«, tätig in freier Praxis in Kassel.

Schmitt, Marina, Dr. phil., Studium der Psychologie und Gerontologie in Mainz und Heidelberg, wissenschaftliche Mitarbeiterin am *Institut für Gerontologie* und in der *Abteilung für Entwicklungsforschung* am *Deutschen Zentrum für Alternsforschung* in Heidelberg, Koordination der *Interdisziplinären Längsschnittstudie des Erwachsenenalters* (ILSE). Interessensgebiete: Kritische Lebensereignisse, psychisches Wohlbefinden, soziale Unterstützung, Lebenslaufforschung.

Schneider, G., PP. Dr. med. Leitende Oberärztin der *Klinik und Poliklinik für Psychiatrie und Psychotherapie* der Universitätsklinik Münster, u. a. Durchführung der *Eldermen-Studien.*

Schulz, Hermann, leitete von 1967–2001 den *Peter Hammer Verlag* in Wuppertal. Nach einigen Sachbüchern erschienen seit 1998 die Romane *Auf dem Strom; Iskender; Sonnennebel; Flucht durch den Winter* (alle Carlsen Verlag), *Wenn dich ein Löwe nach der Uhrzeit fragt* (Kinderroman); *Sein erster Fisch* (Bilderbuch) (beide Peter Hammer Verlag). Im Herbst 2003 erschien im Carlsen Verlag *Zurück nach Kilimatinde* (ein Sohn-Vater-Roman).

Seidler, Christoph, Priv.-Doz., Dr. sc. med., Mitbegründer und 1. Vorsitzender der *Arbeitsgemeinschaft für Psychoanalyse und Psychotherapie Berlin* (A.P.B.) e.V., Facharzt für Neurologie und Psychiatrie, Facharzt für Psychotherapeutische Medizin, Psychoanalyse, Lehranalytiker (DGPT), Gruppentrainer (DAGG). Aktuelle Publikationen: *Die Intendierte Dynamische Gruppenpsychotherapie* (2001) gemeinsam mit I. Misselwitz; *DDR-Psychotherapie zwischen Subversion und Anpassung* (2002) gemeinsam mit M. J. Froese.

Soerensen-Cassier, Dagmar, Dipl.-Psych. Studium der Psychologie an der J.-W.-Goethe-Universität Frankfurt a. M., seit 1987 niedergelassen in freier Praxis in Frankfurt a. M. Arbeitsschwerpunkte: individuelle und gesellschaftliche Folgen des Nationalsozialismus. Fragen zum NS-Geschichtsbewusstsein.

Trilling, Angelika, Dipl. Päd., 1979–84 wissenschaftliche Mitarbeiterin in der *Interdisziplinären Arbeitsgruppe für Angewandte Soziale Gerontologie* der Universität Kassel, seit 1985 Altenhilfeplanung/Projektentwicklung im Seniorenbereich bei der Stadt Kassel. Mitarbeit an mehreren Projekten der Erinnerungspflege/Biographiearbeit.

von der Stein, Bertram, Arzt für Psychotherapeutische Medizin, Arzt für Psychiatrie und Psychotherapie, Psychoanalytiker (DGPT) am *Institut für Psychoanalyse und Psychotherapie* Düsseldorf. 1999–2003 Oberarzt an der *Gelderland-Klinik* in Geldern, niedergelassen in Paris.

Windel, Klaus, Dr. med., Arzt für Innere Medizin, Klinische Geriatrie, Arzt für Psychosomatische Medizin und Psychotherapie. Seit 2001 Oberarzt an der *Klinik für Geriatrie des St. Elisabeth Hospitals Gütersloh, Standort St. Lucia Hospital Harsewinkel*. Arbeitsschwerpunkte neben der internistischen Tätigkeit: Psychosomatik bei älteren Patienten, spezifische Dynamik Russlanddeutscher Patienten, Familiendynamik in der Familie von Demenzkranken.

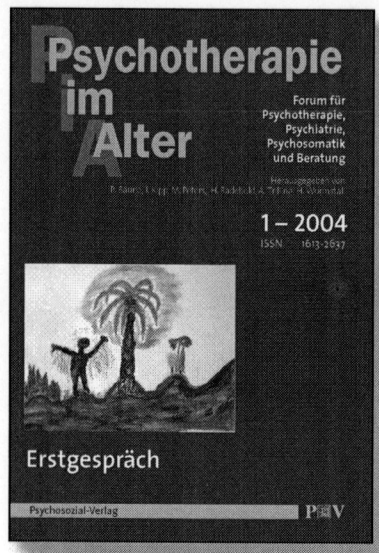

Psychotherapie im Alter

Forum für Psychotherapie, Psychiatrie, Psychosomatik und Beratung

1 – 2004
ISSN 1613-2637

Erstgespräch

Psychosozial-Verlag · P⊞V

Erscheint 4 x im Jahr
ca. 120 Seiten / broschiert
Preis Einzelheft:
Euro (D) 14,90 SFr 26,80
Jahresabonnement:
Euro (D) 49,90 / SFr 85,50
zzgl. Porto
StudentInnenabo: 25 % Rabatt
ISSN: 1613-2637

Die Menschen in unserer Gesellschaft werden immer älter. Von vielen gefürchtet, bringt das Alter aber neben Abschieden und Brüchen auch Chancen mit sich, die von der Psychotherapie bisher nicht wahrgenommen wurden. Psychotherapeutische Unterstützung für ältere Menschen ist (noch) die Ausnahme. Dringend erforderlich ist ein kontinuierlicher und disziplinübergreifender Dialog, der die Profilierung und Etablierung von Psychotherapie für Ältere voranbringt. Dann erst können die fachlichen und berufspolitischen Kräfte gebündelt und Versorgungsmängel benannt und behoben werden.

Die Zeitschrift PiA möchte diesen Dialog zwischen Berufsgruppen fördern und einen Beitrag zur Weiterentwicklung der Psychotherapie im Alter leisten. PiA sieht sich einem ressourcen-orientierten Altersbild verplichtet. In der Psychotherapie sehen die Herausgeber ein Angebot, das bis ins hohe Alter die Möglichkeiten und Notwendigkeiten der persönlichen Entwicklung des Menschen anerkennt, anregt und fördert.

Themenschwerpunkte 2004

Februar 2004	Heft 1: Erstgespräch
Mai 2004	Heft 2: Angst
August 2004	Heft 3: Traumatisierung

P⊞V
Psychosozial-Verlag

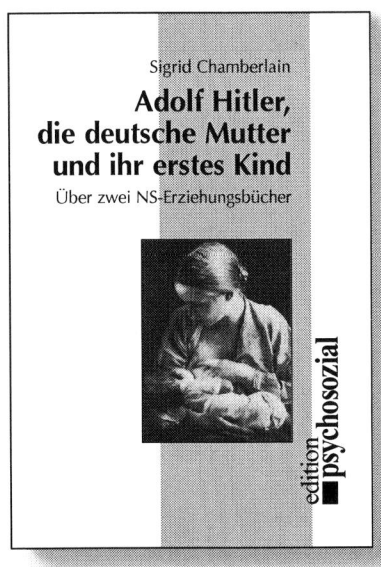

4. Auflage 2003
231 Seiten · Broschur
EUR (D) 19,90 · SFr 34,90
ISBN 3-930096-58-7

»Sigrid Chamberlain hat ein ausgezeichnetes Buch geschrieben. Es wird all den Menschen helfen, die die Ursprünge iher Geschichte suchen, um ihr Leben besser zu verstehen.«

Alice Miller

»Erziehung durch Bindungslosigkeit zu Bindungsunfähigkeit wurde unter dem Nationalsozialismus systematisch und wirkungsvoll geplant und in die Praxis umgesetzt. Daß vieles davon bis heute nachwirkt, machen Chamberlains Analysen in dankenswerter Klarheit deutlich. Damit ist ihr Buch von größtem Wert – auch für die analytische und therapeutische Arbeit.«

Jürgen Müller-Hohagen, Psyche 11/99

»Chamberlain arbeitet den latenten Haß in der NS-Gesellschaft auf die Kinder heraus, der vermutlich von Neid durchzogen ist. (...) Höchst lesenswert ist die Auseinandersetzung mit den tiefenpsychologischen Hitler-Deutungen im furiosen Schlußkapitel.«

Tilman Moser, Süddeutsche Zeitung

P🔲V
Psychosozial-Verlag

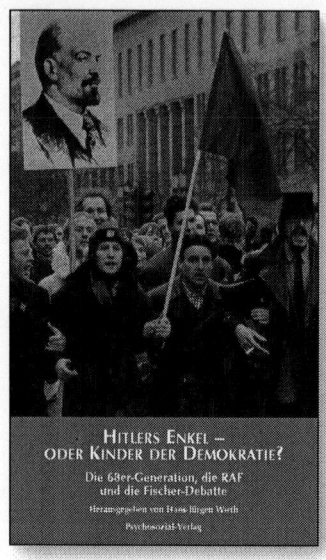

2001 · 236 Seiten · Broschur
EUR (D) 14,90 · SFr 26,80
ISBN 3-89806-089-6

Mit der Diskussion um Joschka Fischers Vergangenheit als militanter Straßen-
kämpfer soll auch die 68er-Bewegung dikreditiert werden. Den Konservati-
ven geht es um eine späte Abrechnung mit den 68ern und um die Deutungs-
macht über die Zeitgeschichte. Jedoch müssen auch die Irrwege der 68er-
Bewegung, besonders der Terrorismus und die Militanz kritisch analysiert
werden. Am Beispiel von Birgit Hogefeld, deren Lebensweg als exemplarisch
nicht nur für die Terroristen der RAF, sondern für die gesamte Protest-
Generation gelten kann, zeigen die Autoren, daß die Gewalt, der moralische Rigorismus, die übersteigerte Ideologisierung der 68er-Bewegung als
eine unbewußte Antwort auf die Verleugnung der nationalsozialistischen
Vergangenheit verstanden werden kann.

Mit Beiträgen von Carlchristian von Braunmühl, Birgit Hogefeld, Hubertus
Janssen, Horst-Eberhard Richter, Gerd Rosenkranz, Annette Simon und
Hans-Jürgen Wirth.

P⧉V
Psychosozial-Verlag